Claudio Smuclovisky

U0325162

冠状动脉CTA 病例精粹
第 2 版

Coronary Artery CTA
A Case-Based Atlas Second Edition

主　编　〔美〕克劳迪奥·斯穆克洛维斯基
主　译　李晓冉　苗立夫　赵玉英

天津出版传媒集团
天津科技翻译出版有限公司

著作权合同登记号：图字：02-2019-262

图书在版编目（CIP）数据

冠状动脉 CTA：病例精粹 /（美）克劳迪奥·斯穆克
洛维斯基（Claudio Smuclovisky）主编；李晓冉，苗立
夫，赵玉英主译 . —天津：天津科技翻译出版有限公司，
2023.4
　　书名原文：Coronary Artery CTA：A Case-Based
Atlas
　　ISBN 978-7-5433-4270-5

　　Ⅰ．①冠… Ⅱ．①克… ②李… ③苗… ④赵… Ⅲ．
①冠状动脉造影－病案－汇编 Ⅳ．① R816.2

中国版本图书馆 CIP 数据核字（2022）第 155598 号

First published in English under the title
Coronary Artery CTA: A Case-Based Atlas (2nd Ed.)
edited by Claudio Smuclovisky
Copyright © Springer International Publishing AG, 2018
This edition has been translated and published under licence from
Springer Nature Switzerland AG.

中文简体字版权属天津科技翻译出版有限公司。

授权单位：Springer Nature Switzerland AG.
出　　　版：天津科技翻译出版有限公司
出 版 人：刘子媛
地　　　址：天津市南开区白堤路 244 号
邮政编码：300192
电　　话：022-87894896
传　　真：022-87893237
网　　址：www.tsttpc.com
印　　刷：天津新华印务有限公司
发　　行：全国新华书店
版本记录：787mm×1092mm　16 开本　23.5 印张　300 千字
　　　　　2023 年 4 月第 1 版　2023 年 4 月第 1 次印刷
　　　　　定价：158.00 元

译者名单

主　译　李晓冉　苗立夫　赵玉英

副主译　李俊峡　赵笑男　赵　倩　陈　晖

译　者（按姓氏汉语拼音排序）

白　艳　清华大学附属华信医院

陈　晖　首都医科大学附属北京友谊医院

陈　曦　解放军总医院第七医学中心

陈勤聪　河北省石家庄市第一医院

崔永亮　清华大学附属华信医院

范绚维　清华大学附属华信医院

范志敏　清华大学附属华信医院

古　丽　清华大学附属华信医院

韩莎莎　河北邯郸市中心医院

孔令峰　白求恩国际和平医院

李　健　清华大学附属华信医院

李俊峡　解放军总医院第七医学中心

李晓冉　首都医科大学附属北京友谊医院

苗立夫　清华大学附属华信医院

彭育红　白求恩国际和平医院

王　伟　清华大学附属华信医院

王丽丽　清华大学附属华信医院

王唐帅　解放军总医院第七医学中心

王亚伟　河北省清河县医院

王一可　清华大学附属华信医院

魏雪梅　河北省邯郸市第一医院

吴龙梅　北京市东城区东花市社区卫生服务中心
许思昊　清华大学附属华信医院
尹燕平　清华大学附属华信医院
曾小芳　清华大学附属华信医院
赵　倩　解放军总医院第七医学中心
赵春生　河北省承德市中心医院
赵笑男　河北省邢台市人民医院
赵玉英　白求恩国际和平医院
周更须　解放军总医院第七医学中心

编者名单

Rishi Anand, MD Electrophysiology Lab, Department of Cardiology, Holy Cross Hospital, Fort Lauderdale, FL, USA

Dianna M.E. Bardo, MD, FSCCT, FNASCI Department of Radiology, Phoenix Children's Hospital, Phoenix, AZ, USA

Lohendran Baskaran, MBBS, BSc Department of Radiology, Dalio Institute of Cardiovascular Imaging, New York-Presbyterian Hospital and Weill Cornell Medicine, New York, NY, USA

National Heart Centre, Singapore, Singapore

Christopher Brown, MD Department of Radiology, Hahnemann University Hospital, Drexel University School of Medicine, Philadelphia, PA, USA

Ricardo C. Cury, MD Department of Radiology, Miami Cardiac and Vascular Institute, Baptist Health of South Florida, Miami, FL, USA

Michael Grass, Ph.D Philips Research, Hamburg, Germany

Tariq A. Hameed, MD, FCPS Indiana University School of Medicine and Indiana University Health, Indianapolis, IN, USA

John J. Lee, MD Department of Medicine, University of Miami at Holy Cross Hospital, Fort Lauderdale, FL, USA

David Lehmkuhl, BS Herbert Wertheim College of Medicine, Florida International University, Miami, FL, USA

Alexander Llanos, MD Department of Cardiology, Holy Cross Hospital, Jim Morgan Heart and Vascular Research Institute, Fort Lauderdale, FL, USA

James K. Min, MD Department of Radiology, Dalio Institute of Cardiovascular Imaging, New York-Presbyterian Hospital and Weill Cornell Medicine, New York, NY, USA

Igor F. Palacios, MD Department of Medicine and Cardiology, Massachusetts General Hospital, Boston, MA, USA

Constantino S. Pena, MD Miami Cardiac and Vascular Institute, Baptist Hospital, Miami, FL, USA

Mani Vembar, MS Department of CT Clinical Science, Philips Healthcare, Cleveland, OH, USA

Alain Vlassenbroek, PhD Department of CT Clinical Science, Philips Healthcare, Brussels, Belgium

Daniel Weitz, MD Electrophysiology Lab, Department of Cardiology, Holy Cross Hospital, Fort Lauderdale, FL, USA

Charles S. White, MD Department of Diagnostic Radiology, University of Maryland, Baltimore, MD, USA

Christopher K. Zarins, MD HeartFlow, Inc., Redwood City, CA, USA

中文版前言

随着计算机软硬件技术的进步及现代 CT 成像技术时间和空间分辨率的增加，心脏 CT 血管成像（心脏 CTA）已成为医学界和患者广泛接受的心脏成像诊断手段，其适应证已从最初的冠心病筛查到风险分层、指导心血管介入治疗（如 CT-FFR、指导 TAVI 手术）及支架术后复查等。同时，心脏 CTA 也可以显示动脉斑块类型（稳定的或易损斑块、钙化及非钙化斑块等），特别是对于钙化病变敏感性高，可以为治疗计划提供额外的信息，帮助医生做出更好的临床决策。

心脏 CTA 图像识读已成为心血管医生必备的技能之一，因此，心血管医生需要了解 CT 成像技术、图像重建技术、图像判读、伪影识别等。而目前各种专著琳琅满目，让人目不暇接。由著名的心血管病专家克劳迪奥·斯穆克洛维斯基主编的《冠状动脉 CTA：病例精粹》一书，从理论到实践、从基础到临床、从心脏血管到心脏结构、从影像到功能，深入浅出，图文并茂。同时，该书结合精彩、典型的临床病例，有助于医生锻炼临床思维，提升决策能力，掌握识图要点，快速提高临床识图能力。

当我们在阅读精美的图书时，心中不由得赞叹，只有真正的大师才能对心脏 CTA 进行如此完美的诠释，我相信读者会从这本书里获取他们所需要的知识，也乐意与广大读者分享！

李晓冉　苗立夫　赵玉英

前　言

自本书第 1 版问世以来,心脏 CTA 领域的研究不断取得进展。目前,CT 硬件和软件实现了更少的辐射和更快的速度,且提高了图像质量。数以百计的同行评议出版物,坚定地支持在许多临床情况下使用心脏 CTA。

本书在第 2 版中进行了扩展,许多杰出的同事为新章节做出了贡献:

Alain Vlassenbroek、Mani Vembar 和 Michael Grass 医生:冠状动脉 CTA 的创新。

Dianna Bardo 医生:儿童心脏 CTA。

Christopher Brown 和 Charles White 医生:心脏 CTA 的心脏外发现。

Constantino pena 医生:急诊心脏 CTA。

Lohendran Baskaran、Christopher Zarins 和 James K. Min 医生:CT-FFR。

Tariq Hameed 医生:TAVR 术前 CT 评估。

Alex Llanos 医生:结构干预(心内科医生的观点)。

Daniel Weitz 医生:心脏 CTA 在电生理术中的应用。

有关冠状动脉解剖、冠状动脉疾病、冠状动脉介入治疗和外科血运重建的章节已经被修订和更新,并且增加了额外的有趣病例,以帮助读者阅读。

与第 1 版一样,这本书是一本容易阅读的心脏 CTA 图集,有许多"经验和教训",以帮助读者扩大知识面。

总之,本书第 2 版以期成为放射科和心脏病科住院医生、研究员和其他医生的优秀参考指南。

克劳迪奥·斯穆克洛维斯基
美国佛罗里达州

致 谢

我非常感谢所有杰出的医生和博士们,他们从繁忙的日程中抽出时间为本书撰写章节,并分享他们的专业知识。

我要对 John J. Lee 博士的贡献表示感谢,他是佛罗里达州劳德代尔堡迈阿密大学圣十字医院的内科住院医生。在空闲时间里, Lee 博士花了大量的时间修订、改正新病例,并回顾了有关冠状动脉解剖、CAD、PCI 和冠状动脉旁路移植术的文献。他孜孜不倦的努力加快了整个项目的进度。

Lee 博士还与 Llanos 博士、Weitz 博士密切合作,共同撰写了两个新章节。他还与章节的撰稿人保持密切的联系(跟踪),以便统筹评论和意见给我们的编辑。

我还要感谢 Springer 的杰出人士,特别是 Janet Foltin 女士和 Jennifer Schneider 女士,他们使这本书得以出版。

目 录

第1章　引言

Claudio Smuclovisky

心脏 CTA 已成为医学界和患者广泛接受的心脏成像诊断手段。在国际期刊上发表的大量同行评议文章确立了心脏 CTA 在先天性和获得性心脏病评估中的临床价值。

CT 硬件和软件制造商在简化患者检查流程、图像获取、图像后处理及图像解读方面做出了许多重大改进。如今，在 1~4 次搏动时间内及非常短的屏息中便可以完成心脏 CTA 检查。单次搏动全心脏成像和亚毫希沃特剂量扫描也都得以实现。

用于图像浏览、冠状动脉提取及分析的三维工作站已经变得更快、更自动化及更简洁。当心脏 CTA 检查完成后，数据便可以自动上传到进行预处理的计算机服务器，并从网络终端进行客户端远程访问。

图像质量通过硬件和软件的创新在不断提高。

现在，可以通过迭代重建（IR）技术以消除图像上的绝大部分噪声，升级或购买 CT 扫描仪时，应当重点把这一技术考虑在内。IR 的主要优点是同时提高了对比度，使图像具有更少的噪声、伪影和更高的空间分辨率。

值得注意的是，在不到 10 年的时间里，通过使用低千伏技术、轴向前瞻性采集和 IR 技术相结合，心脏 CTA 的辐射剂量已经显著减少。此外，CT 机架（速度）、X 线球管、准直器和探测器的设计、敏感性也得到了改进。在我们 CT 科，心脏 CTA 检查与各种 CT 检查相比，辐射剂量从当初的最高变成了现在的最低。现在心脏 CTA 的辐射剂量能够等同于两张胸部 X 线片的辐射剂量。第 2 版中包括了关于"心脏 CTA 的创新"的新章节（第 2 章）。

CT 心肌灌注和血流储备分数（FFR_{CT}）虽然尚未被广泛应用，但在评估心肌缺血和进一步帮助确定是否需要血运重建方面有很广阔的应用前景。

心脏 CTA 成功的关键是能否可以像任何其他 CT 血管成像一样，及时有效地将心脏 CTA 整合到日常繁忙的 CT 工作日程中，并且其中 95% 以上的研究显示具有较高的诊断价值。根据经验，在大多数情况下，对一个检查的回顾和诊断只需要短短几分钟。

C. Smuclovisky, MD, FACC, FSCCT
Department of Radiology, Holy Cross Hospital,
South Florida Medical Imaging Cardiovascular Institute,
Fort Lauderdale, FL, USA
e-mail: smuclovisky@gmail.com

不可否认，尽管有大量的数据支持在多种临床情形下使用心脏 CTA，但以往从未出现过成像技术如此备受批评和质疑的现象。质疑者一直声称，心脏 CTA 没有增加临床价值，存在过多的假阳性，不能提供心肌生理学信息，会导致额外的检查、增加成本并且辐射量高。虽然大部分文章，尤其是最近 5 年的文章，在很大程度上并不支持大多数批评，但我觉得有必要回答这些问题。

心脏 CTA 的高敏感性和阴性预测值（95%~99%）确实提高了在排除冠状动脉疾病作为胸痛可能原因中的临床价值，特别是在急诊中[1]。其特异性和阳性预测值不高（60%~80%），尤其当冠状动脉钙化斑块出现狭窄时，是目前心脏 CTA 的致命弱点。这同样适用于有创性冠状动脉造影，研究（FAME 试验）[2] 表明，在定量冠状动脉造影（QCA）检测的 70%~90% 的重度狭窄斑块中，高达 20% 的血流储备分数（FFR）显示血流受限。众所周知，在心脏 CTA 检查中，钙化斑块产生的伪影会导致管腔狭窄程度被高估，所以将这些引起重度狭窄的斑块和（或）冠状动脉段报告为"不确定"也不是什么难堪的事情。介入治疗，包括导管介入和手术介入，着重于心肌缺血段的再供血。我们都知道，细胞水平的心肌缺血是多因素的，冠状动脉狭窄就是原因之一[3,4]。

心脏 CTA 可以明确冠状动脉疾病的存在，并有助于患者进行风险分层。发表于 2007 年的 Courage 试验报道[5, 6]表明，在稳定型心绞痛患者中，接受最佳药物治疗（OMT）的患者与接受 OMT + 冠状动脉介入治疗（PCI）的患者的远期预后（心脏事件和死亡）相似。针对心脏 CTA 不提供心肌生理学信息的问题，FFR-CT[7]（HeartFlow，Inc.）现已获得美国食品药品监督管理局（FDA）的批准，有望在心脏 CTA 上显示缺血心肌段。在第 7 章中，James Min 和他的同事对 FFR_{CT} 的临床价值进行了着重阐述。现在心肌灌注也已实现，并可以进行常规应用[8]。

虽然尚待进一步研究，但对于在冠心病低、中发病率的患者来说，心脏 CTA 作为非侵入性一线诊断手段，仍然比运动心电图和 SPECT 更准确、更有效。冠状动脉 CTA 之后所增加的下游检查率和随后的血运重建率可以使心肌梗死的发病率和死亡率降低[9]。由于现在可以通过使用低千伏技术和迭代重建算法获得亚毫希沃特剂量的扫描，所以已无须再争论关于心脏 CTA 辐射过量的问题。与 15~25mSv 剂量的 Tc-99m 心肌灌注扫描相比，心脏 CTA 剂量减少了 90%。每年在患者身上进行的核医学检查并不少，但我印象中关于对核医学检查中辐射量担忧和关注的文章并不多。

就我个人而言，有趣的是，我发现当担心"他们"或亲密的家庭成员有胸痛症状或阻塞性冠状动脉疾病的时候，我那些当初最强烈反对使用心脏 CTA 的医生同事，反而第一时间到达我办公室要求做心脏 CTA 检查，甚至包括办公室里就有核医学检查设备的医生！读者可以就此得出自己的结论，而在我看来，这就是心脏 CTA 价值的最有力证明。

虽然心脏CTA检查的适应证是合适的,如筛查出现胸痛的急诊患者,但重要的是记住冠状动脉粥样硬化始于生命的前10年或20年,一个有冠状动脉疾病症状的成年人毫无疑问已经患有这种疾病几十年了,所以我的主要工作是心血管疾病的预防。心脏病的一个常见首发症状是猝死,并会发生在1/4的患者身上,约一半的患者没能挺过第一次心肌梗死(MI)。人类的悲剧和心血管疾病在世界范围内造成的损失持续上升且惊人,毫无疑问,最好的解决方案就是"预防",并且我相信心脏CT可以为之发挥重要作用。

大的患者群体,特别是处于低至中风险者,是心脏事件发生的主要群体,传统的临床风险评估对其分级在很大程度上是不准确的。而低成本的钙化评分则已被证明是一种有效的风险评估手段。我们知道,修正风险分级和药物干预可以降低心血管事件的发生率。因此,为了对发病率和死亡率结果产生积极的影响,应尽早确定有危险风险的患者,这也是显而易见的常识。

另一个重要的目标是帮助心脏病专家、介入医生和心血管外科医生在应对患者时做出更好的临床和外科决策。首先,在一项大型多中心试验中显示[10],多达60%的稳定型心绞痛患者在接受冠状动脉造影时并没有显示有疾病或轻度非阻塞性疾病。心脏CTA几乎100%的阴性预测值可以让大多数患者免受侵入性手术,并且心脏CTA可以帮助介入手术者将其工作重点更多地放在实施介入治疗

而非诊断工作上。如果我们今天看一下外周血管介入手术就会发现,大多数手术都是介入治疗而不是诊断性血管成像。在诊断血管阻塞和动脉瘤之前进行CT或MRI血管成像则可以使介入治疗更加有计划性。随着心脏CTA的应用,心脏介入医生现在有机会做同样有计划性的事情。

其次,冠状动脉造影(CAG)本质上是一种没有显示冠心病真实程度的亮度图。我见过许多进展性动脉粥样硬化疾病阳性的心脏CTA检查,其冠状动脉造影却报告为"正常的冠状动脉"的案例。几十年来,我们已经知道壁上的非狭窄性"软"斑块(正性血管重构)可以迅速增长,使管腔变得狭窄,并在较短的时间内破裂,导致急性冠状动脉事件[11]。

当进行CAG时,心脏病学家可能实际上是在"猜测"冠心病的程度。此外,CAG上存在"盲点",在标准投影上可能很难识别,尤其是左主干、左前降支及右冠状动脉这3支开口处的短段狭窄。而心脏CTA可以很容易地识别这些狭窄区域,如果需要,可以为CAG提供适当的X线球管角度信息来清晰地显示狭窄,从而避免不必要的图像采集。

心脏CTA可以显示动脉斑块的位置、范围和类型(钙化、非钙化、混合),为治疗计划提供额外的信息。

心脏CTA可显示近段临界的、可能需要尽快进行导管或手术干预的冠状动脉狭窄,这在那些胸痛并被确定为低至中度风险的急诊患者中最为明显。

我教授心脏CT一级、二级和三级课程已经10年了,大约一半的参与者是心

脏病专家。我们展示了大量的心脏 CTA
与 CAG 完全相关以及不相关的病例：我
称之为"理想的、不理想的"。我最强调
的是要着眼于心脏 CTA 来决定如何使
用这个检查作为一个能做出更好的临床
决策工具。需要强调的是，心脏 CTA 不
仅是冠状动脉 CT，而且是心脏 CT，只关
注冠状动脉解剖是不对的，研究的视野
应当包括肺、胸膜、心包、心肌、心瓣膜、
肺血管、主动脉、其他纵隔结构、骨骼、胸
壁和膈下器官。我所告诉学生的是，只
要正确地理解心脏 CTA，它就能成为一
种高分辨率的精准检查。心脏 CTA 上
可能有许多不同的发现可以解释患者的
症状，如肺栓塞、癌症、心肌病、胸腔和心
包积液、主动脉瘤或夹层，以及其他太多
的症状无法在此列出。冠心病是引起胸
痛的众多原因之一。

　　为了满足患者的最大利益，心脏 CT
专家必须精通对视野内所有结构的正确
解读。

参考文献

1. Hi L, Gatsonis C, Snyder B, et al. Ct angiography for safe discharge of patients with possible acute coronary syndromes. N Engl J Med. 2012;366:1393–403.

2. Tonino PA, Fearon WF, De Bruyne B, et al. Angiographic versus functional severity of coronary artery stenoses in the FAME study fractional flow reserve versus angiography in multivessel evaluation. J Am Coll Cardiol. 2010;55(25):2816–21.

3. Arbab-Zadeh A, Fuster V. The myth of the "vulnerable plaque": transitioning from a focus on individual lesions to atherosclerotic disease burden for coronary artery disease risk assessment. J Am Coll Cardiol. 2015;65(8):846–55.

4. Marzilli M, Merz CN, Boden WE, et al. Obstructive coronary atherosclerosis and ischemic heart disease: an elusive link! J Am Coll Cardiol. 2012;60(11):951–6.

5. Boden WE, O'rourke RA, Teo KK, et al. The evolving pattern of symptomatic coronary artery disease in the United States and Canada: baseline characteristics of the Clinical Outcomes Utilizing Revascularization and Aggressive Drug Evaluation (COURAGE) trial. Am J Cardiol. 2007;99(2):208–12.

6. Boden WE, O'Rourke RA, Teo KK, et al. COURAGE Trial Research Group Optimal medical therapy with or without PCI for stable coronary disease. N Engl J Med. 2007;356(15):1503–16.

7. Nørgaard BL, Leipsic J, Gaur S, Seneviratne S, et al. NXT Trial Study Group. Diagnostic performance of noninvasive fractional flow reserve derived from coronary computed tomography angiography in suspected coronary artery disease: the NXT trial (Analysis of Coronary Blood Flow Using CT Angiography: Next Steps). J Am Coll Cardiol. 2014;63(12):1145–55.

8. Kühl JT, George RT, Mehra VC, et al. Endocardial-epicardial distribution of myocardial perfusion reserve assessed by multidetector computed tomography in symptomatic patients without significant coronary artery disease: insights from the CORE320 multicentre study. Eur Heart J Cardiovasc Imaging. 2016;17(7):779–87.

9. Nielsen LH, Ortner N, et al. The diagnostic accuracy and outcomes after coronary computed tomography angiography vs. conventional functional testing in patients with stable angina pectoris: a systematic review and meta-analysis. Eur Heart J Cardiovasc Imaging. 2014;15(9):961–71.

10. Patel MR, Peterson ED, Dai D, Brennan JM, et al. Low diagnostic yield of elective coronary angiography. N Engl J Med. 2010;362(10):886–95.

11. Puri R, Nicholls SJ, Ellis SG, et al. High-risk coronary atheroma: the interplay between ischemia, plaque burden, and disease progression. J Am Coll Cardiol. 2014;63(12):1134–40.

第 2 章　心脏 CTA 的创新

Alain Vlassenbroek，Mani Vembar，Michael Grass

2.1　引言

冠心病（CAD）是西方国家的主要死亡原因之一，超过一半的人死于没有先兆症状的心脏病。因此，临床需要一种能够在早期准确诊断 CAD 的手段。心脏 CT 血管成像可以提供全面的心脏解剖评估。仅在一次屏息中的几次心跳时间内完成单次检查，即可对心脏解剖、功能、冠状动脉斑块及冠状动脉狭窄程度进行全面评估。

4 层螺旋 CT 扫描仪在 1998 年引发了一场前所未有的技术革新，但直到 2004 年 64 层螺旋 CT 系统的问世，非侵入性冠状动脉影像学领域才成为临床的常规应用。虽然与早期相比，图像的质

A. Vlassenbroek, PhD (✉)
Department of CT Clinical Science,
Philips Healthcare, 80 Rue des Deux Gares,
1070 Brussels, Belgium
e-mail: alain.vlassenbroek@philips.com

M. Vembar, MS
Department of CT Clinical Science, Philips Healthcare,
595 Miner Road, Cleveland, OH 44143, USA
e-mail: mani.vembar@philips.com

M. Grass, Ph.D
Philips Research, Röntgenstraße 24-26,
22335 Hamburg, Germany
e-mail: michael.grass@philips.com

量和稳定性有了显著的提高，但仍存在一些挑战，如辐射剂量和有限的低对比度分辨率、运动伪影及对伴有严重钙化或冠状动脉支架的冠状动脉段的评估。今天，减少射线照射仍然是发展的重点。随着大覆盖多层螺旋 CT 设备的引入，预心电触发步进－扫描采集已成为一种稳健的扫描模式，有效剂量只有 2.7 ~ 4.5 mSv[1]。最近，随着先进的迭代重建技术的引进，扫描剂量进一步显著减少，使患者的有效剂量低于 1.0mSv，并且改善了空间分辨率和对照分辨率[2]。随着空间分辨率的提高、伪影的减少，对钙化斑块和支架的评估效果得以显著提升。改善的低对比度可以更好地评估斑块内的衰减，并能有助于更好地识别高破裂风险的斑块。此外，近年来，在心脏 CT 图像重建领域取得了新的进展，提高了时间分辨率和图像质量。运动补偿心脏重建技术将计算出的运动矢量场的知识与迭代重建过程相融合，从而减少运动伪影[3-5]。

过去的 17 年里，CT 技术显著提升，使心脏 CT 血管成像（心脏 CTA）在如今已成为检测和排除冠状动脉疾病的首选无创性方法，各种多中心研究也显示出了可靠的诊断准确性及阴性预测值

（NPV）[6-8]。然而，CAD 的血流动力学意义仍不明确[9]。最近，新的先进算法包括血流模拟和非侵入性血流储备分数 - CT（FFR$_{CT}$）评估被引入，目前正在进行临床评估。其可期的结果结合首过和动态 CT 心肌灌注成像的新进展，预示多层螺旋 CT（MSCT）在提供冠状动脉狭窄血流动力学相关综合信息方面有着很大的潜力。随着新的光谱 MSCT 探测器对双能成像的支持，心肌灌注、延迟增强成像及对易损斑块检测方面有望得到进一步改善。

几年前提出的实验性 CT 设计和应用现已成为临床实际应用的一部分。因此，我们可以预见，在不久的将来，心脏 CT 的创新将有助于心血管疾病的早期、综合诊断。

2.2　心脏 CT：必要条件及 CT 技术

非侵入性心脏成像是一个非常苛刻的领域，存在一系列的临床挑战。心脏 CT 成像成功的最关键和最具挑战性的必要条件是尽量减少运动伪影，因为冠状动脉在心动周期中要经历复杂的三维运动。心脏的这些动脉非常细小，直径从近段的 5mm 到远段的 1mm 不等。因此，良好的空间和时间分辨率是 CT 扫描仪评估冠状动脉的先决条件。此外，它们必须有足量、均匀的对比剂，以满足显像要求。由于扫描是在单次屏气条件下进行的，所以采集必须在尽可能短的时间内完成，以避免呼吸运动伪影。因为

患者暴露在辐射下，所以还需要用到剂量缩减技术，并且扫描所生成的大量图像数据也给用户带来了可视化及工作流方面的挑战。最后，斑块的存在也带来了独特的挑战，钙化斑块往往使管腔的显示变得困难，而非钙化斑块又要求有更高的空间和时间分辨率。因此，心脏成像是一种需要多参数优化的 CT 应用。

在早期，CT 扫描仪限于用一维探测系统以轴向（或步进 - 扫描）模式扫描患者，并且患者的位置在扫描时顺序平移。在球管围绕着患者旋转的过程中，会获得一组完整的 X 线衰减数据，并利用这些投影重建患者的断层解剖图像。随后，机床会将患者定位到下一个轴位，重复数据采集的过程。在这种 CT 扇形束结构中，先依次获取物体的轴向层面，然后使用一种著名的数学技术［二维滤波反投影（2D-FBP）］[10] 将这些层面重建，得出容积成像。1990 年，螺旋扫描技术的引入[11, 12]，使得连续的数据采集和患者同步移动等速进行成为可能。与轴扫模式相比，螺旋扫描覆盖感兴趣容积的时间被最小化，从而减少了采集和检查时间，以及由于患者在扫描期间的移动而导致的图像伪影或错误配准。此后，CT 扫描仪一直经历着巨大的技术革新，最重要的改进是逐步将由单排探测器组成的一维探测系统替换为由多排探测器组成的二维大面积探测器阵列。自 1992 年双层双排 CT 扫描仪（CT Twin, Elscint Haifa Israel）上市以来，多家制造商在 1998 年又推出了 4 排机架、旋转时间为 0.5 秒的 MSCT 扫描仪。4 层扫描仪带来的技术革新为随后

应用于心脏成像铺平了道路[13]。在螺旋 CT 扫描过程中同步获取心电图（ECG）数据，使得针对心脏成像的采集和重建技术得以发展。将心电图中 QRS 波峰的位置与投影数据同步，可以重建和显示心动周期各个阶段的解剖结构，从而使功能成像成为可能。然而，要覆盖心脏解剖结构需要 40 秒的屏气时间，这仍然是一个挑战，使得许多患者被排除在外。为了减少扫描时间和减轻屏气因素的影响，就必须增加同步获得的扫描层数。这使得在 21 世纪初出现了"层数竞争"的现象，而且更宽的探测器阵列的使用，因为其锥角的增加，使更快的扫描和对 X 线通量更有效的利用得以实现。在采用二维区域探测器和锥形光束几何图形的前提下，三维容积必须从二维投影数据中重建，这个过程称作"锥束重建"[14]。它引发了从二维（2D-FBP）到三维容积重建方法（3D-FBP）的范式转换，其要求商业化扫描仪的计算能力要有显著提升，以便在可接受时间内重建出临床图像。三维重建技术作为 16 排扫描仪[15-17]的基础图像重建技术于 2001 年被引入，并进一步扩展到心脏重建[18,19]。三维重建的一个重要好处就是其容积方法所提供的重叠层面，即使在轴向步进 - 扫描模式中也能获得高分辨率图像。这提高了轴扫模式的纵行分辨率，使之与螺旋模式相近。锥束结构的后果之一是需要在轴向步进 - 扫描模式中重叠连续采集，这种重叠依赖于视野（FOV），通过使用比轴向模式下的 X 线束准直更小的进给装置来实现（FOV = 25cm 时重叠 20%）。因此，患者的辐射暴露可能会随着已取得的 FOV 增加而增加[20]。

在 21 世纪初，更高的时间分辨率也被认为是必不可少的，心脏 CT 也成为推动其发展的动力。提高心脏螺旋 CT 扫描时间分辨率的一种方法是将连续心动周期的数据合并用于重建，从而提高时间分辨率[18,19]。时间分辨率的改进也可以通过缩短机架旋转时间来实现。与高速扫描相关的一个主要限制是所需的 X 线功率，它的增加必须与旋转时间的减少成反比，从而达到恒定的 mAs 输出，以保证图像质量在要求的水平。加快机架旋转的另一个主要限制归因于受到向心加速度 $\omega^2 R$ 增加而导致的机械因素，即向心加速度与转动频率 ω 的平方及旋转半径 R 成正比。单片 CT（SSCT）的典型向心加速度约为 3 g/s（g 为重力加速度）。当前的 MSCT 可以在极快（0.25 秒）的机架旋转速度中同时获得 256 ～ 340 层数据，此时的向心加速度约为 40 g[21]。我们可以在此给出一个数量级：X 线管（静止时大约为 40 kg）在旋转期间的有效重量约为 1.6 t。因此，机械设计必须能承受这种极快的旋转以及作用在 X 线管上的附加力。2005 年，西门子引入了双源 CT（DSCT）设计，以提高时间分辨率。DSCT 将两排 X 线管阵列与 90° 角的探测器组合了在一起，通过这种配置，时间分辨率有望提高 2 倍，因为只需旋转 90° 角就可以获得 180° 的投影来重建图像[22,24]。新一代的 DSCT 已经推向市场，如今这种双管设计也可以用于心脏成像。

　　与 SSCT 相比，现代 MSCT 扫描仪的速度提高了近 1000 倍，实现了具有各向同性分辨率的超快心脏覆盖，使 MSCT 成为无创冠状动脉造影潜在的首选模式。

2.3　心脏运动与心电图同步

2.3.1　心脏运动

　　冠状动脉在心动周期中会经历复杂的三维运动，抑制相关的运动伪影仍然是利用 MSCT 对这些血管成像的最大挑战。早期使用常规的血管成像[25] 来对冠状动脉运动的特征进行研究，其中，冠状动脉主干及其分支间分叉点的运动会被用来塑造左室壁的运动及显示在不同心率下、不同冠状动脉在"静息期"的变化[26]。电子束 CT 的研究表明，在每个心动周期内左前降支（LAD）的移动速度平均为 22 mm/s，其速度可以达到右冠状动脉（RCA）[27] 部分的 3～4 倍以上。此外，动脉在心动周期内的总偏移距离可以是其自身直径的倍数。在最近的对主冠状动脉不同标注处的 MSCT 速度测量中显示，这种复杂的三维运动不仅依赖于特定的冠状动脉血管，还依赖于血管分布的途径和患者的心率[28,29]。

　　在 MSCT 检查中，可以通过将图像的采集或重建只限制在心动周期中运动幅度最小的那部分中进行，来最小化这种复杂的三维运动造成的运动伪影。

　　一般来说，冠状动脉的两个运动幅度最小的时相分别为等容舒张期（IVRT）中的"收缩末期静止期"以及发生在心室快速充盈与心房收缩期间的"舒张后期"（或"舒张中晚期"）。当心率缓慢时（＜ 65 次 / 分），舒张后期是成像的最佳时期。当心率较快时（＞ 70 次 / 分），舒张后期缩短，使收缩末期的冠状动脉运动变得最少[30]。

　　这种快速、大幅度且复杂的三维运动产生的一种后果就是 MSCT 的高时间分辨率并不能成为心血管成像成功的唯一必要条件；心脏成像选在心动周期的静息期内也是必要的，这将改善冠状动脉及整个心脏解剖的可视化效果。因此，图像采集和重建都需要与患者的心电信号同步，以便确定静息期。

2.3.2　心脏生理期相及延迟算法

　　已经有很多不同的方法被用来从心电信号确定特定的心动时相。

　　这些技术使用 QRS 波群的峰值作为心动周期的参考时间点。典型心电门控技术要么使用一个固定的完全延迟期，要么使用一个确定的百分比延迟期来确定心脏在心动周期内何时处于给定的状态。固定的完全延迟期是指在当前 R 波到达后或在后续 R 波之前进行重建的时间点（ms 级）。延迟期百分比是指图像重建的 RR 间期的百分比。然而，众所周知，心动时相和来自 R 波时间之间的关系随心率呈非线性变化。此外，在心率较慢时，收缩期约占心动周期的 1/3，舒张期约占 2/3。随着心率的增加，收缩期增加及舒张期减少到每个心动周期的 50% 左右。因此，在同一心率下最佳的重建时相（无论固定或百分比延迟）

可能包含不同心率下的运动伪影，即使在同一患者也是如此。因此，考虑到存在这些非线性的变化，使用一个固定的延迟期（绝对或百分比）是不够的，因为这种方法不能完全适合在连续采集时采用相同的预设时相。有一种动态模型被提出作为替代性选择，这种模型使用某些可变性参数来表明非比例的变化[31, 32]。同时，在不考虑给定患者心率变化的前提下提供对心脏状态的估计。该模型假设参考心率（如 72 次 / 分），心动周期的各个阶段都是已知的。在这个参考值中，舒张期末被认定为 RR 周期的 0，收缩期末为 35% ~ 45%，舒张中期为 70% ~ 80%。由于瞬时心率与该参考值不同，使得该模型可以调整延迟期，从而识别和重建相同的生理时相。该模型将百分比延迟期与延迟期偏移结合起来，同时还包含各种参数，如瞬时心率、可塑性参数和触发延迟。可塑性参数反映了心动周期各时相随心率变化的非比例变化，从而使我们能够捕捉心率变化对收缩和舒张期持续时间的影响。这种动态延迟期算法能够跟踪特定个体所需的生理心动时相，当特定患者在采集过程中心率发生动态变化时（如患者自身变化），它可以适应心动周期不同阶段（收缩期和舒张期）的非均匀变化。然而，这个模式没有考虑到患者之间的差异。收缩期虽然对特定个体的心率变化不太敏感，但不能假定对所有患者都是一样的。有两种心电同步技术通常用于心脏 CT：前瞻性心电图触发轴向扫描和回顾性心电图门控螺旋扫描。

由于患者之间存在差异性，寻找心脏处于准稳定状态的心动时相以获得最高的图像质量仍是一项挑战。心电图信息并不总是准确地反映心脏的运动。所以，一种简单而有效的技术被引入了，它能够自动地、有患者针对性地提供稳定的心动时相。它可以通过计算心动周期中随后各期的目标相似度，从低分辨率的四维数据集中得到最稳定的相位。这些信息被用于优化小幅运动时相的高分辨率重建[33,34]。

2.4　前瞻性和回顾性心脏同步

2.4.1　前瞻性同步：步进 - 扫描采集

前瞻性方法与电子束 CT（EBCT）所采用的方法本质上相同[35]。轴向扫描是通过触发器来启动的，其由患者的前瞻性心电信号驱动，使用的是 R 峰到达后的延迟期[32]。如第 1.2.2 节所述，这种延迟期通常是为了反映心动周期的舒张期静止而计算的，并根据以前心动周期的平均持续时间来衡量。在患者平躺平稳后，进行偏角扫描，当数据采集完成后，床板被牵引到下一个位置，通过下一个 R 波的心电信号触发再次开始扫描，然后如此往复（图 2.1a）。为了重建图像，X 线管至少需要旋转一半，加上扇形角（由 X 线管焦点发散出的 X 线束在横轴平面上形成的角），这样就可以进行大约 240° 偏角扫描。因此，这种扫描模式的时间分辨率受到旋转时间的限制。

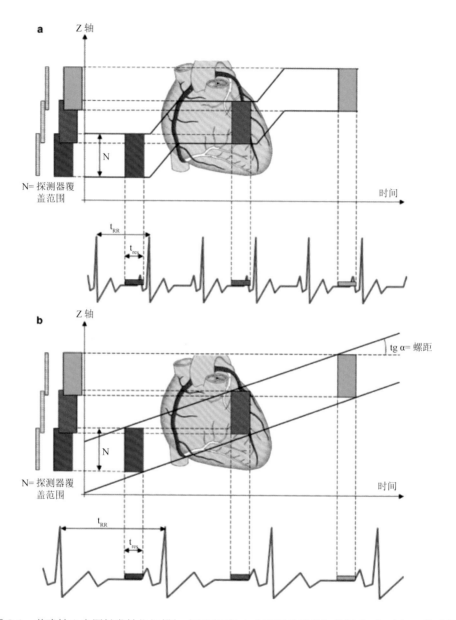

图 2.1 前瞻性心电图触发轴位扫描（a）和回顾性心电图门控螺旋扫描（b）。（a）在 R 峰到达后预编的延迟期会触发扫描。时间分辨率 T_{res} 是扫描旋转时间的一半（加上辐射角度）。如果心率过快（短 RR 间期），由于轴扫后工作台推进有延迟，所以可以每隔一个心动周期进行扫描。我们注意到连续板之间的重叠，这是进行三维锥形束重建所必需的。（b）连续扫描采用低螺距系数的同步工作台进给，以确保在连续获取的投影数据中有足够的重叠，以便在同一纵向位置的多个心动周期进行图像重建。单个 R 峰的位置存储在投影数据中，允许用户在心动周期内的任何生理时相回溯地重建重叠的图像堆叠。相当于一半扫描旋转时间的标准时间分辨率已经实现，但还可以通过结合多个心动周期的投影数据来对其进行改善。

在早期心脏 CT，4 层扫描仪的时间分辨率受限于 0.5 秒的缓慢旋转时间，时间分辨率为 0.5×（240/360）= 333 ms。利用 2D-FBP 算法对非重叠断层进行重建，在有限的 2.5~3 mm 的纵向分辨率下，一般可以在 20~25 秒内获取完整心肌覆盖的心脏扫描图像。该检查使用的探测器覆盖范围为 4 cm×0.25 cm = 1 cm，心脏检查平均需要 15 次拍摄。因此，步进 - 扫描技术的纵向分辨率较差，不适合用于冠状动脉评估，只能用于冠状动脉钙化积分评估。然而，现在的多层螺旋 CT 扫描仪，探测系统覆盖范围（8~16 cm）的增加、机架旋转速度的增加（≥ 0.25 秒每圈）和 3D-FBP 算法在一定程度上消除了这些限制，对于心率稳定的患者来说（65~70 次 / 分），步进 - 扫描模式已成为在心室舒张期评估冠状动脉的首选采集模式。256 层 CT 扫描仪只需在 0.27 秒内旋转 2 次，即可获得完整的心脏覆盖，并提供时间分辨率为 180ms 的亚毫米级的重叠断层。

"相位容限"已被添加为一种采集选项，其允许更大的扫描时间间隔，从而能够以目标静息期为中心重建多个心动时相，偏差可达 5%。换句话说，当相位容限打开时，以舒张期（75%）为中心的步进采集数据可以重建舒张中期 70%~80% 的任何阶段。当然，如果使用相同的管电流，X 线照射时间的延长会伴随着相应的辐射剂量的增加。

前瞻性心电门控的局限性之一是由于心率改变或心律失常而导致图像质量下降。由于检查的每个环节都是一个独立的轴向采集，因此在各个步骤之间的分界线常常很清晰，并且其与冠状动脉中的步进伪影形成有关。3D-FBP 技术重建所需的相邻层面之间的重叠部分可以用来执行空间插值，以掩盖这些分界线，使一些阶梯伪影不那么明显。

当 R 波比预期先到达时，在这种特殊位置可能会引发非最佳心动时相内的扫描，从而导致运动伪影的产生 [36]。心律失常所致的伪影产生的概率与心脏采集所需的单次摄像次数成正比，并因此与探测器的覆盖范围成反比。多种算法已经被引入以克服这一限制，这些算法通过实时识别异位搏动，暂停并等待直到探测到下一个正常的 R 波后，再继续轴向扫描。然而，在持续性心律失常的情况下，这些技术仍然不如回顾性心电门控。

2.4.2　回顾性门控：螺旋采集

在冠状动脉 CT 血管成像的应用中，螺旋扫描在采集速度快及容积覆盖范围广的前提下，仍然具有良好的 Z 轴分辨率。心电信号与投影数据同时采集。由于 R 峰的位置是已知的，因此可以获得扫描期间的瞬时心率。这使得使用者能够在心动周期的多个生理期相回溯性地进行重建并将解剖可视化，使功能性成像成为可能。为了观察冠状动脉，通常会用亚毫米探测器的宽度（0.5~0.625 mm）加上 0.1~0.3 低螺距条件（即机床推进 / 机架旋转的比例和准直切片宽度使用）。这些低螺距因素确保了连续采集的投影数据有足够的重叠，以便在同一纵向位置的多个心动期进行图像重建，同时还考虑到了采集过程中瞬时心率的变化（见图 2.1b）。连续采集使重叠图像的重建具有良好的纵向（Z 轴）空间分辨率。在螺旋扫描中，通过合并来自连续心动周期的数据可以提高时间分辨率。这种方法特别适用于较高的心率[37]，因为此时舒张明显缩短，无运动成像可能需要以收缩期末等容舒张时间为目标。专门的心脏自适应多周期（或多节段）三维锥形束重建技术已经被开发出来[38-40]，该技术通过组合多达 4 个周期的数据来显著提高时间分辨率（见图 2.2 a，b）。图 2.2c 说明了自适应多周期重建在假设心率恒定时，螺距和心率对时间分辨率的影响。对于每一种心率状况，都可以推导出一个最佳的螺距，反之亦然，也可以在时间分辨率、空间分辨率、扫描持续时间和给定的剂量之间取得最佳的折中。如果心率循环的时间是谐波或次谐波，时间分辨率就会降低。如果必须增大控制窗口，以保证每个体素接收到足够的投影数据进行三维重建，那么分辨率则会降低一半以上。这与极低的心率和高螺距有关。

利用螺旋扫描，可以从不同的心动时相回溯重建解剖，以补偿心率的变化。心电图编辑选项可用于纠正心律失常患者存在异位搏动而引起的心电触发错误。

2.5　辐射

2.5.1　心电剂量调制成像

在多个生理阶段（如整个心动周期）对器官进行成像均可以提供解剖学和功能方面的信息（见第 2.4.2 节）。然而，对于许多适应证来说，只需要成像和曝光某一时相即可。使用步进－采集心脏扫描技术，可以在轴向扫描模式下将管电流调整到仅成像所需的相位，从而在心动周期的"静息"期实现前瞻性门控轴向心脏扫描。与回顾性门控螺旋技术相比，步进－采集心脏扫描可以节省高达 80% 的剂量[41]，同时还可以保持最佳的图像质量。换句话说，伦琴管被激活，成像只在与静息期相对应的短时间间隔内进行。对于心率相对规律的患者来说，步进－扫描可以提供与回顾性门控螺旋技术相当的图像质量和诊断性能（见图 2.3a）。冠状动脉 CTA 的步进轴向采集技术可以在平均有效辐射剂量为 2.7~4.5 mSv 的范围内对整个冠状动脉循环进行成像[1，41]。

通过回顾性门控技术，X 线球管在整个螺旋扫描期间产生辐射剂量，就剂量效率而言，其性能非常差。因此，心电管电流调制技术很早就被所有制造商作为回顾性门控螺旋冠状动脉 CTA 的剂量减少机制。该技术可以在采集过程中调节管电流：在感兴趣的目标心脏静息期，管电流保持在标称水平（100%），并在心动周期的所有其他阶段降低到 20%，且仍然能为功能评估提供足够的图像质量。使用这种方法，可以在不影响图像质量的情况下节省高达 45% 的剂量，但这取决于采集期间的心率（图 2.3b）。当然，必须预先规定管电流调制，这意味着在扫描过程中发生心率变化或心律失常的情况下，管电流调制将在一定程度上遭遇与步进 - 扫描相同的弱点。此时,峰值管电流会在错误的心动期被提供,导致静息期产生有噪声的图像。当探测到不规则搏动时,心律

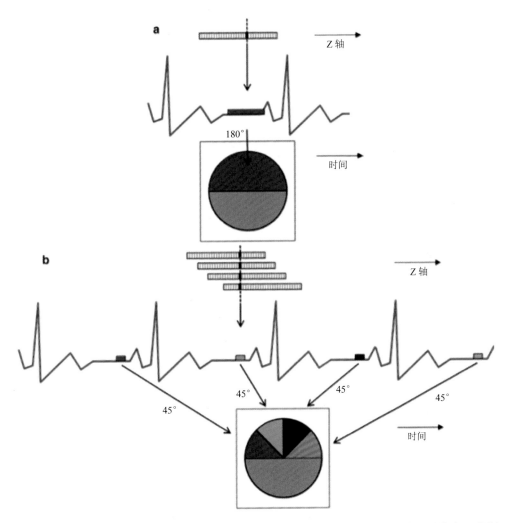

图 2.2　心电 - 门控螺旋扫描的标准时间分辨率是旋转时间的一半。(a)圆圈表示通常在 X 线源的一次旋转中收集的全部数据。假设旋转时间为 0.27 秒,那么采用 180° 重建方法从一个心动周期的信息中获得的标准心脏重建的时间分辨率为 135 ms。(b)这可以通过结合连续心动周期的投影数据来改善。例如,可以尽可能地合并多达 4 个周期的数据来得到如图所示的 34 ms 的时间分辨率。(c)说明了螺旋螺距、心率与多周期重建的时间分辨率之间的关系。如果心率等于机架旋转时间的谐波,时间分辨率就会降低。如果必须增大控制窗口以保证每个体素接收到足够的投影数据进行三维重建,则分辨率会降低一半以上。这与极低的心率和高螺距有关。注意,此时假设心脏状态是恒定的,没有任何变化。(待续)

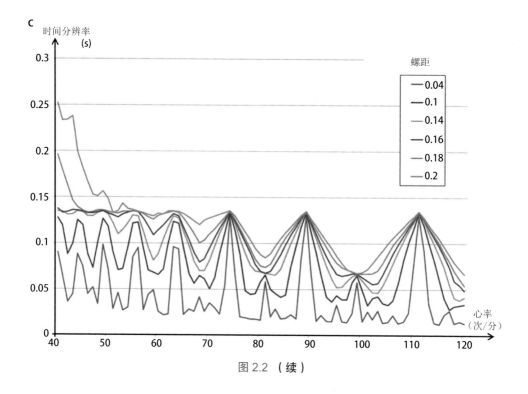

图 2.2 （续）

失常检测通常可用于取消对剩余采集的心电管电流调制。

2.5.2 迭代重建算法

减少辐射剂量最基本的方法是减少 X 线球管的输出。然而，在较低的管电流和峰值千伏电压下进行的扫描将产生较低的信噪比，并且使投影数据出现噪声。滤波反投影算法（2D-FBP 和 3D-FBP）几十年来一直是 CT 图像重建的行业标准[10]。虽然这是一种非常快速和相当稳健的方法，但对于采样率较低的数据或噪声压倒成像信号的情况，FBP 则是一种次优算法选择，这种情况可能发生在低剂量或管功率有限的情况下。CT 投影数据中的噪声主要由光子计数统计量决定。随着剂量的降低，光子计数统计的变化不成比例地增加[42]。当这些非常高的噪声通过重建算法传播时，会导致图像具有显著的伪影和大量斑点噪声。随着时间的推移，FBP 进行了逐步增强，以克服它的一些限制局限性。这些改进一直延续下来，直到最近探索出一种完全不同的图像重建方法——迭代重建技术。这种算法与 FBP 方法的不同之处在于，重建过程成为一个需要考虑数据统计、图像统计和系统模型的优化过程[43]。迭代重建算法利用体素衰减的初始估计值来预测投影数据，然后对这些估计值进行迭代调整，以最小化预测投影数据和测量投影数据之间的差异。在迭代过程中，噪声的最大测量值

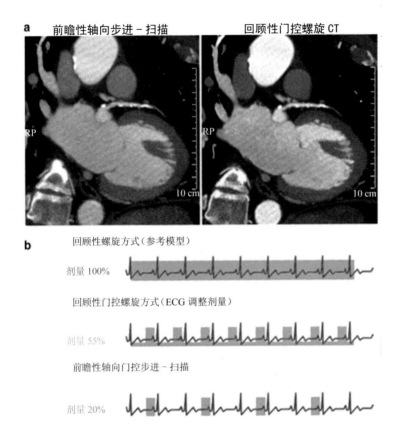

图 2.3　（a）对于心律相对规律的患者，步进 – 扫描可以提供与回顾性门控螺旋方式相同的图像质量和诊断性能。在本例中，全前瞻性轴位采集给药剂量为 2.8 mSv，螺旋采集给药剂量为 11.9 mSv。（*Image courtesy of*：*Dr. John A. Osborne*，*MD*，*PhD*，*FACC*，*State of the Heart Cardiology*，*Grapevine*，*TX*，*USA*）（b）在螺旋扫描期间通过回顾性门控，可以在目标心动期（在本例中）将管电流保持在标称水平（100%），在心动周期的所有其他阶段可以减少到 20%。使用这种方法，可以在不影响图像质量的情况下节省高达 45% 的剂量，这取决于采集期间的心率。通过前瞻性门控技术，在轴向扫描模式下，利用对管电流进行前瞻性调制，仅对所需的心动时相进行成像。与回顾性门控参照螺旋技术相比，步进 – 扫描技术可节省高达 80% 的剂量。

会被赋予较低的权重，因此，它们对最终图像的影响非常小，所以，迭代重建技术可以在非常低的信号水平上通过适当地处理噪声，从而减少重建图像中的噪声和伪影，使得在任何给定剂量下都可以

全面提高图像质量。利用迭代重建技术，可以实现高空间分辨率重建，从而在同一幅图像中提供高质量、低对比度以及空间分辨率（见图 2.4）。虽然迭代重建技术已经在 PET 和 SPECT 成像中使

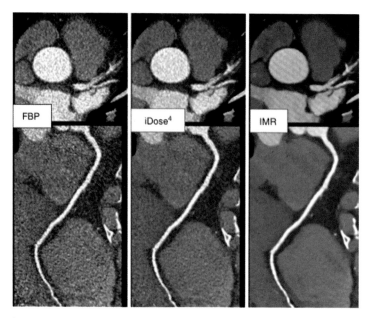

图 2.4　本临床研究提供了一个示例，展示了通过两代迭代重建技术（iDose 4 和 IMR，Philips Healthcare，Cleveland，OH，USA）可以实现的预期图像质量改善。在 0.9 mSv（100 kVp，110 mAs，5.2 mGy，67.1 mGy cm）值下的飞利浦 iCT 上，用步进 - 扫描采集技术进行扫描，并用 FBP（左）、iDose 4（中）和 IMR（右）进行重建的心电门控的冠状动脉 CT 血管造影，提示 FBP 上的软斑块显示有限。随着最新一代的迭代重建（IMR）技术的发展，空间分辨率、低对比度和噪声特性方面均有明显改善。（*Image courtesy of: Amakusa Medical Center, Japan*）

用了很多年，但 CT 中的采样密度和数据集大小在过去使得迭代重建技术与 FBP 相比，执行起来非常慢。然而，最近在硬件设计和算法优化的创新已经允许临床在 CT 上使用迭代重建技术。最近的临床研究表明，在心脏成像中通过迭代重建技术可以减少额外的剂量 [44]。

2.6　图像后处理

由多层螺旋 CT 扫描仪产生的数据量以及回顾数千幅图像所需的时间（例如，10 期心脏重建时相，每个时相 400 层）一直在不断增加，所以对临床医生的工作流程和诊断都提出了挑战。因此，自动图像处理方法成为有效分析心脏 CT 检查中大量图像数据的前提。基于图像的简单分割方法，如全局阈值法、区域生长法等，往往由于噪声、有限的分辨率、局部体积效应或不同器官相似的灰度特征等原因不能自动分割出图像。使用这些方法，需要使用用户交互来启动分割，控制算法的进展和（或）纠正分割的错误 [45, 46]。这可能会浪费时间，而且会分散医生对其实际诊断的注意力。为了克服这些限制，人们提出了基于模型的复杂方法来可靠自动地分割 4 个心腔和主冠状动脉。在综述 [47] 中详细描述了用于心脏分割的形态约束的可变形模型。这些算法将心脏腔室和冠状动脉主干的解剖模型应用于 MSCT 容积图像（见图 2.5）。它们与自动血管跟踪算法相结合，后者提供单个冠状动脉的多平面曲面重建，从而实现包括冠状动脉的面积、直径和狭窄程度在内的自动测量。基于模型的方法的一个重要应用是在多时相回顾性心脏检查中成功地自动评估整体心脏功能 [48]。由分割得到的几何心脏模型越来越多地

用于指导侵入性治疗。例如，有人提出将心脏模型覆盖到活体 X 线透视检查数据上，以支持用于治疗心房颤动的消融程序 [49, 50]，或用于心肌修复的干细胞注射 [51, 52]，在这些应用中，仅由 4 个腔室和主冠状动脉组成的心脏模型通常是不够的。例如，对指导心房颤动消融治疗来说提取左心房和肺静脉近段是很重要的，而对于心脏再同步化治疗来说，需要一个包括冠状窦的心脏模型以便于起搏器导丝的植入。

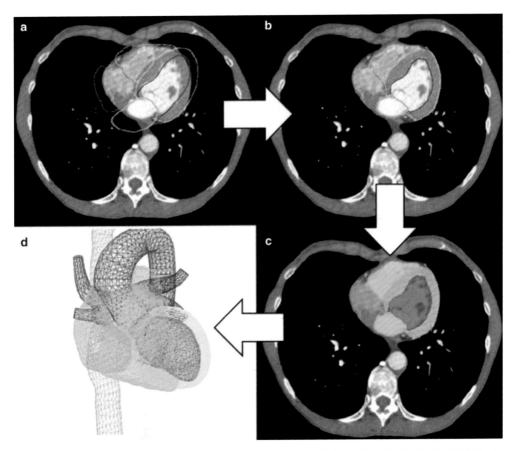

图 2.5　加载一个训练有素的心脏模型后，用心脏的边界匹配该模型，然后分割心脏的解剖结构（a > d）。可以获得心内膜表面三角网格模型的四腔心及左室心外膜和主要血管的主干结构。

2.7　心脏 MSCT 未来发展方向

2.7.1　心肌灌注 CTA

利用单光子发射计算机断层扫描进行无创心肌灌注显像（MPI）已成为评价冠状动脉病变生理学意义的治疗标准，研究显示，梗死和缺血负荷与长期预后具有正相关性，这有助于对血运重建的药物治疗进行决策[53]。磁共振成像（MRI）也被用于检测在静息及药物应激（表明心肌梗死）或单纯应激（可逆区域缺血）状态下显示为低强化区域的对比剂延迟流入的心肌区域。此外，MRI 也被认为是评估存在对比剂延迟流出的心肌区域的金标准，其中，延迟 5~10 分钟成像可以显示心肌瘢痕的高强化区域[54]。这些延迟的高强化区域的存在与左心室（LV）的不良重塑有关[55]。早期和晚期强化区域的综合分析可以提供关于冠状动脉血运重建后的组织活力和功能恢复的额外信息[56]。

提供解剖学和生理学信息的能力可以进一步扩大心脏 CT 的作用。根据扫描方式的不同，单次扫描就可以对冠状动脉、心肌灌注缺损、局部室壁运动和左心室功能进行综合评估。这种使用 CT 的综合检查包括负荷扫描、静息态扫描和某些情况下的延迟扫描[57-59]。

标准协议如图 2.6 所示。患者的准备工作包括至少在检查前 12 小时内避免摄入咖啡因以及服用硝酸甘油等药物。负荷通常由药物（腺苷）诱发，此时正常冠状动脉的血流量增加，病变节段的血流量减少，从而导致心率升高。检视（检测）是用来计划扫描——通常从隆突到横膈。当升主动脉或降主动脉的对比剂达到阈值时（通过测试团注或自动团注跟踪来确定），扫描就会被触

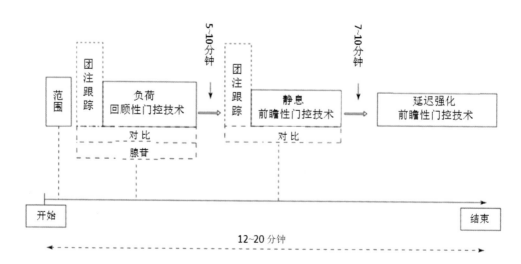

图 2.6　CT 负荷灌注典型流程图。

发。50~70 mL 的对比剂以 5~6 mL/s 的速度给入，旨在提供冠状动脉的峰值对比剂增强。

负荷扫描通常采用传统的螺旋回顾门控技术，采用或不采用心电管球调制技术（可提供一定的辐射剂量抑制）。这使得可以用多个时相对功能和灌注进行评估。多时相的利用能力也有助于区分灌注缺损（一般在心动周期的所有阶段都会出现）和伪影（可能只在一个阶段出现，可能被误认为灌注缺损）。管电压（kVp）和电流（mA）的选择取决于患者的体型［基于体重或身体质量指数（BMI）］。腺苷输液的给定速度为 140μg/（kg·min），并在扫描结束时立即停止。

扫描后，患者的重要症状被监测，同时允许心率回到基线，为静息态扫描做准备，这通常需要 5~10 分钟，一旦心率回到基线，便服用 β 受体阻滞剂来降低和稳定心率，并通过舌下含服硝酸甘油来扩张动脉。对于静息态扫描来说，前瞻性门控采集通常被用来减少患者的受辐射剂量，其目标心动期集中在与心室舒张期对应的 RR 周期的 75%。为了保持一致性，kVp 值与负荷时的值保持一致。

第三次扫描是在最后一次注射对比剂后的 7~10 分钟后进行的晚期增强扫描（这种情况下，是在静息态扫描之后），这是为了检测可能预示心肌坏死的高强化区域（晚期增强）[57, 58, 60]。与静息态扫描一样，前瞻性门控用来减少辐射剂量，同时使用较低的 kVp 值（如 100 kVp）和较厚的层厚来进行重建（如 2 mm）。

为了评估所有 3 次扫描的灌注缺损，图像通常以短轴方向显示，用厚层来浏览图像（如 5 mm），以减少噪声并提高对比度分辨率。一般会使用较窄的窗宽和窗位（如窗宽 150 ~ 200，窗位 100）。通过对短轴图像的评估，可以将可逆缺损（仅在负荷扫描中出现的低强化区域）与固定缺损（在负荷和静息态扫描中都出现的低强化区域）区分开来。图 2.7 是在负荷下进行短轴扫描的一个例子，显示了由 LAD 和 LCX 近段病变引起的前基底部和下侧壁的低强化区域。使用先进的迭代重建技术，如迭代模型重建（图 2.7b），可以帮助降低噪声，与滤波反投影（FBP）相比具有更好的低对比度检测性（图 2.7a）。图 2.8 是一个在给药 7 分钟后进行的扫描（另一项研究）的例子，显示了下侧壁的晚期高度强化区，表明存在心肌坏死（梗死）。

扫描的顺序（负荷扫描之后是静息态扫描，或是相反）可以根据危险因素来决定。对于低危的患者，最好使用 β 受体阻滞剂以稳定心率，并首先进行静息态扫描。如果没有发现疾病，则可以避免第二次扫描，从而减小辐射剂量。另一方面，由于在这些检查中负荷扫描可能更有意义，特别是对于可能有间隔部位病变的患者，因此，首先进行负荷扫描可以避开在静息态扫描中前期注射产生的静脉污染，从而更准确地评估心肌。

利用心脏 CTA 进行灌注评估，为确定冠心病的血流动力学意义提供了有价值的辅助信息，从而扩大了心脏 CTA 的

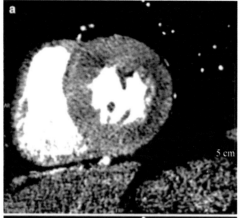

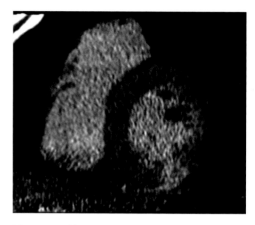

图2.8　注射对比剂后7分钟延迟扫描的短轴位图像，显示心肌中下外侧部分的晚期高度强化，表明心肌有损伤。（*Image courtesy of: Prof. L. Boussel, Hospices Civils de Lyon, Lyon, France*）

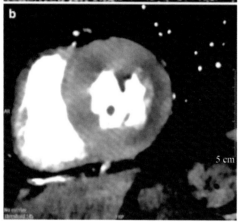

图2.7　(a，b)是在负荷下进行的短轴扫描图像的一个病例，该图像显示了由 LAD 和 LCX 的近段病变引起的前基底和下侧壁的心内膜下的低强化区域。使用先进的迭代重建算法，如迭代模型重建(b)，可以帮助降低噪声，提高低对比度检测率(a)。（*Image courtesy of: Drs. G. Colin and B. Ghaye, Clinique univer- sitaires Saint-Luc（UCL），Brussels, Belgium*）

作用。然而，仍然缺乏对心肌血流的定量（或半定量）评价，因为它需要动态检查（通常也是在药物负荷下进行），而上述扫描是在单一时间点进行的。各种临床前和临床调查已经就利用 CT 标记心

动周期时相的心电触发动态心肌灌注（DMP）的可行性进行了研究。动态扫描的探测器较窄 [61-63]，需要来回的平板移位来覆盖整个或大部分左心室心肌。由于覆盖较窄，心肌的上、下段在不同的时间点成像，这就需要使用者对每个"层面"采用不同的动脉输入函数（AIF）。此外，这些扫描是由心电触发的，通常以较高的心率（75~90 次／分）进行，导致在给定位置产生较低的时间采样，这可能影响灌注测量的定量。而广域探测器消除了床板移动的需要，允许用户对采样间隔进行相应的编程（优化辐射剂量），同时提供整个左心室心肌更均匀的对比剂分布成像 [64-68]。灌注的定量通过使用弹性配准和时间滤波进一步得到改善，以减少解剖运动和任何噪声峰的存在 [67, 69]。在进行动态扫描之前，先通过一系列的延时扫描来确定左心室中对比剂强化峰

值对应的时间；另一方面，如果这种扫描是作为整体心脏检查的一部分首先进行的，那么它也可以通过冠状动脉 CTA 扫描得到。一旦知道了这一点，心电触发的动态扫描可以在峰值强化前 5、6 秒开始，以建立一系列的基线测量。通过对时间的测量，从而获得左心室峰值强化的情况，使得任何与病变冠状动脉相关的心肌区域（缺血区域）的血流减少（或缓慢吸收）都可以被成像和量化。图 2.9 是一例患者的 DMP-CT 短轴彩色图像，显示该患者室间隔（蓝色区域）峰值强化减弱，与 LAD 中段病变有关。

DMP-CT 扫描的主要缺点之一是辐射剂量，而降低管球能量和（或）电流是解决这一问题的一个有效方法，它可以与其他创新技术的使用相辅相成。通过调整时间采样或使用适当水平的先进重建技术（如迭代方法），可以如早期临床前调查所证明的那样进一步减少辐射剂量。

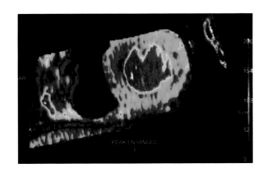

图 2.9　动态心肌灌注 CT 扫描的短轴彩色图像，显示由 LAD 中部病变引起的室间隔低强化区域（蓝色）。（*Image courtesy of: Drs. Armin Huber, Daniela Muenzel and Bettina Gramer, Klinikum rechts der Isar der Technischen, Universität München, Munich, Germany*）

量[64, 70, 71]。

2.7.2　CT 血流储备分数（FFR_{CT}）

一种利用心脏 CTA 来确定冠状动脉病变血流动力学意义的新方法正在引起人们的兴趣。传统上，血流储备分数的概念是指病变远段压力与病变近段动脉（即，"正常"节段或主动脉）压力之比，是评估病变、明确特异性缺血的最常用方法，当其值 ≤ 0.8 时被认为具有血流动力学意义。然而，FFR 作为介入性检查的一部分，需要在导管室内进行测量。最近的工作集中在扩大心脏 CTA 解剖学之外的作用上，以改善临床决策。

新的方法（FFR_{CT}）正在开发中，它利用现有的心脏 CTA 数据模拟存在冠状动脉病变时的血压下降情况[72-74]。这些方法需要密集的计算，但已显示出了潜力和与金标准（侵入性 FFR）良好的相关性，使得提供解剖学和生理学信息的单一非介入性成像检查成为可能。这种将生理信息纳入解剖信息的能力，也使得识别适合冠状动脉血管重建的患者成为可能。

2.7.3　心脏 CT 运动的分析及补偿

心脏运动是心脏 CTA 的主要挑战之一。当重建断层成像中出现运动伪影时，诊断的准确性会降低[75]。同时，关于心脏运动模式的理解是临床有用信息的额外来源，包括室壁运动、射血分数或瓣膜运动[76, 77]。针对功能性运动分析和运动伪影减少这两方面的挑战，人们开发了新的方法来改进解剖学分析。

在心脏 CT 数据集中,有不同的方法来检测和计算运动,这些方法包括通过投影或图像序列进行运动跟踪和估计 [4, 78],或者结合图像数据重建运动向量场 [79]。第一种方法主要依靠图像处理技术,如基于模型的图像配准(见第 2.6 节),而后一种方法则结合了图像重建和优化方法,所有方法的共同之处在于,它们最终的目标都是提供一个密集采样的三维运动向量场,该运动向量场描述了在图像或投影序列覆盖的时间内解剖结构的时间上的形态变化 [80]。图 2.10 显示了从一个多期心脏 CTA 数据集中分割出来的心脏的表面观,其显示了心动周期单个时间点的运动向量场,此向量场用心脏表面的箭头来显示。箭头的方向和长度代表运动的方向和强度。此数据来自基于模型分割的患者数据集 [81]。

有了这些信息,就可以得到心脏的功能信息,如冠状动脉或心肌的运动模式、心腔容积的瞬时变化、室壁的异常运动,甚至心脏瓣膜的运动。利用现代图像处理技术,可以对选定的心脏结构进行运动矢量场的定性和定量分析。

此外,计算出的密集运动矢量场也可用在运动补偿心脏重建方法中,在这里,滤波反投影 [81-83] 或迭代重建 [3, 4] 方案与运动向量场相结合,从而提供了时间分辨率和影像质量改进后的图像。心脏解剖图像质量和清晰度的改善可以提升基于图像的诊断(见图 2.11),同时可以提供更复杂的方法,包括前面描述的高级图像分析法,如心肌灌注和 FFR。

2.7.4 心脏能谱 MSCT

近年来,扫描仪和探测器技术的发展和现代临床的要求,如定量计算机断层扫描和组织分类的需要,使能谱计算机断层扫描重新受到关注。目前的临床能谱 CT 扫描仪能够根据两个能谱带上不同的 X 线衰减特性来区分不同的材料,而不是像传统的 CT 那样使整个多色光束平均分布。换句话说,净 X 线衰减的光谱依赖性可以作为一种材料特性进行成像和分析,并可以用来鉴别材料。利用双能 CT(DECT),这种额外的信息

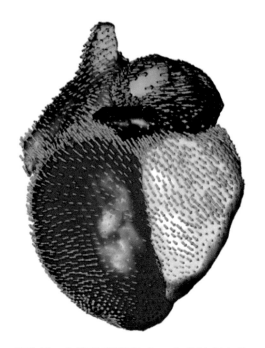

图 2.10 心脏的表面观,从一个多时相心脏 CTA 数据集中分割出来,其显示了心动周期单个时间点的运动向量场(在心脏表面以箭头显示)。箭头的方向和长度表示运动的方向和强度。

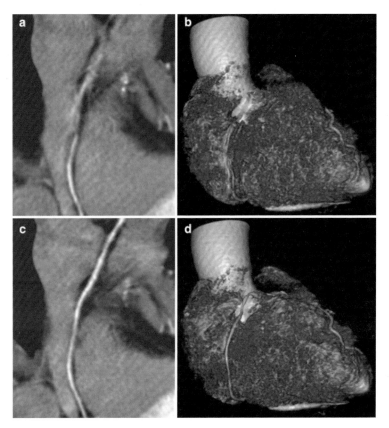

图 2.11　回顾性门控螺旋心脏重建没有（a，b）和有（c，d）运动补偿，它们在滤波反投影重建过程中使用相同数量的投影数据。曲线 MPR（左柱；L/W：200/500 Hu），右冠状动脉容积渲染图（右柱），患者数据集，平均心率为 82 次 / 分。可以清楚地观察到运动伪影水平的降低。

可以通过几种数据获取方法获得：①单 X 线源，双 kVp 自旋（Philips）；②单 X 线源，双 kVp 转换（通用电气）；③双 X 线源（西门子）；④单 X 线源，双层探测器（Philips）[84,85]。

在单源双层探测器扫描仪的配置中，是由一个 X 线管曝光直接叠加在一起的两层荧光材料组成的探测器（图 2.12）。当单次 CT 扫描在高 kVp（如 120 或 140 kVp）下进行时，X 线光子遇到的第一层探测器会吸收大部分低能光谱，而底层探测器则吸收剩余的高能光子。与其他形式的双能 CT 相比，它不需要用低能和高能 X 线对材料进行多余的曝光。此外，由于光谱能量分离是检测系统固有的，而不是在 X 线源上连续产生的，所以这种方法消除了序列技术的时间延迟，使其成为运动器官成像的理想方法，如在心血管成像中。换句话说，双层技术在时间和空间上都得到了充分

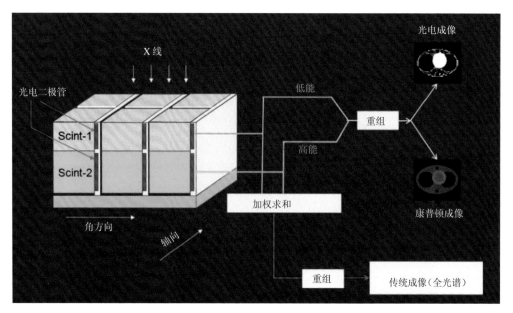

图 2.12 双层检测系统示意图（仅显示少量检测元件）。所述光电二极管与 X 线方向平行,附着在两种类型的荧光材料元件的两侧。

的体现,它没有像双 kVp 或双球管技术那样的空间移位或空载时间,所以它允许基于空间的双重投影,从而有机会进行精确的波束强化校正,而不需要空间或时间插入(图 2.13)[86, 87]。低能谱和高能谱衰减也可以很容易地结合起来,并可以用于重建反映全谱衰减的常规 CT 图像,而无须补偿由于时间滞后而产生的翘曲和偏移。单一源的使用也消除了双源技术的交叉散射限制[88]。此外,这种方法允许以完整的 50 cm 的视野（FOV）成像,因此,它可以在不需要任何折中的情况下,进行快速和大型的 FOV MSCT 心脏光谱成像。

1976 年,Alvarez 和 Macovski 首次对 CT 双能法进行了研究[89]。他们已证明,使用具有宽谱的传统 X 线源可以将 X 线衰减系数分解为光电效应和康普顿散射。换句话说,Alvarez 和 Macovski 证明了普通物质的 X 线衰减系数可以用光电衰减系数和康普顿衰减系数的线性组合来充分地精确表达。因此,任何物质的 X 线衰减系数都可以表示为两种基本物质衰减的线性组合,而这两种物质的光电特性和康普顿特性均不相同。例如,如果选择骨和水作为基本物质,则来自低衰减和高衰减的数据信息可以用来计算 X 线衰减的骨系数,并用于创建骨图像,从而评估骨质结构和钙化。或者,通过计算水的系数来生成骨结构被抑制的软组织图像,提高之前被骨骼遮盖的结构的可视化效果。其他与临床相关的基本物质还包括碘和钙或碘和水。在心血管成像中,从碘－钙分离获得的碘图

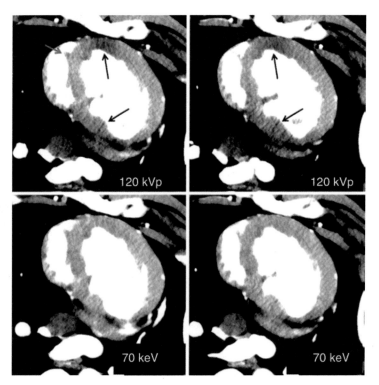

图 2.13　在 FFR = 1 的条件下，分别取猪心脏常规 120kVp 和 70keV monoE 两个不同的轴向心脏层面。在这种情况下，非缺血性心肌应该有一个相对均匀的强化，然而，由于 BH 伪影，在常规图像中可以看到前壁和下壁有明显的增强，如黑色箭头所示。这些伪影可被误诊为灌注缺陷。房间隔的超强化（红色箭头所示）也是 BH 效应的结果。另一方面，这些 BH 诱导的高衰减和低衰减在 70 keV 图像上显著降低，导致了整个心肌的相对均匀强化。（*Image courtesy of: Drs. Rachid Fahmi & David Wilson, Case Western Reserve University, Cleveland OH, USA and Dr. Hiram Bezerra, Harrington Heart & Vascular Center, University Hospitals Case Medical Center, Cleveland, OH, USA*）

像至关重要，因为它们可以帮助更好地评估冠状动脉的碘化腔，而这些碘化腔可能被大的钙化斑块所掩盖。从碘 - 水分离得到的水图像是一种不含碘的图像，这种虚拟平扫图像（VNC）合成了一个强化前扫描。

　　光电系数在很大程度上依赖于质子数 Z（光电效应正比于 Z^3），可以提示物质成分信息。康普顿散射系数取决于电子密度，电子密度又与大多数物质的质量密度成正比。因此，利用物质的 X 线衰减系数分解成光电衰减系数和康普顿衰减系数所得到的信息，在医学用途中具有非常重要的意义。例如，病变的衰减系数增加可能是由于密度的增加或因钙化所致的质子数增加。而双能测量可以区分这些现象，有效原子序数 Z 的色彩映射提供了对这些附加信息的可视化评估，如图 2.14 所示[90]。在双能 CT 中，除了物质特异性信息和图像外，还可以合成不同能量下的单色图像[91]，可用于类似传统图像的常规诊断。在通常的 120 kVp 扫描（或肥胖患者的 140 kVp）中，双层能谱 CT 采集允许重建 40~200 keV 的虚拟单色图像。由于光电效应在低 keV 时占主导地位，并且在物质质子数 Z 高时也相对较高，所以低 keV 成像可以用来增强高质子数物质对射线的吸收率，如碘（Z = 53）。这对于提高肾功能不全患者的摄碘量尤其有意义，因为在肾功能不全的患者中，碘对比剂的总注射量非常有限（图 2.14）。而另一方面，康普顿散射在较高的 keV 时占主导地位，与物质的质子数 Z 没有很强的关系，这时，高 keV 成像则特别有意义，它可以最小化高质子数 Z 物质对射线的吸收，并最小化所有相关类型的伪影（金属伪影、钙或支架晕影）。

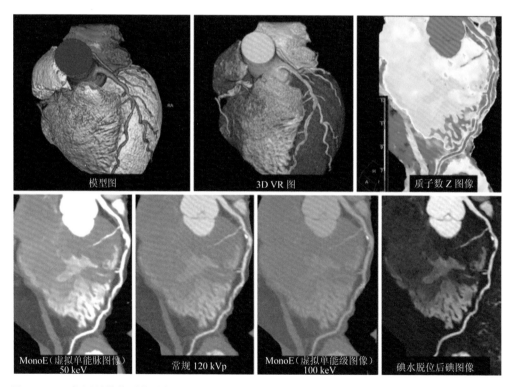

图 2.14　双能测量使物质特异性图像的产生成为可能，如质子数 Z 图像或碘水脱位后得到的碘图像。此外，还可以合成不同能量下的虚拟单能级图像，并将其用于与传统图像类似的常规诊断（在本例中为 120 kVp）。低 keV（此处显示 50 keV）可用于增强碘等高质子数 Z 物质的光电吸收。高 keV（100 keV）值可最大化康普顿散射效应，从而最小化所有类型的伪影（如钙晕影）。（*Image courtesy of: Dr. Kazuhiro Katahira, Kumamoto Chuo Hospital, Kumamoto, Japan*）

参考文献

1. Sun Z. Coronary CT angiography with prospective ECG-triggering: an effective alternative to invasive coronary angiography. Cardiovasc Diagn Ther. 2012;2(1):28–37. https://doi.org/10.3978/j.issn.2223-3652.2012.02.04.

2. Mehta D, Thomson R, Morton T, Dhanantwari A, Shefer E. Iterative model reconstruction: simultaneously lowered computed tomography radiation dose and improved image quality. Med Phys Int. 2013;1:147–55.

3. Isola A, Ziegler A, Köhler T, Niessen W, Grass M. Motion-compensated iterative cone-beam CT image reconstruction with adapted blobs as basis functions. Phys Med Biol. 2008;53:6777–97.

4. Isola A, Grass M, Niessen W. Fully automatic nonrigid registration-based local motion estimation for motion-corrected iterative cardiac CT reconstruction. Med Phys. 2010;37(3):1093–109.

5. Isola A, Ziegler A, Schäfer D, Köhler T, Niessen W, Grass M. Motion compensated iterative reconstruction of a region of interest in cardiac cone-beam CT. Comput Med Imaging Graph. 2010;34:149–59.

6. Garcia MJ, Lessick J, Hoffmann MH. Accuracy of 16-row multidetector computed tomography for the assessment of coronary artery stenosis. JAMA. 2006;296:403–11.

7. Budoff MJ, Dowe D, Jollis JG, Gitter M, Sutherland J, Halamert E, et al. Diagnostic performance of 64-multidetector row coronary computed tomographic angiography for evaluation of coronary artery stenosis in individuals without known coronary artery disease: results from the prospective multicenter ACCURACY (Assessment by Coronary Computed Tomographic Angiography of Individuals Undergoing Invasive Coronary Angiography) trial. J Am Coll Cardiol. 2008;52(21):1724–32.

8. Miller JM, Rochitte CE, Dewey M, Arbab-Zadeh A, Niinuma H, Gottlieb I, et al. Diagnostic performance of coronary angiography by 64-row CT. N Engl J Med. 2008;359(22):2324–36.

9. Meijboom WB, Van Mieghem CA, van Pelt N, Weustink A, Pugliese F, Mollet NR, et al. Comprehensive assessment of coronary artery stenoses: computed tomography coronary angiography versus conventional coronary angiography and correlation with fractional flow reserve in patients with stable angina. J Am Coll Cardiol. 2008;52(8):636–43.

10. Kak A, Slaney M. Principles of computerized tomographic imaging. New York: IEEE; 1988.

11. Kalender WA, Seissler W, Klotz E, Vock P. Spiral volumetric CT with single breath-hold technique, continuous transport and continuous scanner rotation. Radiology. 1990;176:181–3.

12. Crawford CR, King KF. Computed tomography scanning with simultaneous patient translation. Med Phys. 1990;17:967–82.

13. Ohnesorge B, Flohr T, Becker C, Kopp AF, Schoeph UJ, Baum U, et al. Cardiac imaging by means of electrocardiographically gated multi-section spiral CT: initial experience. Radiology. 2001;217:564–71.

14. Feldkamp L, Davis L, Kress J. Practical cone-beam algorithm. J Opt Soc Am A. 1984;1(6):612–9.

15. Grass M, Köhler T, Proksa R. 3D cone-beam CT reconstruction for circular trajectories. Phys Med Biol. 2000;45:329–47.

16. Proksa R, Koehler T, Grass M, Timmer J. The n-PI method for helical cone beam CT. IEEE Trans Med Imaging. 2001;19:848–63.

17. Koehler T, Bontus C, Brown K, Heuscher D, Grass M, Shechter G, et al. Evaluation of helical cone beam CT reconstruction algorithms. IEEE Nucl Sci Symp Conf Rec. 2002;2:1217–20.

18. Grass M, Manzke R, Nielsen T, Koken P, Proksa R, Natanzon M, et al. Helical cardiac cone beam reconstruction using retrospective ECG gating. Phys Med Biol. 2003;48:3069–84.

19. Shechter G, Naveh G, Altman A, Proksa R, Grass M. Cardiac image reconstruction on a 16-slice CT scanner using a retrospectively ECG-gated, multi-cycle 3D back projection algorithm. Proc SPIE Med Imaging. 2003;5032:1820–8.

20. Muenzel D, Noël PB, Dorn F, Dobritz M, Rummeny EJ, Huber A. Coronary CT angiography in step-and-shoot technique with 256-slice CT: impact of the field of view on image quality, craniocaudal coverage, and radiation exposure. Eur J Radiol. 2012;81(7):1562–8.

21. Vlassenbroek A. The use of isotropic imaging and computed tomography reconstructions. In: Coche EE, Ghaye B, de Mey J, Duyck P, editors. Comparative interpretation of CT and standard radiography of the chest, Medical radiology. Berlin/Heidelberg: Springer; 2011a. https://doi.org/10.1007/978-3-540-79942-9_3.

22. Flohr TG, McCollough CH, Bruder H, Petersilka M, Gruber K, Süss C, et al. First performance evaluation of a dual-source CT (DSCT) system. Eur Radiol. 2006;16:256–68.

23. Achenbach S, Ropers D, Kuettner A, Flohr T, Ohnesorge B, Bruder H, et al. Contrast-enhanced coronary artery visualization by dual-source computed tomography—initial experience. Eur J Radiol. 2006;57:331–5.

24. McCollough CH, Schmidt B, Yu L, Primak A, Ulzheimer S, Bruder H, et al. Measurement of temporal resolution in dual source CT. Med Phys. 2008;35(2).

25. Potel MJ, Rubin JM, MacKay SA, Aisen AM, Al-Sadir J, Sayre RE. Methods for evaluating cardiac wall motion in three dimensions using bifurcation points of the coronary arterial tree. Investig Radiol. 1983;18:47–57.

26. Wang Y, Vidan E, Bergman GW. Cardiac motion of coronary arteries: variability in the rest period and implications for coronary MR angiography. Radiology. 1999;213:751–8.

27. Achenbach S, Ropers D, Holle J, Muschiol G, Daniel WG, Moshage W. In-plane coronary arterial motion velocity: measurement with electron-beam CT. Radiology. 2000;216:457–63.

28. Vembar M, Garcia MJ, Heuscher DJ, Haberl R, Matthews D, Boehme GE, et al. A dynamic approach

to identifying desired physiological phases for cardiac imaging using multislice spiral CT. Med Phys. 2003;30:1683–93.

29. Vembar M, Walker MJ, Johnson PC. Cardiac imaging using multislice computed tomography scanners: technical considerations. Coron Artery Dis. 2006;17:115–23.

30. Gurudevan SV. Postprocessing and reconstruction techniques for the coronary arteries. In: Cardiac CT imaging: diagnosis of cardiovascular disease. London: Springer; 2010. https://doi.org/10.1007/978-1-84882-650-2.

31. Chandra S, Heuscher DJ, Vembar M, Shreter U, Garcia M. Algorithm for acquiring/reconstructing any phase of the heart cycle in multi-slice cardiac CT. First Annual Cardiac CT Conference; 2000 Sept; Heidelberg.

32. Heuscher DJ, Chandra S. Multi-phase cardiac imager. United States Patent 6,510,337. 2003.

33. Manzke R, Köhler T, Nielsen T, Hawkes D, Grass M. Automatic phase determination for retrospectively gated cardiac CT. Med Phys. 2004a;31(12):3345–62.

34. Hoffmann MH, Lessick J, Manzke R, Schmid FT, Gershin E, Boll DT, et al. Automatic determination of minimal cardiac motion phases for computed tomography imaging: initial experience. Eur Radiol. 2006;16:365–73.

35. Stanford W, Rumberger J. Ultrafast computed tomography in cardiac imaging: principles and practice. New York: Futura; 1992.

36. Halpern EJ. Technique, protocols, instrumentation, and radiation dose. In: Clinical cardiac CT, anatomy and function. 2nd ed. Stuttgart, Germany: Thieme Medical Publishers; 2011.

37. Dewey M, Laule M, Krug L, Schnapauff D, Rogalla P, Rutsch W, et al. Multisegment and halfscan reconstruction of 16-slice computed tomography for detection of coronary artery stenosis. Investig Radiol. 2004;39:223–9.

38. Manzke R, Grass M, Nielsen T, Shechter G, Hawkes D. Adaptive temporal resolution optimization in helical cardiac cone beam CT reconstruction. Med Phys. 2003;30:3072–80.

39. Hoffmann MH, Heshui S, Manzke R, Schmid FT, De Vries L, Grass M, et al. Noninvasive coronary angiography with 16-detector row CT: effect of heart rate. Radiology. 2005;234:86–97.

40. van Stevendaal U, Koken P, Begemann PG, Koester R, Adam G, Grass M. ECG gated continuous circular cone-beam multi-cycle reconstruction for in-stent coronary artery imaging: a phantom study. Proc SPIE. 2006;6142:61420L. https://doi.org/10.1117/12.652011.

41. Klass O, Jeltsch M, Feuerlein S, Brunner H, Nagel H-D, Walker MJ, et al. Prospectively gated axial CT coronary angiography: preliminary experiences with a novel low-dose technique. Eur Radiol. 2009;19(4):829–36. https://doi.org/10.1007/s00330-008-1222-4. Epub 2008 Nov 15.

42. Whiting BR, Massoumzadeh P, Earl OA, O'Sullivan JA, Snyder DL, Williamson JF. Properties of preprocessed sinogram data in X-ray computed tomography. Med Phys. 2006;33(9):3290–303.

43. Brown K, Zabic S, Koehler T. Acceleration of ML iterative algorithms for CT by the use of fast start images. Proc. SPIE. 2012;8313:831339. https://doi.org/10.1117/12.911412.

44. Oda S, Weismann G, Vembar M, Weigold WG. Iterative model reconstruction: improved image quality of low-tube-voltage prospective ECG-gated coronary CT angiographyimages at 256-slice CT. Eur J Radiol. 2014. https://doi.org/10.1016/j.ejrad.2014.04.027.

45. Higgins WE, Chung N, Ritman EL. Extraction of left-ventricular chamber from 3-D CT images of the heart. IEEE Trans. Med. Imaging. 1990;9(4):384–94.

46. Redwood AB, Camp JJ, Robb RA. Semiautomatic segmentation of the heart from CT images based on intensity and morphological features. Proc SPIE Med Imaging. 2005;5747:1713–9.

47. Ecabert O, Peters J, Schramm H, Lorenz C, von Berg J, Walker M, et al. Automatic model-based segmentation of the heart in CT images. IEEE Trans Med Imaging. 2008;27(9):1189–201.

48. Ecabert O, Peters J, Walker M, Ivanc T, Lorenz C, von Berg J, et al. Segmentation of the heart and great vessels in CT images using a model-based adaptation framework. Med Image Anal. 2011;15:863–76.

49. Rhode KS, Sermesant M, Brogan D, Hegde S, Hipwell J, Lambiase P, et al. A system for real-time XMR guided cardiovascular intervention. IEEE Trans Med Imaging. 2005;24:1428–40.

50. Knecht S, Skali H, O'Neill MD, Wright M, Matsuo S, Chaudhry GM, et al. Computed tomography-fluoroscopy overlay evaluation during catheter ablation of left atrial arrhythmia. Europace. 2008;10:931–8.

51. Gutiérrez LF, de Silva R, Ozturk C, Sonmez M, Stine AM, Raval AN, et al. Technology preview: X-ray fused with magnetic resonance during invasive cardiovascular procedures. Catheter Cardiovasc Interv. 2007;70:773–82.

52. Lehmann H, Kneser R, Neizel M, Peters J, Ecabert O, Kühl H, et al. Integrating viability information into a cardiac model for interventional guidance. In: Functional imaging and modeling of the heart, FIMH 2009. LNCS, vol. 5528. Berlin/Heidelberg: Springer; 2009. p. 312–20.

53. Hachamovitch R, Berman DS, Shaw LJ, Kiat H, Cohen I, Cabico JA, et al. Incremental prognostic value of myocardial perfusion single photon emission computed tomography for the prediction of cardiac death: differential stratification for risk of cardiac death and myocardial infarction. Circulation. 1998;97(6):535–43.

54. Gerber BL, Belge B, Legros GJ, Lim P, Poncelet A, Pasquet A, et al. Characterization of acute and chronic myocardial infarcts by multidetector computed tomography: comparison with contrast-enhanced magnetic resonance. Circulation. 2006;113(6):823–33.

55. Gerber BL, Rochitte CE, Melin JA, McVeigh ER, Bluemke DA, Wu KC, et al. Microvascular obstruction and left ventricular remodeling early after acute myocardial infarction. Circulation. 2000;101:2734–41.

56. Gerber BL, Garot J, Bluemke DA, Wu KC, Lima JA. Accuracy of contrast-enhanced magnetic resonance imaging in predicting improvement of regional myocardial function in patients after acute myocardial infarction. Circulation. 2002;106:1083–9.

57. Blankstein R, Okada DR, Rocha-Filho JA, Rybicki FJ, Brady TJ, Cury RC. Cardiac myocardial perfusion imaging using dual-source computed tomography. Int J Cardiovasc Imaging. 2009. https://doi.org/10.1007/s10554-009-9438-1.

58. Blankstein R, Shturman LD, Rogers IS, Rocha-Filho JA, Okada DR, Sarwar A, et al. Adenosine-induced stress myocardial perfusion imaging using dual-source cardiac computed tomography. J Am Coll Cardiol. 2009;54(12):1072–84. https://doi.org/10.1016/j.jacc.2009.06.014.

59. George RT, Arbab-Zadeh A, Miller JM, Kitagawa K, Chang HJ, Bluemke DA, et al. Adenosine stress 64- and 256-row detector computed tomography angiography and perfusion imaging. A pilot study evaluating the transmural extent of perfusion abnormalities to predict atherosclerosis causing myocardial ischemia. Circ Cardiovasc Imaging. 2009;2:174–82. https://doi.org/10.1161/circimaging.108.813766.

60. Lessick J, Dragu R, Mutlak D, Rispler S, Beyar R, Litmanovich D, et al. Is functional improvement after myocardial infarction predicted with myocardial enhancement patterns at multidetector CT? Radiology. 2007;244(3):736–44. https://doi.org/10.1148/radiol.2443061397. Epub 2007 Aug 9.

61. Mahnken AH, Klotz E, Pietsch H, Schmidt B, Allmendinger T, Haberland U, et al. Quantitative whole heart stress perfusion CT imaging as noninvasive assessment of hemodynamics in coronary artery stenosis: preliminary animal experience. Investig Radiol. 2010;45(6):298–305. https://doi.org/10.1097/RLI.0b013e3181dfa3cf.

62. Bamberg F, Klotz E, Flohr T, Becker A, Becker CR, Schmidt B, et al. Dynamic myocardial stress perfusion imaging using fast dual-source CT with alternating table positions: initial experience. Eur Radiol. 2010;20(5):1168–73. https://doi.org/10.1007/s00330-010-1715-9. Epub 2010 Mar 24.

63. Bamberg F, Becker A, Schwarz F, Marcus RP, Greif M, von Ziegler F, et al. Detection of hemodynamically significant coronary artery stenosis: incremental diagnostic value of dynamic CT-based myocardial perfusion imaging. Radiology. 2011;260(3):689–98. https://doi.org/10.1148/radiol.11110638.

64. Gramer BM, Muenzel D, Leber V, von Thaden AK, Feussner H, Schneider A, et al. Impact of iterative reconstruction on CNR and SNR in dynamic myocardial perfusion imaging in an animal model. Eur Radiol. 2012;22(12):2654–61. https://doi.org/10.1007/s00330-012-2525-z. Epub 2012 Jul 3.

65. Kurata A, Kawaguchi N, Kido T, Inoue K, Suzuki J, Ogimoto A, et al. Qualitative and quantitative assessment of adenosine triphosphate stress whole-heart dynamic myocardial perfusion imaging using 256-slice computed tomography. PLoS One. 2013;8(12):e83950. https://doi.org/10.1371/journal.pone.0083950. eCollection 2013.

66. Huber AM, Leber V, Gramer BM, Muenzel D, Leber A, Rieber J, et al. Myocardium: dynamic versus single-shot CT perfusion imaging. Radiology. 2013;269(2):378–86. https://doi.org/10.1148/radiol.13121441. Epub 2013 Jun 20.

67. Muenzel D, Kabus S, Gramer B, Leber V, Vembar M, Schmitt H, et al. Dynamic CT perfusion imaging of the myocardium: a technical note on improvement of image quality. PLoS One. 2013;8(10):e75263. https://doi.org/10.1371/journal.pone.0075263. eCollection 2013.

68. Muenzel D, Noël PB, Gramer BM, Leber V, Schneider A, Leber A, et al. Dynamic CT perfusion imaging of the myocardium using a wide-detector scanner: a semiquantitative analysis in an animal model. Clin Imaging. 2014;38(5):675–80. https://doi.org/10.1016/j.clinimag.2014.05.011. Epub 2014 Jun 2.

69. Isola AA, Schmitt H, van Stevendaal U, Begemann PG, Coulon P, Boussel L, et al. Image registration and analysis for quantitative myocardial perfusion: application to dynamic circular cardiac CT. Phys Med Biol. 2011;56(18):5925–47. https://doi.org/10.1088/0031-9155/56/18/010. Epub 2011 Aug 22.

70. Eck B, Fahmi R, Wen G, Fuqua C, Vembar M, Dhanantwari A, et al. Low dose dynamic myocardial CT perfusion using advanced iterative reconstruction. Proc. SPIE. 2014;9417:94170Z. https://doi.org/10.1117/12.2081418.

71. Fahmi R, Eck BL, Vembar M, Bezerra HG, Wilson DL. Dose reduction assessment in dynamic CT myocardial perfusion imaging in a porcine balloon-induced-ischemia model. Proc. SPIE. 2014;9033:903305. https://doi.org/10.1117/12.2043748.

72. Koo BK, Erglis A, Doh JH, Daniels DV, Jegere S, Kim HS, et al. Diagnosis of ischemia-causing coronary stenoses by noninvasive fractional flow reserve computed from coronary computed tomographic angiograms. Results from the prospective multicenter DISCOVER-FLOW (Diagnosis of Ischemia-Causing Stenoses Obtained Via Noninvasive Fractional Flow Reserve) study. J Am Coll Cardiol. 2011;58(19):1989–97. https://doi.org/10.1016/j.jacc.2011.06.066.

73. Min JK, Leipsic J, Pencina MJ, Berman DS, Koo BK, van Mieghem C, et al. Diagnostic accuracy of fractional flow reserve from anatomic CT angiography. JAMA. 2012;308(12):1237–45.

74. Nørgaard BL, Leipsic J, Gaur S, Seninatne S, Ko BS, Ito H, et al. NXT Trial Study Group. Diagnostic performance of noninvasive fractional flow reserve derived from coronary computed tomography angiography in suspected coronary artery disease: the NXT trial (Analysis of Coronary Blood Flow Using CT Angiography: Next Steps). J Am Coll Cardiol. 2014;63(12):1145–55. https://doi.org/10.1016/j.jacc.2013.11.043. Epub 2014 Jan 30.

75. Manzke R, Grass M, Hawkes D. Artifact analysis and reconstruction improvement in helical cardiac cone beam CT. IEEE Trans. Med. Imaging. 2004b;23(9):1150–64.

76. von Berg J, Barschdorf H, Blaffert T, Kabus S, Lorenz C. Surface based cardiac and respiratory motion extraction for pulmonary structures from multi-phase CT. Proc SPIE Med Imaging Conf. 2007;6511:65110Y-1–65110Y-11.

77. Peters J, Ecabert O, Schmitt H, Grass M, Weese J. Local cardiac wall motion estimation from retrospectively gated CT images. In: Ayache N, Delingette H, Sermesant M, editors. FIMH 2009, LNCS 5528; 2009; pp. 191–200.

78. Hansis E, Schomberg H, Erhard K, Dössel O, Grass M. Four-dimensional cardiac reconstruction from rotational x-ray sequences: first results for 4D coronary angiography. In: Samei E, Hsieh J, editors. Medical imaging 2009: physics of medical imaging, 72580B; 2009.

79. Rohkohl C, Lauritsch G, Biller L, Prümmer M, Boese J, Hornegger J. Interventional 4D motion estimation and reconstruction of cardiac vasculature without motion periodicity assumption. Med Image Anal. 2010;14:687–94.

80. Forthmann P, van Stevendaal U, Grass M, Köhler T. Vector field interpolation for cardiac motion compensated reconstruction. Proceeding of the IEEE NSS-MIC Conference; 2008.

81. van Stevendaal U, von Berg J, Lorenz M, Grass M. A motion-compensated scheme for helical cone-beam reconstruction in cardiac CT angiography. Med Phys. 2008;35(7):3239–51.

82. Schäfer D, Borgert J, Rasche V, Grass M. Motion-compensated and gated cone beam filtered backprojection for 3-D rotational X-ray angiography. IEEE Trans Med Imaging. 2006;25(7):898–906.

83. Schirra C, Bontus C, van Stevendaal U, Dössel O, Grass M. Improvement of cardiac CT reconstruction using local motion vector fields. Comput Med Imaging Graph. 2009;33:122–30.

84. Fornaro J, Leschka S, Hibbeln D, Butler A, Anderson N, Pache G, et al. Dual- and multi-energy CT: approach to functional imaging. Insights Imaging. 2011;2:149–59.

85. Vlassenbroek A, Dual Layer CT. Dual energy CT in clinical practice, Medical radiology. Berlin/Heidelberg: Springer; 2011b. https://doi.org/10.1007/978-3-642-01740-7.

86. Maass N, Baer M and Kachelriess M. Image-based dual energy CT using optimized precorrection functions: a practical new approach of material decomposition in image domain. Med Phys. 2009;36(8).

87. Fahmi R, Eck BL, Fares A, Levi J, Wu H, Vembar M, et al. Dynamic myocardial perfusion in a porcine balloon-induced ischemia model using a prototype spectral detector CT. Proc. SPIE. 2015;9417:94170Y-8.

88. Engel KJ, Herrmann C, Zeitler G. X-ray scattering in single and dual-source CT. Med Phys. 2008;35(1):318–32.

89. Alvarez RE, Macovski A. Energy-selective reconstructions in X-ray computerized tomography. Phys Med Biol. 1976;21(5):733–44.

90. Goodsitt MM, Christodoulou EG, Larson SC. Accuracies of the synthesized monochromatic CT numbers and effective atomic numbers obtained with a rapid kVp switching dual energy CT scanner. Med Phys. 2011;38:2222–32.

91. Yu L, Leng S, McCollough CH. Dual energy CT-based monochromatic imaging. AJR Am J Roentgenol. 2012;199(5 Suppl):S9–S15.

第3章 冠状动脉解剖

Claudio Smuclovisky

冠状动脉左主干（LM）起源于 Valsalva 左冠状窦,并向下分支形成左前降支和左旋支。LAD 走行于心外膜前室间沟,向下分支形成对角支和间隔支。LAD 分为近段、中段和远段。一般根据第一间隔支划分 LAD 的近段和中段。对角支数量和直径各不相同,并从近段到远段标记为 D1、D2、D3,依此类推。LCX 在左心房室沟中走行,并发出钝缘支（OM）。OM 从近段到远段被标记为 OM1、OM2、OM3,依此类推。开口是指动脉起源的部分（图 3.1）。

右冠状动脉（RCA）起源于右冠状窦,分为近段、中段和远段。RCA 的近段是指从开口到锐缘支的起始处。在大多数患者中,圆锥动脉起源于 RCA 的开口或独立开口于右冠状窦,通常是第一个可见的分支,圆锥支向上向前走行。窦房结（SA）动脉通常是可第二个可见分支,起源于近段 RCA,向后走行。RCA 发出锐缘支（AM）,这些分支的大小和数量不同,从近段到远段标记为 AM1、AM2、AM3,依此类推。

优势型指后降支（PDA）是否起源于 RCA（右侧优势）、LCX（左侧优势）或两者（共同优势即均衡型;图 3.2）。大约 80% 的人是右优势型的。在右优势型中,远段 RCA 位于心十字交叉水平通常发出 PDA 和 PL。PDA 走行于后室间沟,并发出房室结动脉和心室后支。在左优势型中,PDA 起源于远段 LCX。均衡型中,有来自 RCA 和 LCX 的右 PDA 和左 PDA。

冠状静脉系统是多变的。一般情况下,存在心大静脉（GCV）和心中静脉（MCV）。GCV 与 LAD 平行,然后向上行进,穿过 LCX,向后流入冠状静脉窦。MCV 与 PDA 平行走行,并流入冠状静脉窦。

冠状动脉解剖具有很大的变异性。动脉的大小、长度、路线和分支各不相同。了解患者的个体解剖是很重要的,以避免错误地报告疾病或动脉闭塞。必须密切观察正常和病变动脉中心肌是如何接受其血液供应的。这在随后的章节中将非常重要,这些章节阐述了正常冠状动脉变异、先天性冠状动脉异常、冠状动脉疾病和侧支循环。

如果静脉注射对比剂后数据采集被正确计时在动脉期,你会注意到静脉密

C. Smuclovisky, MD, FACC, FSCCT
Department of Radiology, Holy Cross Hospital,
South Florida Medical Imaging Cardiovascular
Institute, Fort Lauderdale, FL, USA
e-mail: smuclovisky@gmail.com

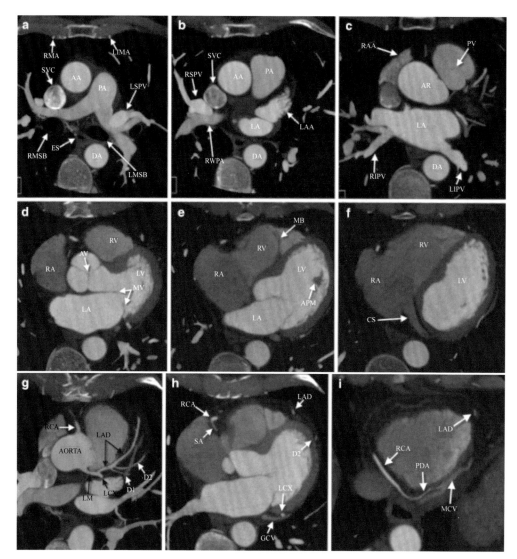

图 3.1 （a~f）解剖。（g~i）轴位。（j~n）冠状位。（o~t）矢状位。（u~y）VR 图像。（z）二维图像。A，
前；AA，升主动脉；APM，前乳头肌；AR，主动脉根；AV，主动脉瓣；CA，圆锥动脉；CS，冠状静脉窦；
D1，第一对角支；D2，第二对角支；DA，降主动脉；ES，食管；GCV，心大静脉；I，下；IVC，下腔静脉；
LA，左心房；LAA，左心耳；LAD，左冠状动脉前降支；LCX，左旋支；LIMA，左胸廓内动脉；LIPV，左
下肺静脉；LM，冠状动脉左主干；LMSB，左支气管主干；LSPV，左上肺静脉；LV，左心室；MB，调节
带；MCV，心中静脉；MV，二尖瓣；OM1，第一钝缘支；P，后；PA，肺动脉；PAB，肺动脉分支；PDA，后
降支；PM，乳头状肌；PV，肺动脉瓣（轴位 C 和冠状位 D）；PV，肺静脉（矢状面 D）；PVB，肺静脉分
支；RA，右心房；RAA，右心耳；RCA，右冠状动脉；RIMA，右胸廓内动脉；RIPV，右下肺静脉；
RMPA，右肺动脉主干；RPV，右肺静脉；RPA，右肺动脉；RMSB 右支气管主干；RSPV，右上肺静脉；
RV，右心室；RVOT，右室流出道；S，上；SA，窦房结动脉；SVC，上腔静脉；STE，胸骨。（待续）

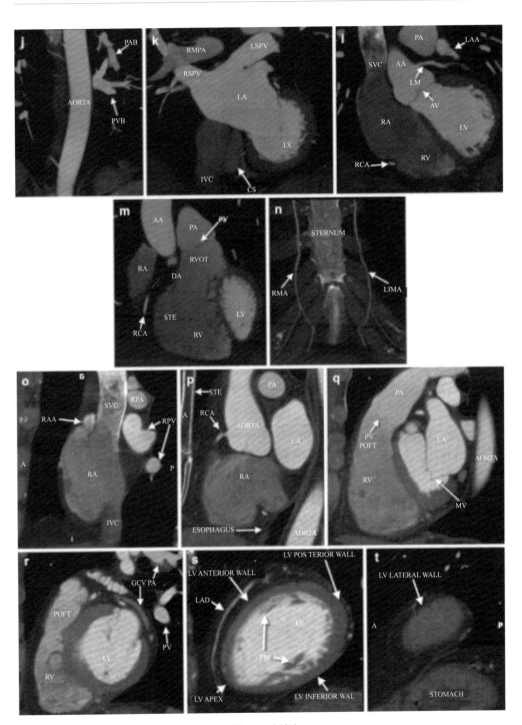

图 3.1 （续）

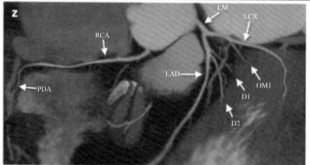

图 3.1 （续）

度更低，通常比相邻的冠状动脉粗，不应误认为静脉有病变或是闭塞的动脉。当有疑问时，观察血管的起源（动脉）或引流（静脉）将是有益的。

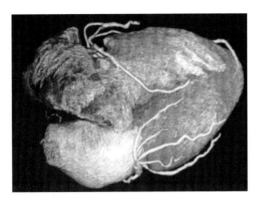

图 3.2　VR 示均衡型。

3.1　病例 3.1

3.1.1　病史

一例 47 岁无症状男性患者,有明确的冠心病家族史。

3.1.2　检查

检查显示右优势冠状动脉解剖且无疾病(图 3.3a~i)。

3.1.3　诊断

正常冠状动脉 CTA 是通过前瞻性心电门控扫描技术(PGA)获得的,也称为步进 - 扫描。

3.1.4　讨论

辐射暴露是一个非常令人关注的问题,特别是在年轻患者中。所有现代扫描仪中,心脏 CTA 都可以使用一种称为前瞻性心电门控扫描技术的单周期前瞻性技术来获取,这种技术也称为"轴向采集"或"步进 - 扫描"(图 3.4)。PGA 由单个周期采集组成,目标是心动周期中的舒张中期,这时冠状动脉偏移最小,以避免运动伪影。使用 PGA,只有大约 20% 的心动周期暴露于辐射,从而减少 80% 的辐射剂量(≈3.0mSv)。与回顾性采集相比,通过使用较低的 KV 技术(80~100 kV),辐射剂量可以进一步减少 90% 或更多(≤ 1mSv)。

球管曝光集中在心动周期的 75% 处(EKG RR 间期);然而,即使是最小的运

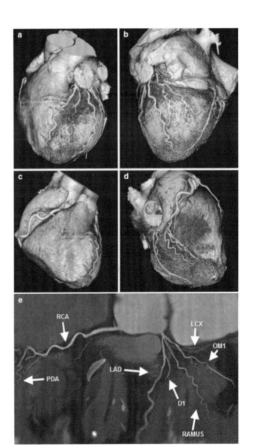

图 3.3　(a~d)VR:正常 PGA 心脏 CTA。(e)二维图像。PGA 正常冠状动脉。(f~i)冠状动脉的 cMPR。通过适当的患者选择和采集,PGA 图像的质量是优秀的,空间分辨率也很高。(待续)

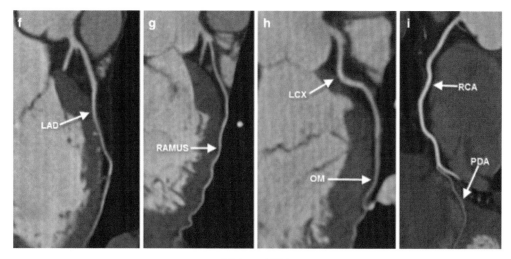

图 3.3 （续）

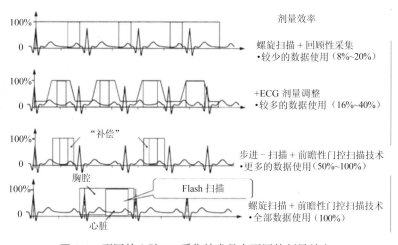

图 3.4 不同的心脏 CT 采集技术具有不同的剂量效率。

动伪影,仍然可以降低图像质量。为了避免不理想的图像,一般在 75% 相位的两边都稍微增宽 5% 处实施曝光,称为"补偿"。因此,心脏 CTA 的重建阶段将由 3 个阶段组成:70%、75% 和 80%。

对于回顾性采集,需要在整个周期内进行多个心动周期的辐射照射(8~30mSv)。本研究采用螺旋 CT 门控技术。已经开发了通过减少循环的非舒张期的 X 线球管输出来减少辐射暴露的方法。这也称为剂量调制,据报道,它可以根据心率使辐射减少 20%~40%。

目前,我们在所有患者中使用 PGA,包括支架和冠状动脉旁路移植术(CABG),这些疾病没有像心房颤动这样的严重心律失常。而针对严重心律失常,我们使用螺旋回溯技术。

为了获得明确的诊断,需要 65 次 / 分以下的稳定心率,以便在心动周期中有足够的舒张期。推荐使用口服和(或)静脉 β 受体阻滞剂和血管扩张剂硝酸甘油喷雾剂或舌下含服。在我们检查室,PGA 的成功率已超过 95%。

3.1.5　经验和教训

右冠状动脉往往有较多的位置偏移,因此 CT 上最常发生运动伪影。我们目前进行 PGA 的静脉注射剂量为 60mL 高密度低渗对比剂（370 mg/mL）。在采集之后立即评估重建图像,以确定这些图像是否具有诊断质量。如果该图像不清楚,不具有诊断价值,则快速进行第二次采集,除非有禁忌证,否则不能进行第二次静脉注射对比剂。累计的总碘剂量一般不超过 50g。这个方案避免了患者做第二次 CTA。使用 PGA,可于舒张期获取数据;因此,无法评估心壁运动。

3.2　病例 3.2

3.2.1　病史

一例 47 岁男性患者,有血脂异常和明确的冠心病家族史。

3.2.2　检查

RCA 和 LCX 小而短,未识别后降支。LAD 和中间支（RI）动脉长,且直径大(图 3.5)。

3.2.3　诊断

正常变异的左优势型冠状动脉。

3.2.4　讨论

重要的是要区分正常的冠状动脉解剖变异与获得性和先天性异常。此病例中,LAD 和 RI 向左心室的下壁和后壁提供血流,以补偿来自 RCA 或 LCX 的后降支的缺失。

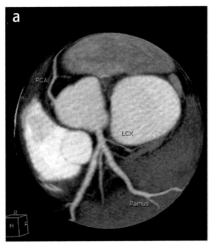
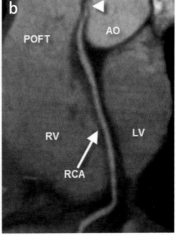

图 3.5 （a）球面。左冠状动脉和分支动脉。小右冠状动脉和 LCX。（b）轴位。无后降支（箭头所示为 MCV）。

3.2.5 经验和教训

病理性 PDA 阻塞伴 LAD 和 RI 代偿性增大与正常变异之间的区别可以通过鉴定非常小的 RCA 和 LCX 来确定。

3.3 病例 3.3

3.3.1 病史

一例 59 岁女性患者，表现为不典型的胸痛和正常的心脏灌注扫描结果。

3.3.2 检查

右冠状动脉缺失。LAD 中段可见轻度病变。冠状动脉为左优势型，左旋支延伸至右心房室沟（图 3.6）。

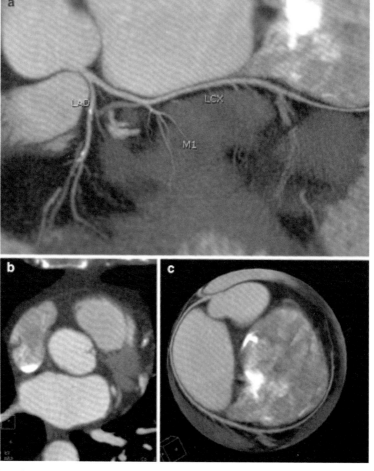

图 3.6 （a）二维图像。LAD 和 LCX。（b）轴位。右冠状动脉缺如（箭头所示）。（c）球面：LCX 延伸至右心房室沟。

3.3.3　诊断

先天性右冠状动脉缺如,左旋支超优势。

3.3.4　讨论

正常的、变异的和异常的冠状动脉,日益成为管理先天性和获得性心脏病的重要组成部分。此病例中,右冠状动脉的缺失可以通过 LAD 和长的大直径 LCX 得到很好的补偿。

3.3.5　经验和教训

起源于 Valsalva 右冠窦的 RCA 缺乏伴优势型 LCX,通常表明是解剖变异,而不是 RCA 闭塞。

3.4　病例 3.4

3.4.1　病史

一例 59 岁男性患者,因胸闷和上腹痛数天到急诊科就诊。

3.4.2　检查

左主干缺失（图 3.7）。轻度非梗阻性多支冠状动脉病变。

3.4.3　诊断

先天性左主干缺如。

3.4.4　讨论

从 Valsalva 的左冠窦分别发出左前降支和左旋支,而缺失左主干的情况并不少见。

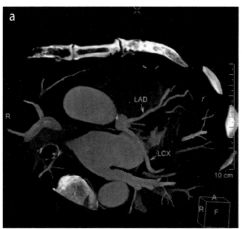

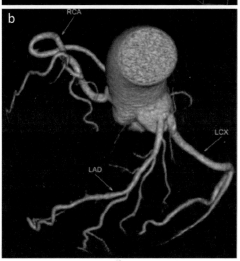

图 3.7　（a）轴位 MIP。（b）VR 冠状树。起源于 Valsalva 左窦的 LAD、LCX 和起源于 Valsalva 右窦的 RCA。

3.4.5　经验和教训

先天性左主干缺如应报告为正常变异,而不是先天性异常。就我个人而言,我宁愿拥有这种解剖结构,也不愿拥有一个左主干（不愿把鸡蛋都放在一个篮子里）。

3.5　病例 3.5

3.5.1　病史

一例 57 岁女性患者,无病史,因胸痛到急诊室就诊。

3.5.2　检查

没有 LCX(图 3.8)。无冠状动脉疾病。冠状动脉右优势型。

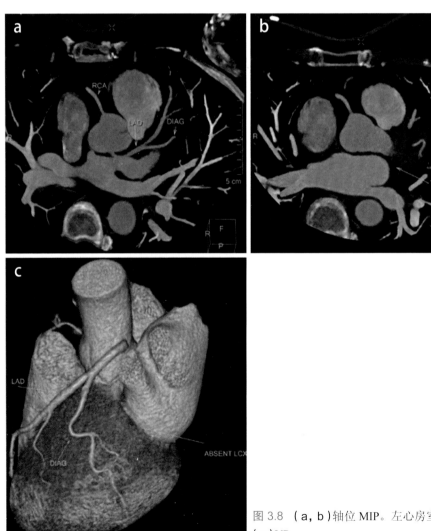

图 3.8 (a, b)轴位 MIP。左心房室沟无 LCX。(c)VR。

3.5.3 诊断

先天性 LCX 缺如。

3.5.4 讨论

LCX 先天性缺如的情况并不常见，需要与闭塞的动脉相鉴别。在右优势中，LCX 通常为小口径或中等口径。

3.5.5 经验和教训

未看到 LCX 开口血栓闭塞的残端。如果没有残端，冠状动脉开口齐头闭塞而没有残端是不常见的。事实是，其他冠状动脉分支很大，没有 CAD，这是一个正常的变异。

3.6 病例 3.6

3.6.1 病史

一例 60 岁女性患者，因不典型胸痛门诊就诊。没有心脏病史。

3.6.2 检查

右冠状动脉起源于主动脉壁前上侧（图 3.9a~c）。左心房右下壁有一个小憩

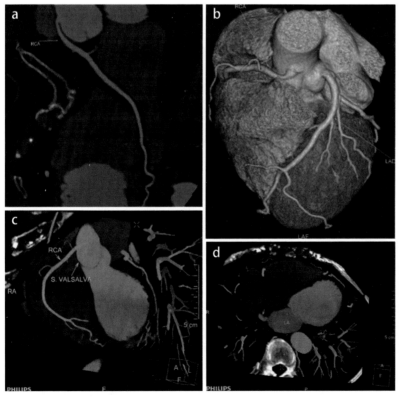

图 3.9 （a）cMPR。主动脉壁前上侧起源的 RCA。（b）VR。（c）冠状位。（d）轴位。起源于左心房的小憩室（箭头所示）。

室（图 3.9d）。无动脉粥样硬化性冠状动脉疾病。

3.6.3　诊断

主动脉壁前上起源的 RCA。

3.6.4　讨论

虽然有些人可能认为这是冠状动脉的先天性异常起源，但 RCA 没有动脉间走行、狭窄的开口、急性成角或壁内节段，因此没有临床意义。

起源于左心房的憩室很常见，通常很小。它们大多来自左心房的上前壁，没有临床意义。

3.6.5　经验和教训

这些发现没有临床意义。

3.7　病例 3.7

3.7.1　病史

一例 39 岁男性患者，因不典型胸痛急诊就诊，没有心脏病史。

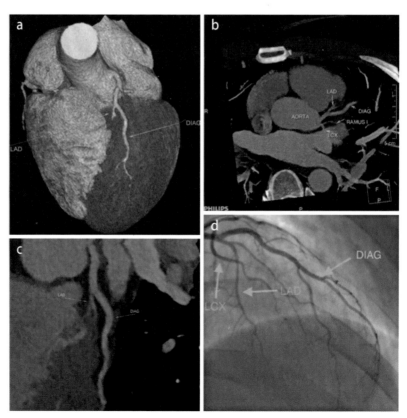

图 3.10 （a）VR。（b）斜位 MIP。（c）cMPR。（d）冠状动脉造影证实短但未闭的 LAD。

3.7.2 检查

心脏 CTA 被解读为中段 LAD 完全阻塞、前壁和心尖部灌注减少（图3.10a~c）。心脏导管显示左冠状动脉前降支解剖变异，没有任何显著的阻塞性疾病（图 3.10d）。

3.7.3 诊断

左前降支解剖变异。

3.7.4 讨论

LAD 的这种解剖变异被经验较少的医生解读为完全阻塞。短 LAD 是冠状动脉解剖的正常变异。

LAD 是一条延伸到心肌间隔的短动脉。第一对角支长且口径大，延伸至 LV前壁心尖部，实质上灌注 LAD 预期灌注的区域。

3.7.5 经验和教训

重要的是牢记冠状动脉解剖变异的可能性，并适当地将其与心脏疾病区分开来。

区分 LAD 中的急性血栓和慢性完全闭塞是重要的，一般完全闭塞血管伴有较大的侧支循环。

在这个病例中，LAD 中没有血栓，也不是动脉粥样硬化疾病，这被证实仅是正常的解剖变异。

推荐阅读

Bastarrika Alemañ G, Alonso Burgos A, Azcárate Agüero PM, et al. Normal anatomy, anatomical variants, and anomalies of the origin and course of the coronary arteries on multislice CT. Radiologia. 2008;50(3):197–206.

Genc B, Solak A, Sahin N, Gur S, Kalaycioglu S, Ozturk V. Assessment of the coronary venous system by using cardiac CT. Diagn Interv Radiol. 2013;19(4):286–93.

Germans T, Nijveldt R, van Rossum AC. A more detailed view calls for more detailed definition: description of cardiac morphology with high-resolution CT and MRI. AJR Am J Roentgenol. 2008;190(2):W169.

Kini S, Bis KG, Weaver L. Normal and variant coronary arterial and venous anatomy on high-resolution CT angiography. AJR Am J Roentgenol. 2007;188(6):1665–74.

Lacomis JM, Goitein O, Deible C, et al. Dynamic multidimensional imaging of the human left atrial appendage. Europace. 2007;9(12):1134–40.

Manghat NE, Rachapalli V, Van Lingen R, et al. Imaging the heart valves using ECG-gated 64-detector row cardiac CT. Br J Radiol. 2008;81(964):275–90.

Mao SS, Ahmadi N, Shah B, et al. Normal thoracic aorta diameter on cardiac computed tomography in healthy asymptomatic adults: impact of age and gender. Acad Radiol. 2008;15(7):827–34.

Medrano-Gracia P, Ormiston J, Webster M, Beier S, Ellis C, Wang C, Young AA, Cowan BR. Construction of a coronary artery atlast from CT angiography. Med Image Comput Comput Assist Interv. 2014;17(Pt 2):513–20.

Poh AC, Juraszek AL, Ersoy H, et al. Endocardial irregularities of the left atrial roof as seen on coronary CT angiography. Int J Cardiovasc Imaging. 2008;24(7):729–34.

Sirineni GK, Stillman AE. Understanding the heart: CT and MRI for coronary heart disease. J Thorac Imaging. 2007;22(1):107–13.

Stolzmann P, Scheffel H, Leschka S, et al. Reference values for quantitative left ventricular and left atrial measurements in cardiac computed tomography. Eur Radiol. 2008;18(8):1625–34.

Thilo C, Schoepf UJ, Gordon L, et al. Integrated assessment of coronary anatomy and myocardial perfusion using a retractable SPECT camera combined with 64-slice CT: initial experience. Eur Radiol. 2008. [Epub ahead of print].

Van de Veire NR, Schuijf JD, De Sutter J, et al. Non-invasive visualization of the cardiac venous system in coronary artery disease patients using 64-slice computed tomography. J Am Coll Cardiol. 2006;48(9):1832–8.

Van Werkhoven JM, Schuijf JD, Jukema JW, et al. Multi-slice computed tomography coronary angiography: anatomic vs functional assessment in clinical practice. Minerva Cardioangiol. 2008;56(2):215–26.

Wang C, Smedby O. Coronary artery segmentation and skeletonization based on competing fuzzy connectedness tree. Med Image Comput Comput Assist Interv. 2007;10(Pt 1):311–8.

第4章 儿童心脏 CTA

Dianna M.E. Bardo

4.1 引言

随着 CT 扫描仪技术的发展，心脏 CT 血管成像作为诊断方式的使用在不断增加。现代 CT 扫描仪由于探测器排数的增加，允许更快地扫描更多的组织，减少了运动伪影和儿童镇静的需求。迭代图像重建技术可降低图像噪声并能主动减少辐射剂量，同时，其改进了心电门控技术，这对于基础心率快的儿童建立精准诊断尤为重要。新的多能谱 CT 技术通过提高我们的组织分辨率和检测心肌灌注异常的能力，会在心脏成像中占据重要位置。而为了有效地利用 CT 扫描仪上的工具和技术为患有后天性和先天性心脏病（CHD）的儿童和青年人以尽可能的低剂量原则（ALARA）成像，我们必须致力于理解 CT 图像采集的物理学原理、标准参数的使用和图像处理技术。

先天性心脏病患者的心脏缺陷自出生时便存在，并通常在出生后一年内被发现。自 20 世纪中叶起，发达国家在根治和姑息性治疗先天性心脏方面稳步发展，

D.M.E. Bardo, MD, FSCCT, FNASCI
Department ofRadiology, Phoenix Children's Hospital, Phoenix, AZ, USA
e-mail: dbardo@phoenixchildrens.com

使伴有先心病生存的成年人多于儿童。

在检查先心病患者的横断面成像时，重要的是标准化或常规地寻找自心内向心外连接模式。寻找心室形状、心耳形状、肝脏、肺静脉及腔静脉连接、主动脉、肺动脉瓣和大动脉连接以及腔室彼此位置的解剖学差异（表 4.1）。

右心室和左心室以及心尖在胸腔中的位置是通过在胚胎期发生的原始心管祥化过程来确定的。通常，心管是右祥的，右心室位于左心室的右前方，心尖左向。异常的心管左祥时，右心室位于左心室的左侧，心尖可以扭转至右侧胸腔中。心脏的位置与内脏心房位置相关或与心房和腹腔脏器的相对位置相关。在先心病患者中可能发现内脏正位，即腹部、心胸和支气管肺解剖结构以常规正常方式排列，但在先心病患者中更常见的是内脏和心房解剖结构反位或不定位的（表 4.2）。

通过关注心脏的关键结构、心胸血管系统及内脏位置之间的联系，其他关键的解剖关系，主动脉瓣和肺动脉瓣的相对位置与关系，以及冠状动脉的起源和毗邻关系，可以对简单和复杂先心病进行彻底的评估（表 4.3 和表 4.4）。

表 4.1 正常的心内和心外连接及结构特征

结构	连接	结构特征识别
左心室	流入：从左心房经二尖瓣（MV） 流出：经主动脉瓣（AV）至升主动脉	乳头肌——左心室前、后乳头肌——从每个乳头肌伸出的腱索延伸到二尖瓣叶
右心室	流入：从右心房经三尖瓣（TV） 流出：经肺动脉瓣至肺主动脉	调节束——近右心室心尖部，从前乳头肌根部连至室间隔的肌束，其肌小梁比左心室更明显
左心房	流入：来自肺静脉 流出：至左心室	左心耳——从左心房延伸出的一个狭窄的肌肉囊
右心房	流入：来自上腔静脉、下腔静脉和肝静脉 流出：至右心室	右心耳——从右心房延伸出的宽基底部锥形囊
主动脉瓣和升主动脉	流入：从左心室 流出：至冠状动脉和主动脉弓	主动脉瓣——具有右、左和无冠瓣的三叶瓣，在瓦氏窦内，位于肺动脉瓣的右后方 升主动脉——主动脉窦上方主动脉管部至主动脉弓近段
肺动脉瓣和主肺动脉	流入：来自右心室 流出：至右肺动脉和左肺动脉（LPA）	肺动脉瓣——具有右、左和前瓣的三叶瓣，位于主动脉瓣左前方 主肺动脉——在肺动脉瓣上方的管状动脉，分为左右分支肺动脉
肺静脉	流入：从肺毛细血管床 流出：至左心房	肺静脉——右上、右下、左上、左下肺静脉及偶有右肺中静脉汇入左心房，左侧静脉通常在汇入左心房前形成共汇
上腔静脉	流入：来自颈静脉、锁骨下静脉和头部、上肢的静脉 流出：至右心房	上腔静脉——为上半身静脉主要引流途径，通常位于右侧 如存在永存左上腔静脉则引流至冠状窦，当右侧上腔静脉和左侧上腔静脉同时存在时，可能存在或不存在无名静脉
下腔静脉	流入：来自股静脉、肾静脉和下肢静脉 流出：至右心房	下腔静脉——下肢和下半身的主要静脉引流通路，通常位于右侧，通过肝脏延至左心房，其在部分先心病中可能中断——如中断则通过奇静脉继流至上腔静脉
肝静脉	流入：从肠系膜静脉至门静脉 流出：至右心房	肝静脉——将肝实质内血液引流至右心房——引流自肝静脉的血流中包含可阻止肺动静脉畸形（AVM）的因子——当此因子存在时（即正常体循环、肺循环时）不会形成肺动静脉畸形

（待续）

表4.1（续）

结构	连接	结构特征识别
二尖瓣	分隔左心房和左心室	二尖瓣——双叶瓣将左心房和左心室分开，在大动脉转位时二尖瓣仍与左心室相连
三尖瓣	分隔右心房和右心室	三尖瓣——三叶瓣将右心房和右心室分开，在大动脉转位时三尖瓣仍与右心室相连

利用这些基本知识和有序解剖检索模式来鉴别先心病患者的横截面图像的解剖。以下搜集的 25 例病例或病例组，适用于巩固这些原则的日常训练，并为每个最常见的简单和复杂先心病的病例或病例组提供了详细信息说明。

表4.2　内脏位置基础

内脏解剖	内脏正位 正常	内脏反位 反向	内脏不定位 内脏异位
右心房 肝脏	右侧	左侧	两种不同形式的内脏异位或不定位被认为是最常见的： 右侧异构（无脾） • 双侧三叶肺 • 双侧右侧支气管 • 水平肝 • 脾脏缺失 • 完全性肺静脉异位回流 左侧异构（多脾） • 双侧双叶肺 • 下腔静脉中断（伴下半身静脉经奇静脉延续至上腔静脉回流至心脏） • 多脾 • 肺静脉回流至右心房和左心房 内脏异位表现为以上述一种或多种特征的组合，当报告或讨论病例时，分别描述各项检查结果并使用术语"内脏异位"
左心房 胃 脾	左侧	右侧	
三叶肺 上叶支气管起自右主支气管近段	右侧三叶肺：上叶支气管早期起源于右主支气管	左侧三叶肺：上叶支气管早期起源于左主支气管	
双叶肺：上叶支气管起自左主支气管远段	左侧双叶肺：起源于左肺上叶支气管远段	右侧双叶肺：起源于右肺上叶支气管远段	
动脉上支气管位置	右肺动脉位于右支气管前方	左肺动脉位于左支气管前方	
动脉下支气管位置	右肺动脉穿过主支气管上方	左肺动脉穿过主支气管上方	

表 4.3　主动脉瓣和肺动脉瓣的特征

结构	正常位置	瓣叶命名	异常位置
主动脉瓣	位于肺动脉瓣的右后方	Valsalva 窦内有右、左和无冠瓣的三瓣叶——无冠瓣通常与房间隔相邻——即便有冠状动脉从该瓣内发出	D-TGA 型——主动脉瓣位于肺动脉右前方 L-TGA 型——主动脉瓣位于肺动脉瓣左前方 DORV 型（右心室双出口）——主动脉瓣与肺动脉瓣并列
肺动脉瓣	位于主动脉瓣左前方	有左、右和前 3 个瓣叶瓣，位于主动脉瓣左前方	在 TGA 病例中，冠状动脉起源于窦、左面向窦（右手窦）、右面向窦（左手窦）、非面向窦，取决于它们是否邻近肺动脉瓣

表 4.4　先心病中的冠状动脉

结构	冠状动脉起源、分支和走行	关键解剖结构
左冠状动脉	左冠状动脉起自主动脉瓣左冠窦，走行于左心耳下——并分为左前降支和左旋支 左前降支位沿室间隔走行于心外膜，包括对角支和间隔支 左旋支走行于左房室沟内，包含钝缘支分支	供应后降支的动脉称为优势冠状动脉；最常见的是右冠状动脉 左冠状动脉和右冠状动脉应与主动脉窦呈近 90° 方向发出 异常冠状动脉起源于另一个窦：升主动脉或主肺动脉 异常冠状动脉可能走形于升主动脉壁内、升主动脉与主肺动脉之间、升主动脉后方和心房前方、右室流出道上方或通过心底部心肌内
右冠状动脉	右冠状动脉起自主动脉瓣右冠窦，沿右房室沟内走行于心外膜，包括锐缘支、圆锥支、后降支和后外侧支 后降支是终末支，最常起自 RCA（80%），并走行于后室间沟内	

4.2　下腔静脉中断伴奇静脉延续

肠道、腹部内脏和下肢静脉引流的胚胎学发育经历了几个阶段，从妊娠第 5 周开始，平行的前后主静脉和下主静脉延长胚胎长度，此时胚胎长度不到 10 mm。上主静脉横向汇入主、下主静脉。与心脏的交通是通过演化为右下主静脉的下腔静脉的肝内段汇入肝心通道来实现的。右上主静脉演化为上腔静脉。左上主静脉通常退化；当持续存在时，继续引流至冠状窦[1]。

位于背侧的奇静脉系统由心上静脉的头侧部分构成，并形成位于右侧的奇静脉和左侧的半奇静脉。在正常情况下,这些静脉都是小管径的,但当下腔静脉的肝内段未发育时,奇静脉口径就会增大为具有较大容积的静脉,静脉必须通过奇静脉、上腔静脉、右心房进行回流。

随着心脏的发育,其动、静脉连接与腹部内脏的形成在胚胎早期同时发生,伴有其他心、肺和腹部器官畸形的情况并不少见。

心脏异位,通常用于描述心胸和腹部存在畸形的术语,通常在下腔静脉的肝段中断时被发现。常见左侧优势型或存在重左位(左侧异构体),表现为多发性脾脏或多个脾脏结构,其可位于一侧或双侧上腹象限或整个腹膜腔。其他常合并的异常包括完全或部分腹部内脏反位伴水平肝、胆囊缺如和肠旋转不良。心血管连接异常、肺静脉异位引流、心房和心室间隔缺损或排列异常、双侧上腔静脉和心脏异位导致了心胸畸形。常出现双侧左肺(均为 2 个肺叶)伴动脉下支气管和双左心房 [2,3]。

4.2.1　临床表现

患有肝内下腔静脉中断伴奇静脉延续的患者可能在宫内检查结构畸形时被发现,或成为具有结构性先心病的新生儿,或者可能保持无症状,因此在对其他适应证进行影像检查之前未被发现。

4.2.2　病例 4.1

参见图 4.1。

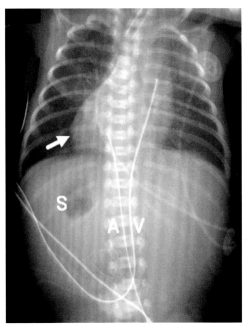

图 4.1　在出生后第 1 天,这例已知患有内脏反位的新生儿在拍胸腹联合片之前放置了脐静脉导管检查(UVC)(V)和脐动脉导管检查(UAC)(A)。心尖(箭头所示)和胃泡(S)在右边,肝影在左边。脐静脉导管头端比预期更偏向头侧,在该患者的左侧半奇静脉腔内发现内脏异位、下腔静脉中断和奇静脉延续至半奇静脉弓,并引流至上腔静脉。在这种情况下,内脏异位,左侧上腔静脉引流至形态右心房,永存右上腔静脉(如果存在)将引流至冠状静脉窦。该患者不存在永存右上腔静脉。

4.2.3　病例 4.2

参见图 4.2 至图 4.4。

4.2.4　病例 4.3

这例成年患者既往体健。因腹痛就诊于急诊。参见图 4.5。

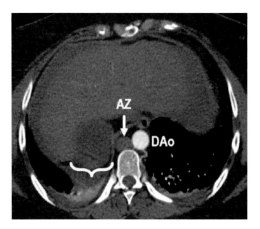

图4.2 上腹部动脉期对比增强轴位图像显示大口径奇静脉（AZ）和下腔静脉肝内段缺如。在右上腹，低密度结构是脾脏（括号内）；降主动脉（DAo）位于中线左侧。

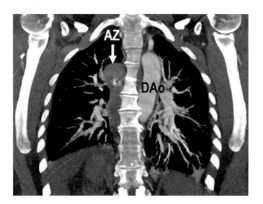

图4.3 胸部冠状位增强CT显示扩大的奇静脉（AZ）几乎延伸至主动脉弓水平。奇静脉与降主动脉（DAo）管径相近，肺血管增宽。

4.3 永存左上腔静脉

永存左上腔静脉（PLSVC）是胸腔内最常见的先天性静脉畸形。大多数PLSVC患者一生中无症状；一般人群中双侧上腔静脉的发生率低于0.5%。在先

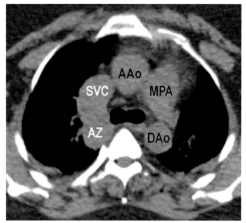

图4.4 患者既往接受过CT检查，未进行静脉注射成像。在隆突水平的轴位图像可以看出肝内下腔静脉中断。连接上腔静脉（SVC）的奇静脉（AZ）和奇静脉弓增大，口径与升主动脉（AAo）和降主动脉（DAo）相近。还可以看到肺主动脉（MPA）。

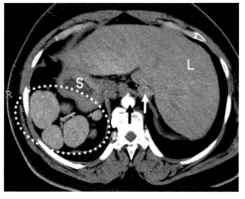

图4.5 上腹部的轴向增强CT图像显示，数个脾结构（点状椭圆形所示）与胃部（S）一起位于右上腹。肝脏（L）位于左上腹，下腔静脉肝内段（白色箭头所示）存在，奇静脉不扩张。腹主动脉（黑色箭头所示）位于中线。需要注意的是，多脾可见于没有下腔静脉中断的情况下。

天性心脏病患者中,永存左上腔静脉的发生率要高得多,达到 12%。

永存左上腔静脉可能在存在或不存在右侧上腔静脉即双侧上腔静脉(BSVC)的情况下发生。当双侧存在时,上腔静脉的口径可能相似或不同,头臂(无名)静脉作为上腔静脉之间的桥接静脉可能开放或不开放,但多数情况下(65%)不存在。

经永存左上腔静脉的体静脉引流最常见于经冠状静脉窦至右心房(80%~92%)。如果是无顶冠状静脉窦,无氧血会经永存左上腔静脉流入右心房和左心房。永存左上腔静脉也能直接与心房顶部连接而完全引流至左心房。

当然,永存左上腔静脉也见于内脏反位伴右侧上腔静脉缺如。在这种情况下,上半身的静脉回流到位于左侧的解剖右心房。

4.3.1　临床表现

一例无症状年轻患者因无关指征接受了胸部 CT 检查。

4.3.2　病例 4.4

4.3.2.1　患者 1

参见图 4.6。

4.3.3　临床表现

两例患有先天性心脏病的新生儿接受了 CTA 检查,以确定心内和大血管解剖结构;不讨论潜在的先天性心脏病。在诊断过程中,每例患者都发现了永存左上腔静脉。

4.3.4　病例 4.5

4.3.4.1　患者 2

参见图 4.7 至图 4.9。

4.3.4.2　患者 3

参见图 4.10 至图 4.12。

4.4　主动脉缩窄

主动脉缩窄是指主动脉局限性狭窄。缩窄最常见的位置是主动脉峡部(也称为主动脉漏斗部),即动脉导管连接处。

动脉导管是胎儿时结构,允许血液从心脏右侧流向降主动脉。组织学上,动脉导管由排列疏松的肌纤维和结缔组织基质组成,周围被外膜层纤维结缔组

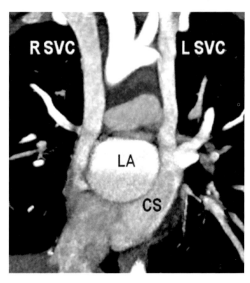

图 4.6　胸部斜冠状位片显示右侧(R SVC)和左侧(L SVC)上腔静脉。左侧上腔静脉引流至冠状窦(CS)。不存在桥静脉。

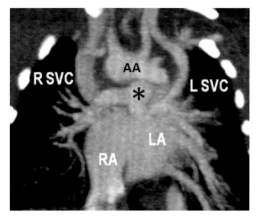

图 4.7 巨大的房间隔缺损导致实际上形成了单心房。右侧（R SVC）和左侧（L SVC）上腔静脉分别引流至心房的右侧（RA）和左侧（LA）上方。中线可见主肺动脉（星号所示）和主动脉弓（AA）。

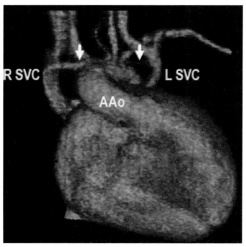

图 4.9 在三维重建图像中可以看到右侧上腔静脉（R SVC）和左侧上腔静脉（L SVC）。细小的桥头臂静脉（箭头所示）位于主动脉弓水平的升主动脉（AAo）前方。

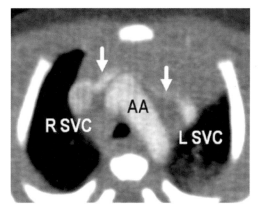

图 4.8 主动脉弓（AA）层面的轴位图像显示右侧上腔静脉（R SVC）、口径较小的左侧上腔静脉（L SVC）和口径极小的桥静脉（箭头所示）。

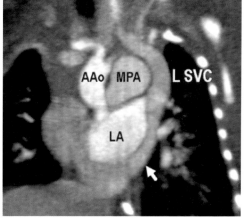

图 4.10 图像显示一种少见的左上腔静脉类型，该患者内脏正位的左侧上腔静脉（L SVC）持续存在，而正常位置右侧上腔静脉缺如。左上腔静脉引流至冠状静脉窦（箭头所示）；冠状静脉窦的顶部完整（通过左心房和冠状窦相对比的密度差异证明）。升主动脉（AAo）与主肺动脉（MPA）关系正常。

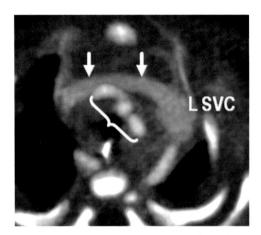

图 4.11　头臂静脉（箭头所示）从右到左走行，位于头臂动脉（括号所示）前方，汇入左侧上腔静脉（LSVC）。右侧上腔静脉缺如。

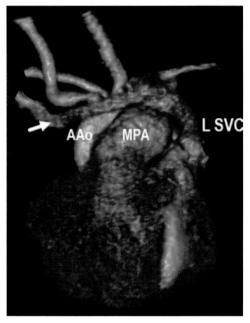

图 4.12　三维重建图像显示头臂静脉（箭头所示）的位置，走行于升主动脉（AAo）和主肺动脉（MPA）前方，并引流至左侧上腔静脉（LSVC）。

织包绕,外膜层纤维结缔组织与主动脉和肺动脉外膜相延续。主动脉或肺动脉肌壁间可见规则排列的内弹力板,而动脉导管内侧缺如[4]。导管内膜由致密而不规则的细胞层和黏液样物质组成。几年前发现,未正常闭合的动脉导管内膜含有内皮下内弹力层[5, 6]。出生后,当血液中出现氧分压变化时,主动脉和动脉导管的组织表现不同,导致出生后几天内动脉导管闭合[5,7]。

　　在 Ho 和 Anderson 于 1979 年发表的论文中,组织学研究结果显示,导管中层组织延伸至主动脉峡部和降主动脉近段,导致不同程度的缩窄。因此,每种类型组织的反应差异导致了缩窄;浸润或错位进入正常的主动脉导管组织,收缩导致缩窄。偶尔,导管组织可能见于左锁骨下动脉起始部和近段,所以在缩窄患者中可能发现该血管的狭窄。

　　同时存在主动脉缩窄、主动脉弓发育不良和主动脉瓣二叶瓣畸形的情况并不少见。患者这些关联考虑存在全身性主动脉病。

　　我们早认识到将缩窄分类为导管前和导管后病变是无用的。在过去的几十年里,术语已经改变,"juxtaductal"用于描述主动脉缩窄的特有位置和病因;但出于所有实际目的,仅仅使用"缩窄"这个词就够了。此外,用"shelf"描述主动脉和导管内膜组织也可能不准确,因为主动脉部分或完全环形狭窄是由于导管组织延伸至主动脉中膜所致。

4.4.1 临床表现

4.4.1.1 胎儿

诊断胎儿弓缩窄是困难的,可能是由于获得声窗和心脏结构尺寸小而存在挑战。如果心脏存在右、左不对称,可能会质疑产前诊断。

4.4.1.2 婴儿

主动脉缩窄通常是在宫内或新生儿期确诊。在子宫内,常规胎儿解剖学检查包括可视的主动脉弓和开放动脉导管血流方向。

动脉导管超过预计的闭合期间而持续存在的杂音表明存在分流或是缩窄。超声心动图为首选检查。

应记录主动脉弓、头臂动脉分支的口径,以及导管、缩窄、心房或室间隔缺损是否存在。

4.4.1.3 较大儿童和成人

可能因为在临床上不重要或者由于主治医生缺乏关注,即使存在杂音或出现其他体征,主动脉弓缩窄也可能漏诊。除非一开始便疑诊,否则双侧上、下肢脉搏和血压可能不会作为体检的常规部分进行。

根据缩窄的严重程度,缩窄周围包括大口径肋间动脉、胸廓内动脉、腋动脉和椎动脉侧支的代偿性侧支血流将得到很好的发育,以供应降主动脉。

4.4.2 病例 4.6

1 日龄新生男婴产前诊断为主动脉弓发育不良和主动脉缩窄。他接受了静脉前列腺素治疗,以保持动脉导管的通畅,而维持降主动脉血流。为了在手术前更好地确定主动脉弓发育不良和缩窄的严重程度以及头臂动脉的分支,须行心脏 CTA。见图 4.13 和图 4.14。

在报告结果时,可以帮助外科医生测量主动脉的每个节段的直径和发育不良节段的长度。

4.4.3 病例 4.7

一例 15 岁男性患者在学校体检时发现有间歇性左臂疼痛。他的儿科医生在整个收缩期和舒张早期听到了高调的

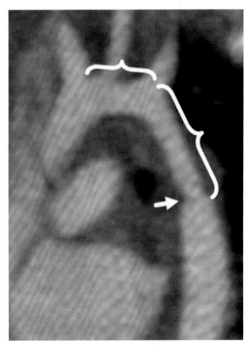

图 4.13 主动脉弓的矢状斜位"拐杖糖"视图显示弓的横向(短括号所示)和远段(长括号所示)节段的发育不良、细长的远段部分和局限性狭窄或缩窄(箭头所示)。

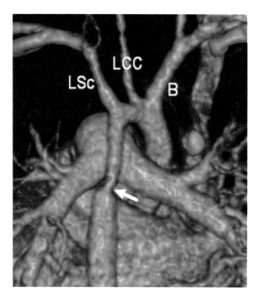

图 4.14 主动脉的三维重建图像从后面观显示了发育不良的主动脉和正常的头臂动脉分支、无名或头臂动脉（B）、左颈总动脉（LCC）和左锁骨下动脉（LSc）。还显示了主动脉弓远段的细长部分和局限性缩窄（箭头所示）。

杂音，发现左上肢的血压相对于右上肢血压低，且股动脉搏动减弱。随后，超声心动图显示近段降主动脉的血流加速和主动脉的局限性缩窄。完善心脏 CTA 以更好地显示缩窄程度和侧支动脉的范围。参见图 4.15 至图 4.17。

4.5　主动脉弓离断

　　主动脉弓管腔不连续或主动脉弓（IAA）的离断是罕见的先天性血管畸形（＜ 1.5%），可发生在任何主动脉弓段。左锁骨下动脉远段的中断（A 型）发生在近 1/3 的病例中，而左侧颈总动脉和左锁骨下动脉（B 型）离断更为常见，见于超过 2/3 的患者，最罕见的主动脉弓离断发生在头臂动脉和左颈总动脉（C 型），仅见于 3%~5% 的患者。

　　主动脉、肺动脉和头臂动脉主要分支部分的胚胎学基础在于在咽部周围的咽囊内形成的一系列成对血管的发育和部分消融。每个咽囊包含内胚层组织，

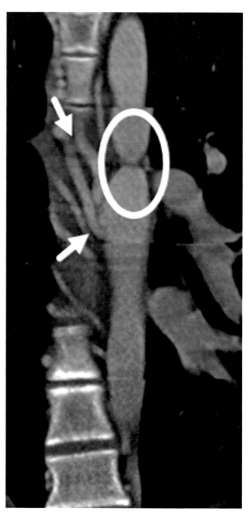

图 4.15　胸降主动脉的冠状位重建 MIP 图像显示大口径肋间动脉侧支（箭头所示）向局限性缩窄（椭圆形）远段的主动脉引流。

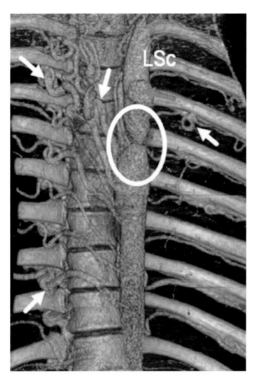

图 4.16 在心脏 CTA 的三维重建图像中再次看到降主动脉和肋间动脉侧支（箭头所示）以及局限性的缩窄（椭圆形所示）。左锁骨下动脉（LSc），缩窄近段增粗，主动脉弓已被移除（红色箭头所示）。

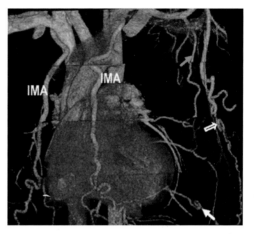

图 4.17 心脏和侧支动脉的三维重建图像显示大口径左、右胸廓内动脉（IMA）、腋动脉（红色箭头所示）、胸外侧动脉（开放箭头所示）和肋间动脉（白色箭头所示）。

包含称为咽弓或主动脉弓的血管成分和影响心脏发育、迁移的神经嵴细胞。6 对主动脉弓将背主动脉连接至动脉囊。

随着胚胎的发育，第一、第二和第五对咽弓几乎完全退化；第一对形成上颌骨和部分颈外动脉段，仅有少量残余物存留。第二对弓作为中耳的镫骨动脉持续存在；第五对弓完全退化，在胎儿期约 50% 完全退化，另外 50% 中仅形成暂时的初级血管。第三、第四和第六咽弓形成主动脉和主要动脉分支。第三咽弓成

为颈总动脉和颈内动脉。右侧和左侧第四咽弓独立发育。左侧第四咽弓连同背主动脉和主动脉囊一起形成主动脉弓；右侧第四弓与第七节间动脉一起形成右锁骨下动脉。左、右第六咽弓动脉也独特发育；右侧第六弓远段完全退化，近段持续存在，形成右肺动脉近段。左第六弓形成左肺动脉和动脉导管。

每种类型的主动脉弓离断的部位基于胚胎学。A 型主动脉弓离断可能是由于左侧第四主动脉弓与背主动脉连接点越过左锁骨下动脉起始部的异常退化所导致。B 型主动脉弓离断发生于左侧第四主动脉弓在颈总动脉间的一段发生异常退化时。C 型主动脉弓离断发生在左腹侧第三和第四主动脉弓退化时导致的近端中断，而颈总动脉由主动脉弓正常发育下会退化的组织发出。

IAA 通常合并其他心血管异常，最

常见的是动脉导管未闭,其用于维持宫内降主动脉的灌注。IAA 很少是孤立的心血管畸形。

4.5.1　经验和教训

经验:临床可能要到动脉导管开始闭合后才怀疑 IAA。

教训:严重的主动脉缩窄可能与 IAA 有相似的表现与并发症。

4.5.2　临床表现

疑似主动脉弓发育不全的新生儿,产前超声显示主动脉缩窄,接受出生后超声检查,怀疑主动脉弓离断;须行心脏 CTA 检查进一步明确主动脉弓情况。

4.5.3　病例 4.8

参见图 4.18 至图 4.21。

4.5.4　临床表现

一例产前超声诊断为右心室肥大合并肺动脉瓣发育不良的新生儿,出生后行超声,疑似诊断主动脉弓离断。须行心脏 CTA 检查进一步明确主动脉弓和头臂动脉起源的解剖。

4.5.5　病例 4.9

参见图 4.22 至图 4.25。

4.6　永存动脉干

在心脏胚胎的早期阶段,双侧心管折叠形成心脏的心房和心室。在心管的头部边缘处是原始圆锥,其具有垂直和水平部分,并且演变为分割心室流出道

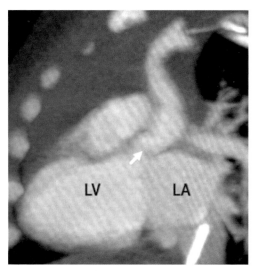

图 4.18　左心的流入流出图像显示左心房(LA)、左心室(LV)、左室流出道和主动脉瓣(箭头所示)。升主动脉内径正常,但主动脉弓离断。

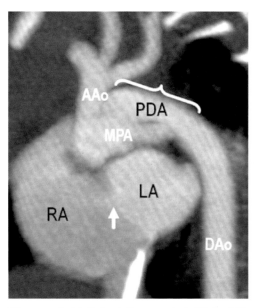

图 4.19　包括升主动脉(AAo)和降主动脉(DAo)的矢状斜视图像显示 A 型主动脉弓离断(括号所示),恰好位于左锁骨下动脉起源的远段。动脉导管未闭(PDA)将主肺动脉(MPA)连接到降主动脉。通过卵圆孔未闭(箭头所示)从左心房(LA)到右心房(RA)有少量对比剂溢出。

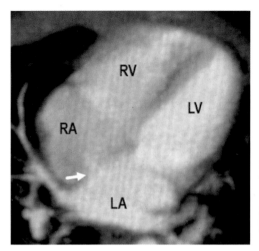

图 4.20 心脏的四腔心视图证实了房间隔缺损
（箭头所示）。

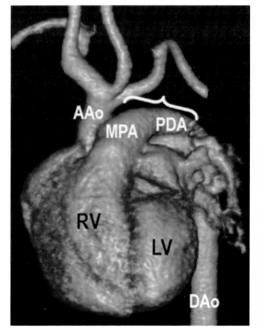

图 4.21 在 CTA 的三维重建图像上很容易发
现 A 型离断。升主动脉（AAo）口径正常，从主
动脉弓近段发出头臂动脉的 3 个分支。主动脉
弓在左锁骨下动脉（括号内）的远段离断。主肺
动脉（MPA）起自右心室（RV）并延续为未闭的
动脉导管（PDA）向降主动脉（DAo）供血。

的组织。此后不久，在流出道上方形成
动脉干，然后扭曲和分裂以形成主动脉
和主肺动脉并与原始圆锥融合。心室动

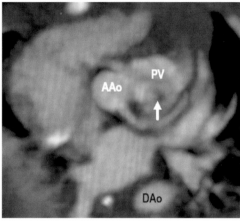

图 4.22 心脏的斜轴位视图显示近端升主动脉
（AAo）和肺动脉瓣（PV）；发育不良的肺动脉瓣
叶软组织增厚（箭头所示）明显。

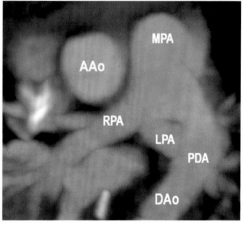

图 4.23 上纵隔的斜轴位视图显示升主动脉
（AAo）和降主动脉（DAo）以及肺动脉干
（MPA），右肺动脉（RPA）、左肺动脉（LPA）和未
闭动脉导管（PDA）为远段离断的降主动脉供血。

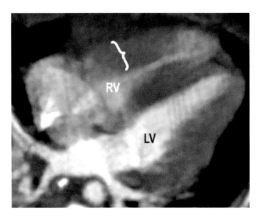

图 4.24　四腔心切面证实右心室（RV）肥大（白色括号所示），继发于发育不良和肺动脉瓣狭窄的右心室肥大（白色括号所示）。左心室（LV）容积正常。

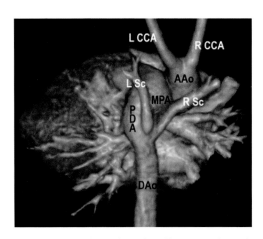

图 4.25　心脏的三维重建图像显示升主动脉（AAo）和降主动脉（DAo）之间没有连接。B 型主动脉弓离断位于左颈总动脉（L CCA）和左锁骨下动脉（L Sc）之间。未闭的动脉导管（PDA）为从主肺动脉（MPA）到降主动脉（DAo）提供血流。右锁骨下动脉（R Sc）异常起源于远段主动脉弓。

脉（主动脉和肺动脉）瓣膜形成于圆锥和动脉干融合处。

动脉干的形成和划分是基于精确度和时间以及来自神经嵴组织的信号。虽然罕有（万分之 1~3）错误发生，但动脉干的发育可能不会完全分裂为单独的主动脉和主肺动脉，而是作为在原始圆锥上方出现的单个或共同的动脉干血管持续存在；这种畸形或失败的分隔以胚胎结构动脉干（TA）命名。肺动脉的分支起源于共同的动脉干，其通常起自共同动脉干的后外侧面（2 型），要么从一个共同的动脉干发出后分为右侧和左侧（1型）或来自不同的起源。虽然已经有来自动脉导管、降主动脉或腹侧面的肺动脉的永存动脉干其他类型的报道，并且已经有更详细的分类方案，1 型和 2 型永存动脉干仍是最常见的且最具临床意义的分型。

当永存动脉干发育不良时，心室动脉瓣通常也会出现特征性的畸形，作为单个动脉干瓣存在，最常有主动脉瓣和三叶瓣形态，但也可以看到二叶瓣，或包含肺动脉瓣组织的四叶瓣。冠状动脉起源也可能是异常的。

合并的先天性心脏畸形包括室间隔缺损（VSD）、大动脉转位（TGA）、右心室双出口（DORV）和传导异常。

4.6.1　经验和教训

经验：①动脉干瓣膜的形态通常与主动脉瓣相似；②动脉干代表原始结构的分离失败，而不是主动脉和主肺动脉之间的异常交通。

教训：另外，主动脉与肺动脉之间形成的局灶性异常称为主肺动脉（AP）窗。

4.6.2　临床表现

一例新生儿由于产前超声心动图显示肺动脉分支细小被疑诊为法洛四联症。出生后超声提示永存动脉干和动脉干瓣膜发育不良。由于肺动脉分支解剖仍存在疑问，须进行心脏 CTA 检查。

4.6.3　病例 4.10

参见图 4.26 至图 4.29。

4.6.4　临床表现

产前超声心动图已知诊断为动脉导管未闭的新生儿，须行心脏 CTA 检查可以评估肺动脉分支解剖结构。

4.6.5　病例 4.11

参见图 4.30 至图 4.33。

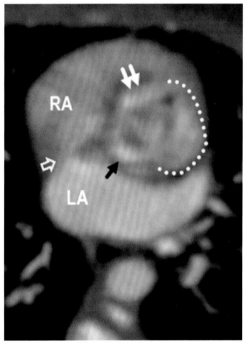

图 4.27　斜轴位 MIP 图像可见动脉干瓣。可以看到右心房（RA）、左心房（LA）和房间隔的位置（空心箭头所示）。以主动脉形态为主的动脉干瓣膜具有无冠瓣尖（黑色箭头所示），几乎与房间隔齐平，右冠瓣尖（双箭头所示）以及一个更大的变形尖瓣（虚线所示），可能由左冠瓣和肺动脉瓣膜组织组成。

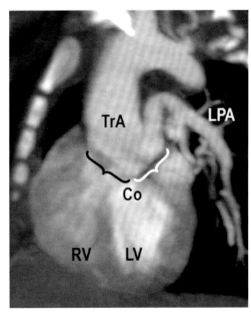

图 4.26　心底矢状斜位图显示共同动脉干血管（TrA）和具有主动脉瓣（黑色括号所示）和肺动脉瓣（白色括号所示）部的共同动脉干瓣膜的下方的圆锥组织（Co）。可见左肺动脉（LPA），但未见右肺动脉。

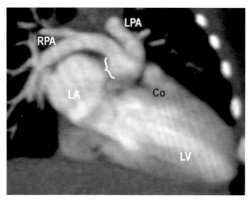

图 4.28　心脏左侧位双腔视图显示左心室（LV）和左心房（LA）及动脉干的后部，显示了动脉干的肺动脉部分，共同起源于动脉干瓣膜（白色括号所示）数毫米之上。右肺动脉（RPA）和左肺动脉（LPA）分叉在肺动脉干上数毫米。共同动脉干瓣膜下方分隔并形成心室流出道的心肌组织（Co），起源于原始圆锥。

4.7　血管环

　　心脏及其血管的胚胎发育开始于 20 天左右，并持续到妊娠第 8 周。大血管、主动脉和肺动脉、头颈部血管或头臂动脉的发育通过有组织阶段的退化、融合和分隔而形成，这通常导致左主动脉弓并分出头臂动脉 3 个分支和一条分为左、右分支主肺动脉 [8,9]。

　　在发育过程中，原始胚胎心管的远段流出部分分离，形成 6 个成对的弓，称为主动脉弓或咽弓。第一、第二和第五对咽弓几乎完全分开；第一对残迹形成上颌动脉和颈外动脉，第二对弓状持续存在，成为中耳的镫骨动脉；第五对在胎儿期约 50% 的人群完全退化，另外 50% 中形成暂时性的残余血管。第三、第四、

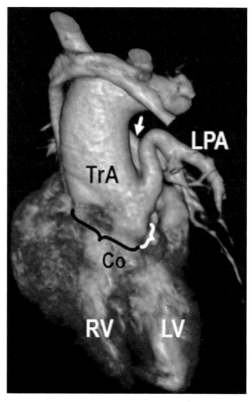

图 4.29　由主动脉（黑色括号所示）和肺动脉（白色括号所示）组织组成的共同动脉干瓣膜平面将原始圆锥（Co）和动脉干（TrA）分隔开。左肺动脉（LPA）遮挡了右肺动脉的视野（箭头所示）。

第六咽弓产生主动脉分支和头臂动脉。第三咽弓成为颈总动脉和颈内动脉。右侧和左侧第四咽弓独立发育。右侧第四弓与第七节间动脉一起，有助于右锁骨下动脉的形成。左侧第四咽弓与背侧主动脉和主动脉囊一起形成主动脉弓。左右第六咽弓动脉也发育独特；右侧第六弓远段完全退化，近段持续存在形成右肺动脉近段。左第六号形成左肺动脉和动脉导管 [9]。

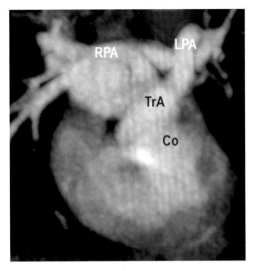

图 4.30 心脏斜轴位片显示右肺动脉（RPA）和左肺动脉（LPA）分别起源于共同动脉干（TrA）和流出道[原始圆锥（Co）腔内]。

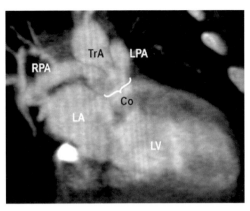

图 4.32 左心的 MIP 图像显示左心房（LA），左心室（LV）和由原始圆锥组织组成的流出道（Co）。右肺动脉（RPA）和左肺动脉（LPA）单独起源于动脉干瓣（括号所示）的正上方。

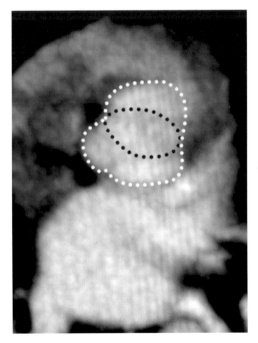

图 4.31 心脏的斜轴位图显示了共同瓣的二瓣化畸形。前叶较大，两个较小的后叶融合（白色虚线轮廓所示）。瓣膜孔的鱼嘴形状（黑色虚线轮廓所示）是二叶瓣主动脉瓣的典型特征。

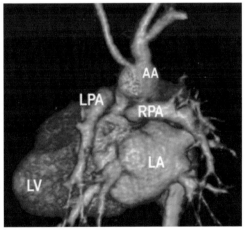

图 4.33 在心脏三维重建图像中，降主动脉已被移除。从动脉干的后外侧表面，右肺动脉（RPA）和左肺动脉（LPA）从肺动脉起始部是分开的。主动脉弓（AA）、左心房（LA）和左心室（LV）是正常的。

当所有这些血管发育和退化阶段以正常方式进行时，通常的结果是左位主动脉弓。然而，发育模式的变异，可能出现孤立或并发复杂的先天性心脏病。当这些步骤以相反的右向左关系进行,并且不合并其他先天性心脏缺陷时,出现的镜像右位弓是一种孤立、良性的情况[10]。

症状性主动脉弓异常可以单独发生,或与复杂的先天性心脏病相结合。当弓部异常存在时,检查气管的走行和口径、隆突的位置,气管到主支气管的分支模式和食管的走行是至关重要的。正常情况是主动脉弓位于气管左侧,因此是左位主动脉弓。右位主动脉弓位于气管右侧。当左右第六个弓同时存在时,存在双主动脉弓。弓形解剖结构的典型排列导致更大内径的且相对于左弓更偏向于头部的右弓。头臂动脉分支是颈总动脉和锁骨下动脉,降主动脉可位于左侧、右侧或中线处[11]。

由两个主动脉弓组成的血管环由双主动脉弓构成;其围绕着气管和食管。当右主动脉弓伴有左锁骨下动脉的异常起源和走行,以及动脉导管未闭或闭锁动脉导管或导管韧带时,血管环也可能存在[12]。当左主动脉弓伴有异常的右锁骨下动脉时,即使存在动脉导管未闭或导管韧带,血管环也不会存在。

主动脉弓胚胎发育的其他变异可能导致真正的血管环,左位主动脉弓伴异常起源的右锁骨下动脉和右侧动脉韧带,左或右旋主动脉弓,其特征为食管后位的远段主动脉弓和对侧位置的降主动脉。如Kommerell[13] 所述,主动脉插入动脉导管部位的憩室可能并非罕见。虽然不是真正的血管环,但是憩室的存在可能引起与血管环相似的吞咽困难的症状。

4.7.1　病例 4.12

出生后 2 天的新生儿出现喘息和喂养困难。在进行胸部 X 线检查不能确定主动脉弓的位置及超声心动图检查因过度哭闹受限后,行胸部的低剂量 CTA 以研究主动脉弓和气管支气管树的解剖学。

参见图 4.34 至图 4.37。

4.7.2　病例 4.13

一例 18 个月固体吞咽困难的幼儿。她的儿科医生进行了一项吞咽试验,显示食管上段存在后外侧压迹（未显示）。随后进行主动脉的低剂量心脏 CTA 检查。

参见图 4.38 至图 4.41。

4.7.3　病例 4.14

第三例新生儿表现为肺静脉畸形连

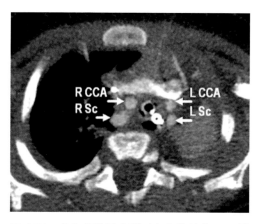

图 4.34　在主动脉弓水平正上方的轴向 MIP 显示了双主动脉弓患者头臂血管的典型排列;颈总动脉（CCA）和锁骨下动脉（Sc）起自左右侧主动脉弓。

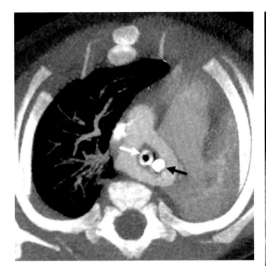

图 4.35　斜轴位 MIP 显示两侧主动脉弓形成血管环；弓围绕鼻胃管（黑色箭头所示）和气管插管（白色箭头所示），确定了食管和气管的位置。

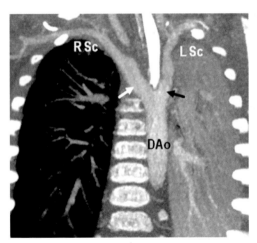

图 4.36　在冠状位重建图像中，应注意远段右侧（白色箭头所示）和左侧（黑色箭头所示）主动脉弓和右锁骨下动脉（RSc）和左锁骨下动脉（LSc）。降主动脉（DAo）位于脊柱左侧。

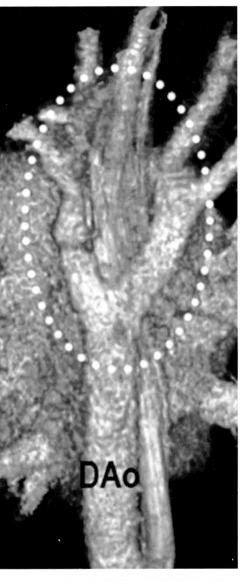

图 4.37　三维重建后图像（虚线椭圆所示）显示双主动脉弓和血管环解剖。

接,须行心脏 CTA 检查。参见图 4.42。

4.8 大动脉转位

大动脉转位（TGA）是一种罕见的先天性心脏病（3%），其存在多种组合形式，取决于心室袢的方向，以及是否存在室间隔缺损和室间隔移位。这些变异包括最常见的大动脉转位伴室间隔缺损，还包括室间隔完整的大动脉转位和大动脉转位伴室间隔缺损及左室流出道梗阻。

胚胎发育早期，一个新月形的心脏组织形成心管，它自身向上折叠（环绕）并分为心房、左心室、心球（右心室）和动脉干（分为大动脉、升主动脉和主肺动脉）。通常，新月形心管向右折叠（右旋，D）形成 D 环，将心球定位在左心室的右侧。当新月形心管向左折叠（左旋，L）形成 L 环时，右心室位于左侧。在正常心脏是心室右袢，而在 L-TGA 中是心室左袢。在任何一种情况下，心脏可以正常位于胸腔的左侧，也可以旋转或者错位到右侧的胸腔。无论是心管的左袢还是右袢，房室瓣与心室伴行；即，三尖瓣保持连接到形态学右心室和与二尖瓣连接到形态学左心室。

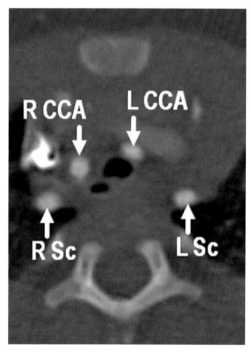

图 4.38　主动脉弓上方的轴向 MIP 图显示右侧颈总动脉（R CCA）和左侧颈总动脉（LCCA）和右侧锁骨下动脉（RSc）和左侧锁骨下动脉（LSc）以及位于动脉之间的充满气的食管和气管。

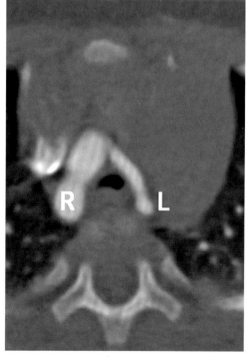

图 4.39　MIP 图像显示内径不对称的右（R）和左（L）主动脉弓。

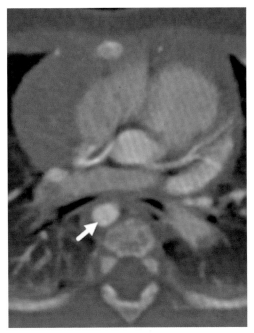

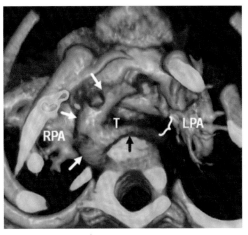

图 4.42　除了肺静脉异常引流（未显示）外，该患者还有右主动脉弓（白色箭头所示）和异常起源和走行的右锁骨下动脉（黑色箭头所示）。通过这种解剖学，从左肺动脉（LPA）延伸至锁骨下动脉（括号所示）的动脉导管韧带形成完整的血管环。也可见到右肺动脉（RPA）。

图 4.40　在主动脉窦水平，冠状动脉起源清晰可见。降主动脉位于右侧。

当心室祥化发生时，右心室和左心室被一层心肌即室间隔所分隔。室内隔与圆锥相邻，该组织由分离右侧和左侧心室流出道的心球的部分组成。心脏胚胎学的这些细节有助于理解室间隔和心室祥的形成是如何联系在一起的，也许还有助于理解为什么 TGA 出现室间隔缺损和间隔移位。

在大动脉转位中，冠状动脉起源于主动脉窦，其具有相对于肺动脉的异常位置，因此命名不同。位于靠近肺动脉或"面向"肺动脉的主动脉窦称为右窦和左窦。第三窦，即位于前侧和外侧并且不邻近肺动脉的窦被标记为无冠窦。在心脏 CTA 检查报告中重要的是要记录冠状动脉的位置，因为这一重要发现可能会改变如何进行动脉调转手术。

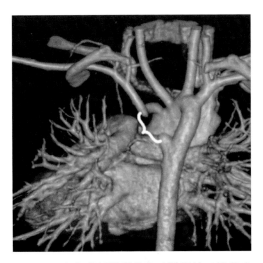

图 4.41　来自背侧投影的主动脉弓的三维重建图像显示左侧弓远段（括号所示）明显不连续。由于该部分没有填充对比剂，血管似乎看起来是不连续的。实际上，左弓的一个闭锁区域是残余的"韧带"，形成完整的血管环。

4.8.1　左旋大动脉转位

左旋大动脉转位（L-TGA）是罕见的先天性心脏畸形（＜1%），其导致心脏心室的位置错位或反位。心室反位（右心室在左心室位置和左心室在右心室位置）导致房室和心室动脉连接不一致，即通常所说的生理性或"先天性"矫正型转位。除非存在额外的心内缺损，否则患者不会出现发绀。无发绀的 L-TGA 患者可能以无症状看似正常的生活方式进入成年。

形态学的左心房位于左侧，通过肺静脉接收氧合血并通过三尖瓣流出，到达位于左侧的形态学的右心室，并将血液通过主动脉瓣泵送至全身循环（左—右—左）。形态学的右心房位于右侧，接受来自上腔静脉和下腔静脉和冠状窦的脱氧全身静脉血，并通过二尖瓣将其排入右侧的形态学左心室，并将其泵入肺部肺动脉瓣（右—左—右）。当发生心室左袢时，主动脉瓣和肺动脉瓣的位置和关系是异常的，主动脉瓣位于肺动脉瓣的前方和左侧，导致心室与大动脉之间的关系不一致。心房和心室的关系也是不一致的。

当心室左袢的患者像正常心脏一样氧合血流和脱氧血流分离，因此"矫正型"或 L-TGA 患者可能存活，有时能很好地进入成年期，而对自己的先天性心脏病一无所知。尽管心腔内流入、流出和动脉血管供应的安排是正常的，右心室是全身泵送室，将血液输送到高阻力体循环动脉床，但这种情况下右心室不能承担的，至少不能长期承担。最初，右心室对这种不匹配的压力的反应为肥大，但随着时间的推移会扩张，最终右心室扩张并最终右心衰竭而不再能够对抗体循环动脉压而泵血。左心室将血液泵送至较低阻力的肺动脉床，长期来看，正常心肌就会退化。血管系统与解剖学的理解同样重要，因为如果诊断延迟或数月甚至数年未被识别，则手术成功缓解或修复 L-TGA 的可能性降低，因为两个心室都以各自的方式衰竭了。退化的左心室通常不能再训练为体循环腔。

4.8.2　临床表现

一例具有 L-TGA 病史的新生儿，在出生后早期超声心动图上未完全确定肺静脉解剖，并且氧饱和度持续下降，接受了心脏 CTA 检查。

4.8.3　病例介绍

参见图 4.43 至图 4.45。

4.8.4　右旋大动脉转位

右旋大动脉转位（D-TGA）也是一种罕见的先天性心脏畸形，但比 L-TGA 更常见，其导致大血管从心脏发出错位。主动脉瓣位于肺动脉瓣的右前侧，与心室关系异常或与心室动脉不一致。主动脉起自右心室，肺动脉起自左心室。右心房和左心房与右心室和左心室具有正常的解剖关系及房室的一致性。患者通常有发绀，最严重的问题是如果没有室间隔缺损血液循环是平行而不混合的。

形态学的左心房位于左侧，通过肺静脉接收含氧血液并通过二尖瓣排出，到达位于左侧的形态学左心室，并将血液通过肺动脉瓣泵送至肺部（左—左—右）。形

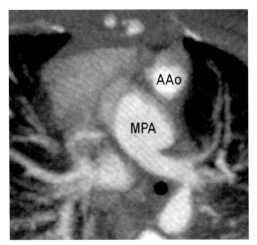

图 4.43　斜轴位图面向近段升主动脉（AAo）和主肺动脉（MPA），用于确认主动脉瓣及肺动脉瓣的相对位置。主动脉瓣位于肺动脉瓣的前部和左侧。

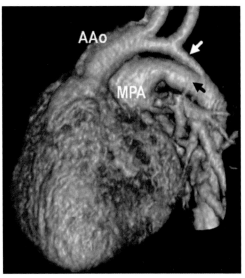

图 4.45　心脏的三维重建图像显示主动脉瓣异常前位，因此可见升主动脉与主肺动脉（MPA）和肺动脉瓣的关系。升主动脉（AAo）和主肺动脉（MPA）彼此平行走行，而不是像正常心脏那样交错。除 L-TGA 外，该患者还有主动脉弓发育不全（白色箭头所示）和大的动脉导管未闭（PDA）（黑色箭头所示）。

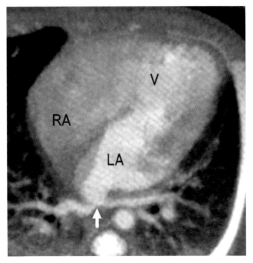

图 4.44　右心房（RA）和左心房（LA）处于正常位置。心室（V）的形态异常；室间隔缺如导致生理性单心室；位于形态学右心室后部的调节束未在图像中显示。肺静脉由狭窄的共汇（箭头所示）进入左心房。虽然是腔室的不相称而不是异常，但这种配置可能会对肺静脉引流造成一定程度的阻碍。

态学的右心房位于右侧，接受来自上下腔静脉和冠状窦的无氧静脉血，并通过三尖瓣将其排出到位于右侧的形态学右心室，然后通过主动脉瓣泵到体循环（右—右—左）。当心室右祥时，主动脉瓣和肺动脉瓣的位置和关系是异常的，主动脉瓣位于肺动脉瓣的前部和左侧，并且心室和大动脉之间关系不一致。心房和心室的关系也是不一致的。

有氧和无氧的血流回流在 D-TGA 患者中是分开并且平行的，而不是连续的，导致氧合血液不断排出供给肺部，无氧血液不断排出供给体循环。很明显，这种情况是无法持续的，因为含氧血液从未到达体循环、大脑及其他器官系统，最终生命是无法持续的。在新生儿中，需要存在房间隔缺损、室间隔缺损或其他分流以允许有氧血液进入体循环。如果不存在，则需要进行干预以产生这种分流，以便维持生命，直至氧合血液流入体循环，直至最终可以进行手术。

4.8.5　经验和教训

经验：①使用斜轴位图像平面准确识别主动脉瓣和肺动脉瓣的位置；②通常，主动脉瓣位于肺动脉瓣的后部并略偏向右侧。在 D-TGA 中，主动脉瓣在前部和右侧；在 L-TGA 中，主动脉瓣在前部和左侧。

教训：①一定要确定相关的心脏异常；在 TGA 患者中常见房间隔缺损、室间隔缺损和右心室双出口（DORV）。②L-TGA 患者可能存活至成年；他们的先天性心脏病可能是因其他原因行胸部 CT 检查时首次被发现。

4.8.6　临床表现

一例产前诊断为 D-TGA 的新生儿不存在发绀。产后超声心动图显示大的继发孔房间隔缺损和多发肌性室间隔缺损。冠状动脉起源在超声图像上没有很好地显示。由于计划行包括冠状动脉再植的动脉切换手术，因此需行心脏 CTA 检查显示冠状动脉起源。

4.8.7　病例介绍

参见图 4.46 至图 4.49。

4.9　法洛四联症

在先天性心脏病中，常常发现一例

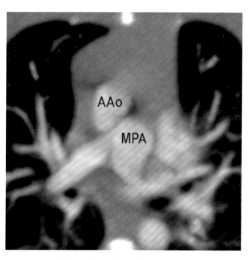

图 4.46　面向近段升主动脉（AAo）和主肺动脉（MPA）的斜轴位图像显示主动脉瓣和肺动脉瓣的相对位置。主动脉瓣位于肺动脉瓣的右前方。

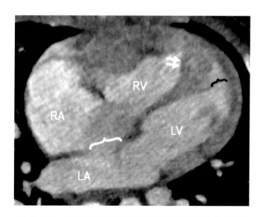

图 4.47　心脏的四腔心视图显示正常右心房（RA）到右心室（RV）和左心房（LA）到左心室（LV）的房室一致性关系。调节束（双箭头所示）是 RV 的一种形态学特征，位于心室前部，提示心室右袢。可见心尖部肌性室间隔缺损（黑色括号所示）和房间隔缺损（白色括号所示）。

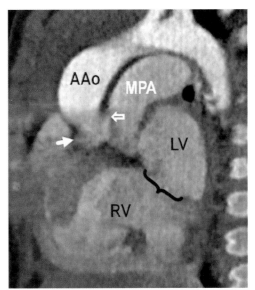

图 4.48　矢状斜位显示升主动脉（AAo）和主肺动脉（MPA）平行走行，而不是像正常心脏那样交叉。心脏底部中间位置的室肌性室间隔缺损（黑色括号所示）位于 LV 和 RV 之间。左冠状动脉的起源（箭头所示）来自主动脉的左侧，无面向窦顶端。右冠状动脉起源于邻近主肺动脉（空心箭头所示）的面向窦。

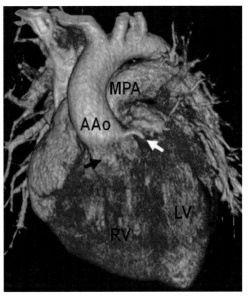

图 4.49　心脏 CT 三维重建图像显示升主动脉（AAo）的前位和左冠状动脉起点（箭头所示），其起源于主动脉的非面向窦。在该图像中未看到来自右主动脉窦的右冠状动脉的起源部位。右侧非正面窦如图所示（黑色箭头所示）。

患者存在一个以上的心脏缺陷。虽然之前由其他人描述过一组 4 个心脏缺陷常同时存在，然而法洛四联症（TOF）是由 Tienne Fallot 于 1888 年命名的 [14]。4 种心脏缺陷通常一起被发现，并且容易理解其因果关系。右室流出道、肺动脉和（或）肺动脉瓣狭窄的发生是在圆锥和动脉干形成和分隔时，由心室流出道的向上和向左位移的流出道间隔而造成。鉴于动脉圆锥和动脉干的异常分裂导致右侧心脏小内径的结构，而左侧结构的内径大于正常。

　　右室流出道的狭窄或完全阻塞可能

介于从肺动脉的轻度到重度狭窄或肺动脉闭锁，并且导致右心室高压和继发性肥大，此为 TOF 中的另一个病变。室间隔缺损是 TOF 的第三个病变，使得高压右心室得以减压。动脉圆锥的不对称分割和较大尺寸的主动脉瓣和升主动脉使这些结构骑跨室间隔缺损，并且从两个心室接收血流，这是 TOF 的第四个组成部分。

　　来自两个心室的混合血液被泵射到主动脉和体循环，故达肺部进行氧合的血液相对减少，导致大多数 TOF 患者的低氧饱和度和发绀。TOF 是最常见的发绀型先天性心脏病（新生儿 3/10 000）。TOF 患者的急性缺氧期是由发绀和晕厥迅速恶化所致,称为"缺氧发作"。

法洛四联症合并肺动脉闭锁是一种严重的变异,其导致侧支循环的形成,通常来自胸降主动脉的体肺侧支大动脉(MAPCA),或起源于动脉导管的肺动脉。与其他的先天性心脏病一样,法洛四联症可能伴有其他心脏畸形:右主动脉弓(25%)、冠状动脉起源或走行异常(10%)以及肺动脉瓣二叶瓣畸形(>50%)。

4.9.1　经验和教训

经验:①可能存在右心室漏斗部、肺动脉瓣、主肺动脉、分支肺动脉和(或)外周肺动脉狭窄;②右心室漏斗部或肺动脉局部狭窄的长度应在报告中描述。

教训:对于肺动脉闭锁患者,支气管动脉可能来自动脉导管或来自降主动脉的 MAPCA。

4.9.2　临床表现

产前超声心动图显示肺动脉弥漫性狭窄后,拟诊 TOF。产后超声证实肺动脉狭窄、升主动脉扩张以及大型室间隔缺损。

4.9.3　病例 4.15

须行心脏 CTA 检查评估主动脉弓和分支肺动脉(图 4.50 至图 4.53)。

4.9.4　病例 4.16

一例产前诊断为 TOF 的新生儿,于出生后不久行胸部 X 线片及超声心动图检查。胸部 X 线片提示主肺动脉较小,这一发现在超声心动图中得以证实。须行心脏 CTA 检查准确评价肺动脉的大小。参见图 4.54 至图 4.57。

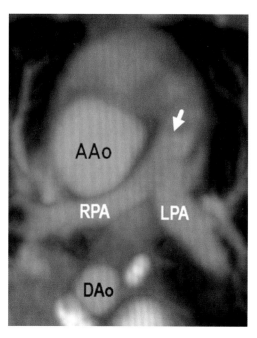

图 4.50　主肺动脉、右肺动脉(RPA)和左肺动脉(LPA)分支的斜轴位视图显示狭窄的肺动脉瓣(箭头所示)以及大内径的升主动脉(AAo)。降主动脉(DAo)位于右侧。

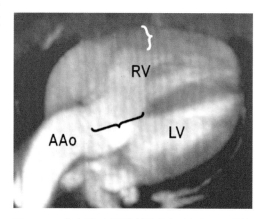

图 4.51　左室流出道的斜轴位视图显示巨大的室间隔缺损(黑色括号所示)、主动脉瓣平面及升主动脉(AAo)骑跨室间隔缺损。右心室(RV)肥大(白色括号所示)导致游离壁增厚,使右心室显得体积大于左心室(LV)。

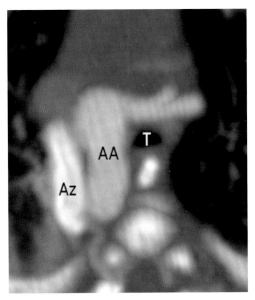

图 4.52 右侧主动脉弓（AA）水平的轴位视图显示主动脉弓位于气管右侧（T）。图中同时可见奇静脉弓（Az）。

4.9.5 病例 4.17

该新生儿出生后行超声心动图检查以研究缺氧的原因。右心室扩大，右肺动脉内径小；未见左肺动脉，但动脉导管开放。须行心脏 CTA 检查以研究左肺动脉的解剖结构。参见图 4.58 至图 4.60。

4.9.5.1 大动脉转位

在大动脉转位中，房室瓣和心室之间的连接是相反的，即主动脉瓣起自右心室，而肺动脉瓣起自左心室。在 TGA 中，主动脉瓣与肺动脉瓣之间的关系或相对位置是异常的，主动脉瓣在左前至右前方之间变动。这种畸形排列确保了主动脉瓣在右旋或 D-TGA 中从右心室前方发出，而在左旋或 L-TGA 中从右心

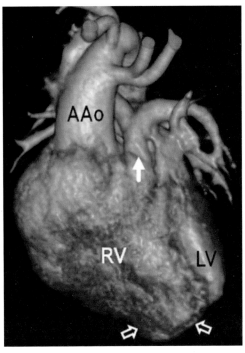

图 4.53 心脏的三维重建图像显示右心室（RV）的漏斗部（箭头所示）的小内径和扩大的右室心尖部（空心箭头所示），这是由于右心室肥大所致。左心室（LV）心尖不如右心室心尖突出。升主动脉（AAo）的口径远大于右室流出道和主肺动脉。

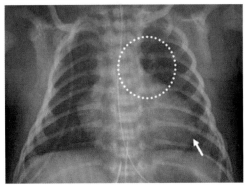

图 4.54 胸部 X 线片显示，由于该患者主肺动脉和左肺动脉的尺寸较小，左心边缘（虚线圆圈所示）没有肺动脉阴影，导致心脏纵隔影左上边界明显凹陷。由于右心室肥大，心尖被"抬起"远离膈肌。

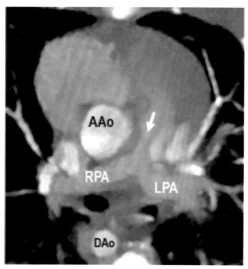

图 4.55　主肺动脉和右肺动脉（RPA）和左肺动脉（LPA）分支的斜轴位视图显示其内径细小。同时标记了右心室漏斗部狭窄（箭头所示）。在具有右主动脉弓的该 TOF 患者，升主动脉（AAo）和降主动脉（DAo）在右侧。

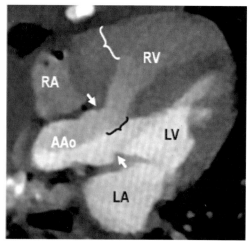

图 4.56　四腔心视图显示了 TOF 的 3 个组成部分：肥大导致右心室（RV）游离壁增厚（白色括号所示），室间隔缺损（VSD）（黑色括号所示），主动脉瓣环（白色箭头所示）骑跨室间隔缺损。其他心腔：左心室（LV）、右心房（RA）和左心房（LA）是正常的。注意到右心室和左心室中乳白的和非乳白色的对比度差异，而后同样对比度的混合血液被射入主动脉。

室后方发出。当存在 VSD 时，肺动脉瓣（在 D-TGA 中）或主动脉瓣（在 L-TGA 中）可以不同程度地骑跨；当＞50% 的瓣膜起自形态学右心室时，除 TGA 外还诊断为 DORV。

4.9.5.2　右心室双出口

右心室双出口（DORV）一词的定义并不仅限于心脏的单个个体或畸形，而也可在具有正常相关的大动脉及转位大动脉、内脏正位或反位的心脏中被发现。DORV 是一种心脏畸形，其中两个房室瓣均部分或完全起源于右心室。在DORV 中心底部的漏斗间隔移位或错位导致室间隔缺损，允许其中一个心室大动脉瓣在不同程度上骑跨室间隔缺损；

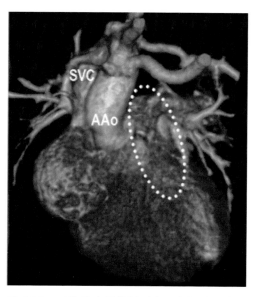

图 4.57　三维重建图像显示右心室漏斗部狭窄（点状椭圆所示）。升主动脉（AAo）位于右侧，紧邻上腔静脉（SVC）。

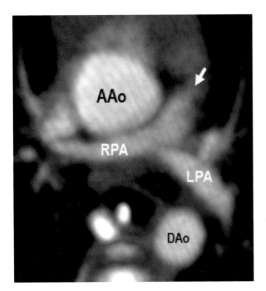

图 4.58　上纵隔轴位图显示小内径的主肺动脉（箭头所示）和右肺动脉（RPA）。降主动脉（DAo）位于左侧,血管内径比升主动脉（AAo）小得多。左肺动脉（LPA）也是小内径的。左肺动脉腔中的对比度类似于主动脉腔中对比剂密度,而比右肺动脉中的对比度高。主肺动脉末端延续为右肺动脉,不与左肺动脉相连。

如果超过 50% 的瓣膜起自右心室而非左心室,则适用 DORV 一词。VSD 可以是主动脉下（主动脉瓣下方）、肺动脉下（肺动脉瓣下方）、双动脉下（主动脉瓣和肺动脉瓣下方）或远离型（远离主动脉瓣和肺动脉瓣）。

DORV 最常见的心脏畸形谱包括法洛四联症、Taussig–Bing 畸形和大动脉转位。在每个病例中,主动脉瓣和肺动脉瓣的位置都需要注意。当主动脉瓣和肺动脉瓣位置异常时,如 Taussig–Bing 畸形和大动脉转位的主动脉 - 二尖瓣关系（通常是连续性的）也可能是异常的。

4.9.5.3　Taussig–Bing 畸形

Taussig–Bing 畸形（主动脉瓣位于右侧并与肺动脉瓣平行排列）可能是一种

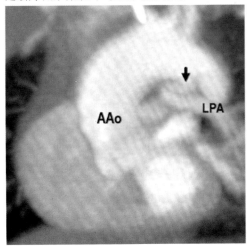

图 4.59　升主动脉（AAo）和主动脉弓的斜轴位视图显示了动脉导管未闭（PDA）的起源（箭头所示）和延续为左肺动脉（LPA）血管的迂曲走行。这解释了图 4.59 中 LPA 对比剂密度的差异,因为左肺动脉血液是通过 PDA 来自主动脉。

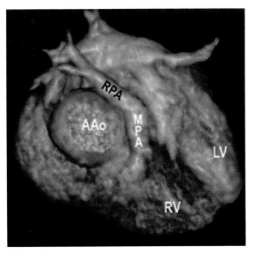

图 4.60　心脏的三维重建图像显示弥漫性主肺动脉（MPA）和右肺动脉（RPA）狭窄。已移除主动脉弓和降主动脉,以显示左肺动脉非主动脉起源。

特殊形式的 DORV 或 TGA 的变异,但这是有争议的。存在肺动脉瓣下室间隔缺损,且漏斗部间隔同时位于房室瓣和肺动脉瓣的下方。

4.9.6　临床表现

一例新生儿,其母亲在妊娠大约 20 周时除了超声检查外没有进行产前检查,在出生后不久就出现了发绀。

4.9.7　病例 4.18

超声显示法洛四联症、肺动脉瓣和主肺动脉狭窄,右心室肥大、主动脉瓣骑跨在大室间隔缺损。由于主动脉弓显示不佳,并且未发现冠状动脉起源,因此需要进行心脏 CTA 检查。参见图 4.61 至图 4.64。

4.9.8　临床表现

已知患有 D-TGA 的新生儿出生后出现缺氧,氧饱和度为 85%。

4.9.9　病例 4.19

已知该新生儿患有 D-TGA,主动脉瓣和升主动脉起自前部形态学上的右心室,肺动脉瓣和主肺动脉起源于后部大的室间隔缺损上方的形态学上的左心室(图 4.65 至图 4.68)。

产后超声证实了产前的发现,并引起了对主动脉弓发育不良的关注。须行心脏及大血管 CTA 检查。

心底部的短轴图像(房室瓣平面)显示主动脉瓣(白色箭头所示)位于相对于肺动脉瓣位置的前方(黑色箭头所示)(图 4.66)。肺动脉瓣和主肺动脉骑跨室

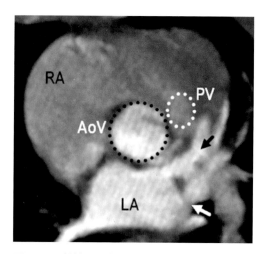

图 4.61　斜轴位图像显示主动脉瓣（AoV）相对于肺动脉瓣（PV）的位置正常,略靠右前方。可以看到右心房（RA）、左心房（LA）和二尖瓣环（MV）的位置（白色箭头所示）。主动脉瓣和二尖瓣瓣环在正常心脏中是直接连续的。左心耳（LAA）（黑色箭头所示）覆盖并部分遮盖二尖瓣环。

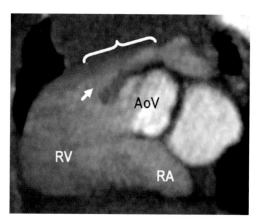

图 4.62　右室流出道（括号所示）弥漫性狭窄,肌壁增厚（RV 肥大）。主动脉瓣的大小（AoV）远大于右室流出道。肺动脉流出道（箭头所示）和主动脉瓣均起自右心室（RV）。

间隔缺损（括号所示）,但与左心室相比更多起自右心室。

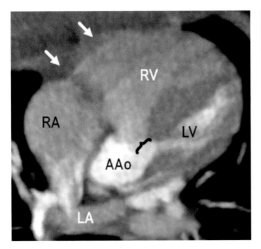

图 4.63 在四腔心视图中,超过 50% 的主动脉瓣和升主动脉(AAo)来自右心室(RV)并覆盖膜部室间隔缺损(VSD)(括号所示)之上。右室的游离壁肥大(箭头所示)。

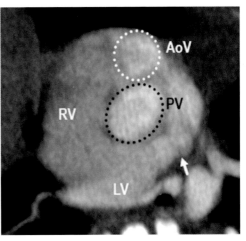

图 4.65 斜轴位图像显示主动脉瓣(AoV)位于肺动脉瓣(PV)前方。

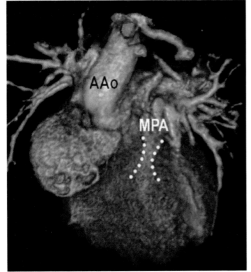

图 4.64 三维重建图像显示 RVOT(虚线)和小内径的主肺动脉(MPA)与大内径的升主动脉(AAo)及其正常的解剖关系。

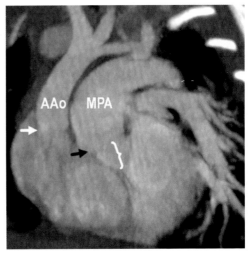

图 4.66 心底部的短轴图像(房室瓣平面)显示主动脉瓣(白色箭头所示)位于相对于肺动脉瓣位置的前方(黑色箭头所示)。升主动脉(AAo)和主肺动脉(MPA)的平行走行。肺动脉瓣和主肺动脉(MPA)骑跨室间隔缺损(括号所示),但与左心室相比更多起自右心室。

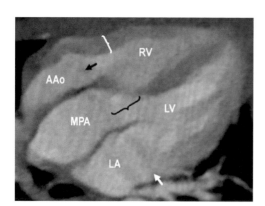

图 4.67 为了显示该心脏的四腔视图,右心房被升主动脉(AAo)和主肺动脉(MPA)遮挡。可见左心房(LA)、左心室(LV)和右心室(RV)。肺动脉瓣骑跨室间隔缺损(黑色括号所示),但与左心室相比更多起自右心室。右心室游离壁和流出道增厚(白色括号所示)。

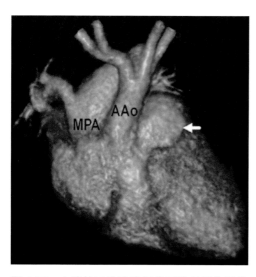

图 4.68 心脏的三维重建图像再次显示位于前方的升主动脉(AAo)。还要注意大动脉是平行的,这是大动脉转位的另一个表现。左心耳(LAA)(箭头所示)覆盖于升主动脉左侧的左心房底部。

主动脉瓣前部(黑色箭头所示)和二尖瓣后部(白色箭头所示)表明它们的环不像正常心脏那样连续。

4.10 肺动脉吊带

当左肺动脉起源异常时,肺动脉吊带现象出现,其起源于右肺动脉近段,而不是起源于主肺动脉,并在气管与食管之间走行。根据吊带的位置,可能存在与气管的分支异常相关的气管狭窄。还存在对食管前部的压迫,在一些患者中,可能是导致语言障碍的原因。

肺动脉吊带两种分型:

(1)1 型:肺动脉吊带不常见且不太复杂的形式,与气管支气管软化相关。吊带的位置通常位于主动脉弓的水平,为 T4~T5。由于左肺动脉在气管后面走行,可能会导致外源性狭窄。

(2)2 型:更常见且更复杂的肺动脉吊带形式,由于存在完整的气管软骨环,常见长段气管狭窄。气管和支气管异常更为广泛;肺动脉吊带位于尾部的 T6~T7 的水平,并且可能涉及支气管以及远段气管。更常见的是其他心血管和肺部畸形,包括右气管支气管、右肺发育不良、永存左上腔静脉和动脉导管未闭。

对比剂充盈血池和空气充满气管支气管树的理想对比成像 CTA 对于肺动脉吊带患者的成像至关重要。

4.10.1 左肺动脉起源异常

左肺动脉的异常起源,导致吊带的形成被认为发生在当左侧第六主动脉弓的发育失败并且左侧肺芽与右侧第六主动脉弓的分支建立连接时。因此,左肺的血管供应来自右肺动脉,并且血管在气管和食管之间走行。

右第六主动脉弓和左肺芽之间的连接可能在气管前面。在这种情况下,左肺动脉的起源是异常的,但是不存在吊带。

4.10.2　完整气管环

气管的软骨环通常是不完全的,环沿着气管的背面中断。这导致了气管前部正常 U 形轮廓和扁平的背表面。

当气管软骨环未中断而是完全环绕气管的管腔时,受影响的节段变窄并且通常呈圆形。而气管和完全软骨环在生长,受影响的节段仍然很小。

4.10.3　临床表现

一例有始终喘鸣和杂音的 3 个月大的幼儿接受了超声心动图检查。发现继发孔型房间隔缺损(ASD),这是杂音产生的原因。 左肺动脉起自右肺动脉。需要 CTA 检查确认肺动脉吊带的解剖结构并确定气管支气管的解剖结构。

4.10.4　病例 4.20

参见图 4.69 至图 4.71。

4.10.5　病例 4.21

一例婴儿在健康体检时发现杂音。超声心动图显示肺动脉起源的异常关系,提出了肺动脉吊带的问题。须行 CTA 检查明确解剖结构(图 4.72)。

左肺动脉(LPA)起源于右肺动脉(RPA)的上表面并向左走行,形成锐角(虚线箭头所示),可能导致体检时听到

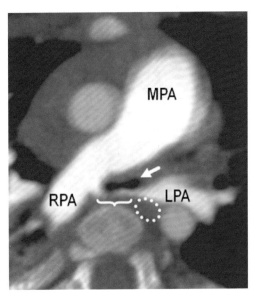

图 4.69　主肺动脉(MPA)和右肺动脉(RPA)内径正常。左肺动脉(LPA)起自右肺动脉,并且当它在气管隆嵴和食管(虚线椭圆所示)之间走行时严重狭窄(括号所示)。在该患者中,脊柱也可能导致近段 LPA 的狭窄。

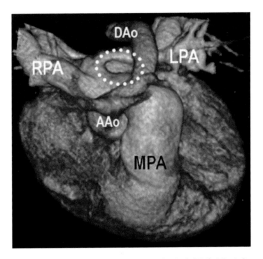

图 4.70　心脏和肺动脉的三维重建图像显示左肺动脉起自右肺动脉。虽然在重建中没有看到,但气管穿过近段 LPA 前方的空间到主动脉弓右侧(虚线椭圆所示)。

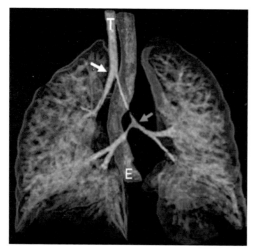

图 4.71　三维重建图像显示气管支气管树和肺组织。气管（T）在主动脉弓水平分叉（白色箭头所示）。右支气管内径正常，但仅供应右上叶。左支气管是弥漫性小内径，第二分叉（红色箭头所示）分为左上叶和下叶以及右中叶和下叶的支气管。图中也可见食管（E）。

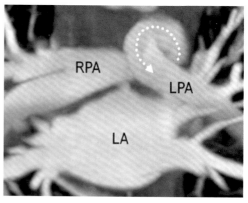

图 4.72　肺动脉分支的斜冠状位 MIP 图像，LPA 异常起源于 RPA，近段 LPA 从右向左迂曲走行。轴向图像显示 LPA 在气管前方行进；因此没有吊带。

杂音。升主动脉和主动脉弓被移除以显示分支肺动脉（图 4.73）。

4.11　房室间隔缺损

当房间隔和室间隔同时发生缺损并影响房室瓣的形成时,这种畸形符合房室隔缺损（AVSD）的范畴。术语"心内膜垫缺损"也用于描述房室间隔缺损。该畸形涉及邻近房室瓣平面的原发隔部分的缺损和接触房室瓣平面的心室侧的膜部室间隔缺损。室间隔肌部也可能不同程度地受累。通常垂直于房间隔和室间隔并且几乎在同一平面内的每个房室瓣——二尖瓣和三尖瓣的瓣环可能是异常的。

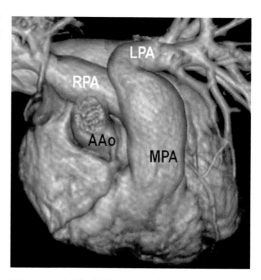

图 4.73　左肺动脉（LPA）起源于右肺动脉（RPA）的上表面并向左走行,形成锐角,可能导致体检时听到杂音。升主动脉（AAo）和主动脉弓被移除以显示分支肺动脉。

在人类胚胎中,新月形的心脏组织形成一个管状结构,其自身折叠（袢化）并分成心房、左心室和心球（右心室）。

在右心室和左心室的分隔之前，一个组织脊，即球室皱襞，将心球与左心室区分开。室间隔由 3 个独立的组织来源——肌部、流入道和流出道构成。间隔的肌部来自心室褶皱的前段，起源于心球，并且向后生长，与仅由心室组织衍生的心室肌部融合。在融合的前部（流出道）和后部（流入道）肌肉室间隔的基部边缘上方是一个空间，即室间孔，当发育中的心内膜垫（流入道）和圆锥动脉干脊（流出道）形成膜部间隔并与肌部间隔组织融合时，该空间关闭。

心内膜垫在房室瓣膜平面上是连续的；来自心内膜垫下的室间隔膜部和心内膜垫上延伸穿过原发孔与房间隔原发隔相结合。继发孔段从心房壁内陷，延伸至与原发隔部并与之重叠。这个重叠部分作为卵圆孔在宫内保持开放，并且大多数在出生后闭合。

房室瓣膜平面和前外侧二尖瓣和三尖瓣隔瓣瓣叶部分源自心内膜垫组织。房室瓣瓣膜的任何一个或两个的瓣膜组织或瓣环的缺陷是多变的，并且可以是对称的（均衡的）或不对称的（不均衡的）。当均衡时，共同的房室瓣膜可能具有同时向右心室和左心室开放的变形瓣膜的外观。或者，不均衡的共同房室瓣可能主要流向右心室（右侧优势型）或左心室（左侧优势型）。

50% 的唐氏综合征婴儿患有先天性心脏病，其中许多患者会出现房室间隔缺损（45%）。

4.11.1　经验和教训

经验：检查短轴（SA）、水平（四腔）和垂直（两腔）长轴的心脏 CT 图像，以准确描述心房间和心室间的间隔缺损。

教训：房室瓣膜平面的短轴视图可能有助于定性二尖瓣和三尖瓣畸形；然而，超声心动图通常更适合描绘瓣膜结构。

4.11.2　临床表现

一例足月新生儿生后伴唐氏综合征面容，但无疑似先天性心脏病。出生后不久，婴儿出现呼吸窘迫。体检发现有明确的杂音；进行胸部 X 线片和超声心动图检查。

4.11.3　病例介绍

参见图 4.74 至图 4.77。

4.11.4　临床表现

一例患有唐氏综合征的新生儿产前诊断为房室间隔缺损。由于怀疑主动脉弓发育不良，她接受了心脏 CTA 检查。

4.11.5　病例 4.22

参见图 4.78 至图 4.81。

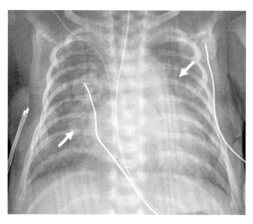

图 4.74 胸部 X 线片显示心脏中度增大,肺血管纹理增多(箭头所示)。超声心动图显示,与右心室比较左心室较小,且有原发孔和继发孔房间隔缺损。主动脉弓不能很好地显示,有动脉导管未闭。怀疑有主动脉缩窄。须行心脏 CTA 评估主动脉弓并测量心室的容积。

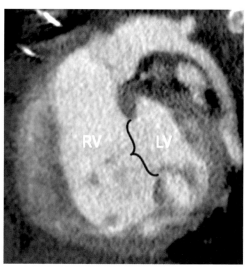

图 4.76 膜部室间隔缺损(黑色括号所示)在心底附近的短轴平面上要大得多,比四腔心视图中更可疑。在该视图中,右心室(RV)和左心室(LV)的不均衡性也是显而易见的。

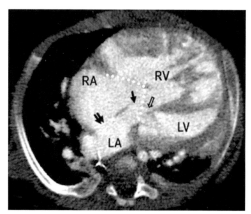

图 4.75 四腔心视图显示扩张和过度小梁化的右心室(RV)和小体积左心室(LV)。室间隔膜部,恰好在房室瓣平面下方,显示存在一个小缺损(空心箭头所示)。可见原发孔型(单箭头所示)和继发孔(双箭头所示)房间隔缺损和膜部(空心箭头所示)室间隔缺损。该患儿房室瓣膜平面(虚线所示)显示该患者的瓣膜主要向右心室开放,为不均衡型房室间隔缺损。

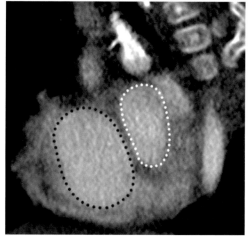

图 4.77 在房室瓣平面水平,二尖瓣环(白色虚线椭圆所示)和三尖瓣环(黑色虚线椭圆所示)表现不均衡,表明患者有不均衡的房室间隔缺损,有右侧优势的瓣膜组件和心室。

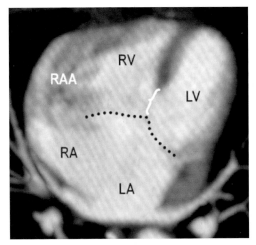

图 4.78　在四腔心视图显示右心室（RV）和左心室（LV）的大小相似，并且房室瓣的平面（虚线所示）向右心室（RV）和左心室（LV）均衡开放。室间隔（括号）的膜部缺损伴随着房间隔的几乎完全缺如。右心房（RA）和左心房（LA）显示大小正常，但右心耳（RAA）扩张。

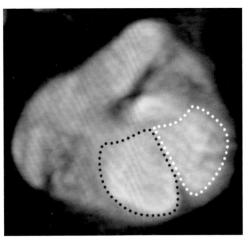

图 4.80　在房室瓣平面的水平，二尖瓣环（白色虚线椭圆所示）和三尖瓣环（黑色虚线椭圆所示）显示均衡性，表明患者有均衡的房室间隔缺损，或共同优势的瓣膜和心室。

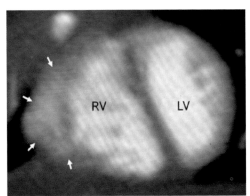

图 4.79　在短轴平面中，右心室（RV）和左心室（LV）均衡性大小，右心耳扩张（箭头所示）覆盖在右心室游离壁上。

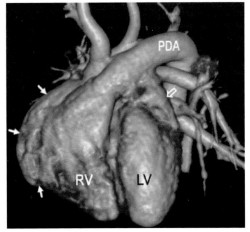

图 4.81　三维重建图像显示右心室（RV）和左心室（LV）的大小相似，右心耳增大（箭头所示）和左心耳（空心箭头所示）。动脉导管（PDA）未闭且内径增宽。

4.12　部分和完全性肺静脉连接异常

异常的肺静脉连接发生在许多不同类型或组合中，导致氧合肺静脉血引流至房间隔的右侧、全身静脉或左心房后面的盲端，而不直接连接到心房。异常静脉可能会流到心脏上方的结构（心上）、心腔（心内）或心脏下方（心下）。

肺静脉的胚胎发育始于主静脉，但退化为共同肺静脉，从原始左心房向肺实质突出，并最终通过 4 条肺静脉连接与实质静脉系统连接至左心房。

4.12.1　完全性肺静脉异常连接

心房形成共同肺静脉的完全失败导致完全肺静脉异常连接（TAPVC）。原始连接肺静脉发育失败的不同程度，使其连接至右侧而不是左心房（心内），心下连接至下腔静脉或门静脉或肝静脉，或最常见的心上连接至上腔静脉或无名静脉。在心上和心下型的 TAPVC 中，肺静脉于左心房后方形成汇合。在心上型 TAPVC 引流至头臂静脉和上腔静脉的垂直方向的静脉走行于左肺动脉前部或后部；这时，至动脉后部及左支气管前肺静脉血流可能梗阻。当左心房后面的肺静脉共汇通过膈肌裂孔向下流出时，最常到达门静脉，较少到达肝静脉或下腔静脉。这种连接也可能发生阻塞（90%），通常在引流静脉穿过膈肌裂孔时。也可能发现心内型、心上型、心下型组合的混合型肺静脉异位连接。

偶尔，肺实质静脉引流途径不足或完全缺乏，导致出生后肺静脉瘀血迅速发作，这与生命不相容。心脏 CTA 对这些临床重症患儿的成像尤其重要，因为该模式的高空间分辨能力有助于定义非常小直径的静脉结构。

4.12.2　部分性肺静脉异常连接

当只有部分肺静脉芽与普通肺静脉和左心房发生正常连接，而其他连接不正常时，造成部分肺静脉异常连接（PAPVC）。最常见的部分肺静脉异常连接形式是将部分或全部右肺静脉引流至上腔静脉。这种异常通常与静脉窦上方的畸形有关。虽然这种类型的缺陷通常称为静脉窦型房间隔缺损，但由于静脉窦不是房间隔的一个组成部分，所以这种术语是不准确的。

全部或部分左肺的部分性肺静脉异常连接也可以通过垂直静脉，或通过冠状窦或房间隔右侧。弯刀综合征包括至下腔静脉的右侧部分性肺静脉异常连接、右肺和肺动脉发育不良、右位心，偶尔也包括右下叶隔离伴有异常的体-肺侧支动脉。

患有 TAPVC 和 PAPVC 的患者经常伴有心内畸形。通过完全型肺静脉异位连接和部分性肺静脉异常连接中的异常肺静脉增加右心血流量。心内分流、房间隔或室间隔缺陷普遍存在，是右心容量超负荷的重要原因。严重和复杂的先天性心脏病、左心发育不良综合征（HLHS）、大动脉转位和法洛四联症也可能伴有肺静脉连接异常。

4.12.3 临床表现

在婴儿体检中发现存在明显杂音的婴儿接受了超声心动图检查,显示肌性VSD 和疑似右肺上叶肺静脉引流异常。须行心脏 CTA 检查明确肺静脉解剖结构。

4.12.4 病例 4.23

参见图 4.82 至图 4.85。

4.12.5 临床表现

该患者在宫内发现上纵隔血管结构出现异常。产后超声心动图证实了这一发现,并显示心上型异常肺静脉引流。须完善心脏 CTA 检查。

4.12.6 病例 4.24

参见图 4.86 和图 4.87。

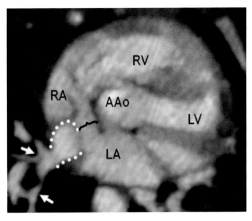

图 4.83 在心房上缘水平的心脏轴位图像显示了静脉窦缺损(括号所示),它通常伴随部分性肺静脉异常连接到上腔静脉。右肺静脉(箭头所示)引流至上腔静脉(虚线轮廓所示)和冠状静脉缺损区域,允许将全身和肺静脉血的混合血分流到心房。注意右心室壁(RV)的增厚可能表示右心负荷过重。

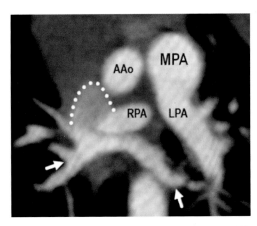

图 4.82 上纵隔轴位图像显示右侧和左侧肺静脉(箭头所示)在肺动脉水平引流至上腔静脉(虚线轮廓所示)(RPA 和 LPA)。对比增强度的差异表明体静脉和肺静脉引流的混合。

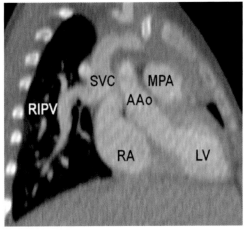

图 4.84 心脏的斜冠状位图像显示右下肺静脉(RIPV)自上腔静脉至右心房(RA)的异常引流的典型表现。如果在报告中提供异常肺静脉与右心房或上腔静脉连接点的尺寸,对外科医生是有帮助的。

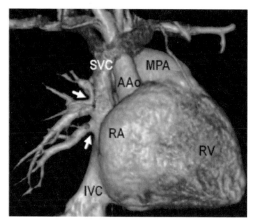

图 4.85 在心脏 CTA 三维重建图像中清楚地描绘了几条无名的右肺静脉引流至上腔静脉的位置。心脏的右侧，特别是右心房（RA），由于血流量增加而扩大。

4.12.7 临床表现

一例新生儿体检发现杂音行超声心动图显示 ASD、右侧肺静脉异位引流和动脉导管未闭。

4.12.8 病例 4.25

参见图 4.88 至图 4.91。

4.12.9 临床表现

产前超声心动图显示肺静脉异位引流和大的 ASD 新生儿接受心脏 CTA 确认解剖结构并确定异常静脉引流的范围。

4.12.10 病例 4.26

参见图 4.92 至图 4.95。

4.12.11 病例 4.27

一例未怀疑先天性心脏病的新生儿 Apgar 评分较差，发绀迅速恶化。超声心

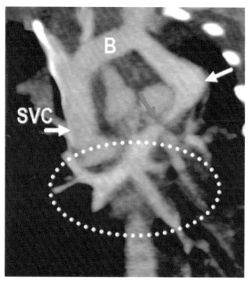

图 4.86 冠状位 MIP 图像显示了异常引流的肺静脉（虚线椭圆所示）向头臂静脉（B）和上腔静脉的心上引流。在垂直静脉的局灶性狭窄（黑色箭头所示）的远段有局部扩张（白色箭头所示）。

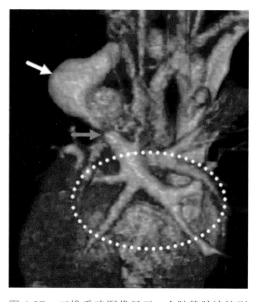

图 4.87 三维重建图像显示 4 个肺静脉连接到左心房后方的连接共汇（虚线椭圆所示）。可以看到垂直静脉的狭窄（红色箭头所示）和远段扩张段（白色箭头所示）。

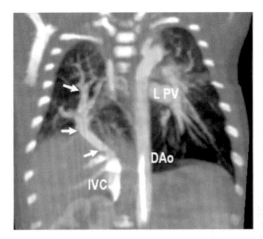

图 4.88　胸部和上腹部的冠状位 MIP 图像显示右肺静脉异常膈下引流至下腔静脉（箭头所示），右胸、肺体积缩小，诊断为弯刀综合征。

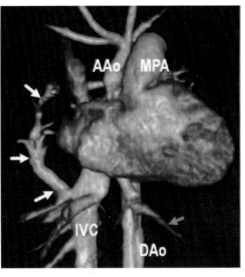

图 4.90　三维重建图像证实弯刀静脉引流右肺静脉（箭头所示）至下腔静脉。左肝静脉（红色箭头所示）引流至下腔静脉和右心房。

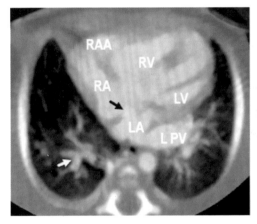

图 4.89　四腔心视图显示无名引流右肺静脉（白色箭头所示）和继发孔型房间隔缺损（黑色箭头所示）。左肺静脉（L PV）共汇扩张，右心房（RA）、右心耳（RAA）和右心室（RV）由于大量血液流入右心而扩张。

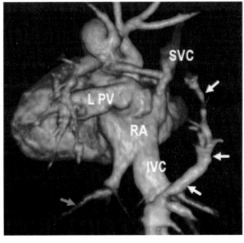

图 4.91　来自后部的三维重建图像再次显示了引流至下腔静脉的弯刀静脉（箭头所示）和单独引流至右心房（RA）的左肝静脉（红色箭头所示）。扩张的左肺静脉汇入右心房上方的左心房。

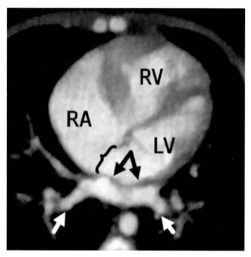

图 4.92　心脏的斜轴位四腔图像显示左右下肺静脉（白色箭头所示）在左心房后方形成汇合，但不与心腔连接（黑色斜角箭头所示）。与左侧腔室相比，右心房（RA）和右心室（RV）明显扩张；还存在较大的继发孔型房间隔缺损（括号所示）。

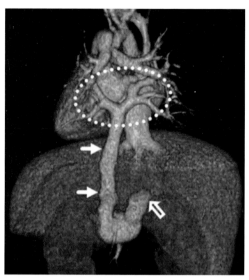

图 4.94　肺静脉解剖结构冠状位三维重建图像显示了来自后部的解剖结构。肺静脉分支在左心房（虚线椭圆所示）后面形成一个小共汇，大内径引流静脉（箭头所示）在隔膜下方延伸到门静脉系统（空心箭头所示）。

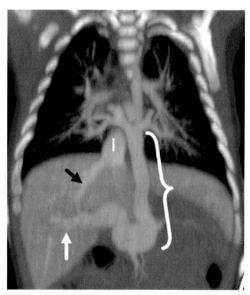

图 4.93　肺静脉引流的斜冠状位图像显示在膈下方延伸到门静脉系统（白色箭头所示）的大内径引流静脉（括号所示）。肝静脉（黑色箭头所示）和下腔静脉（I）部分可见。

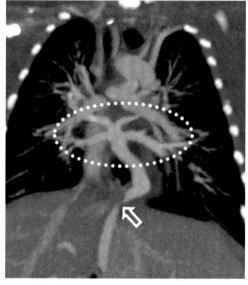

图 4.95　另一例患有心下型 TAPVC 的患者胸部的斜冠状位图像显示了无名引流肺静脉（虚线椭圆所示）在左心房后方形成类似的共汇并单根引流至膈下。在膈肌裂孔处,静脉狭窄（空心箭头所示）。

动图显示肺静脉异位引流和动脉导管未闭。须行心脏 CTA 明确肺静脉解剖。

参见图 4.96 至图 4.98。

4.13　左心发育不良综合征和 Shone 综合征

左心发育畸形定义为一组畸形或发育不全或一个或一组结构的缺失。在新生儿中最常见的两种左心畸形是左心发育不良综合征和 Shone 综合征。

4.13.1　Shone 综合征

Shone 综合征（又名 Shone 畸形和 Shone 综合征），由以其名字命名的医生描述，为一组同时发生的左心发育异常。Shone 综合征的完整形式涉及多个水平的左心阻塞性病变，包括二尖瓣瓣上环、插入乳头肌的腱索异常导致二尖瓣狭

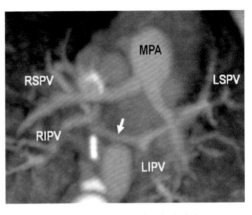

图 4.97　在斜位图像平面中，左右上部（RSPV 和 LSPV）和左右下部（RIPV 和 LIPV）肺静脉引流至位于左心房后方的细小内径的共汇处（箭头所示）。

窄、降落伞样二尖瓣畸形、主动脉瓣下狭窄及主动脉弓缩窄[15]。

部分形式的或 Shone 综合征的多变

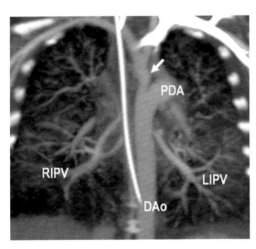

图 4.96　图中可见，极细内径右（RIPV）和左（LIPV）异常肺静脉，并且由于静脉瘀血，肺实质的密度增加。大内径动脉导管未闭（PDA）突出于远段主动脉弓（箭头所示）和降主动脉（DAo）之间；它与肺动脉的连接是在图像平面之外。

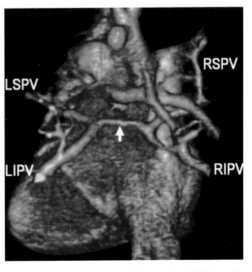

图 4.98　在此三维重建图像中可以看到右上和左上（RSPV 和 LSPV）肺静脉以及右下和左下（RIPV 和 LIPV）肺静脉。静脉流向位于左心房后方的微小口径汇合处（箭头所示）。

表现自 1963 年被描述以来,也被认识到。该定义已经可变地扩展到包括其他二尖瓣和主动脉瓣病变和主动脉瓣上狭窄。

即使对儿童 Shone 综合征的手术技术和治疗手段不断提高,其预后仍然很差。似乎最难治疗的病变是左心房内的二尖瓣瓣上环和二尖瓣狭窄的修复,这与错位和增厚腱索有关[16, 17]。因此,必须尽可能多维度、完整地描述二尖瓣环狭窄的程度,和左心室乳头肌的大小及位置,并且如果可能的话,描述二尖瓣瓣叶和腱索的形态。尽管超声心动图是用于研究心脏瓣膜形态的理想成像模式,而功能 CT 与心脏 MR 常常在确定心脏结构中起着重要作用。

4.13.2　临床表现

患有 Shone 综合征的婴儿可以通过产前超声检查识别,因为主动脉缩窄通常在出生前容易诊断。此外,二尖瓣向左心室流入受限引起 LV 发育不良,导致其小于右心室,这一发现提醒人们注意可能的先天性心脏病和密切的产前和产后随访影像。

有报道称,作为成年人的部分表现的 Shone 综合征很少见[18]。

4.13.3　左心发育不全综合征

在左心发育不全综合征中,所有左侧心脏结构,即左心房、二尖瓣、左心室、主动脉瓣和升主动脉都很小。导致这种复杂形式的先心病的胚胎事件或错误及发育因果关系仍然不确定。从理论上讲,二尖瓣组织发育不良导致重度二尖瓣狭窄或发育不良,引起左心室尺寸小等,主动脉瓣和升主动脉由于血液流入或流过不足而不能正常发育[19]。

右心结构、主动脉弓内径和降主动脉是正常大小,因为这些结构的血流来自体循环并通过动脉导管。根据子宫内卵圆孔未闭和房间隔缺损和(或)室间隔缺损的存在和大小,LA 和 LV 的大小是多变的,介于中度至重度发育不良之间。在宫内,血液流过心房和心室间隔缺损并通过未闭动脉导管,维持大脑、肠道和内脏的氧合血灌注;通过未闭动脉导管的升主动脉中的逆向血流用于灌注冠状动脉,因为通过左心室的顺行血流缺失或严重受限。动脉导管在出生后仍然保持开放是非常必要的,因为其使所有这些重要结构的灌注得以维持。通常使用介入技术扩大限制性房间隔缺损。

4.13.4　病例 4.28

参见图 4.99 至图 4.102。

4.13.5　病例 4.29

根据产前超声检查结果,一例新生男婴产前诊断为 HLHS。出生后,超声图像证实所有相关发现,并且现在怀疑主动脉弓发育不良,须行心脏 CTA。

参见图 4.103 至图 4.106。

4.14　冠状动脉异常起源

来自升主动脉主动脉窦的两条冠状动脉的起源几乎是恒定的,左主干冠状动脉起自左冠窦,右冠状动脉起自右冠窦。

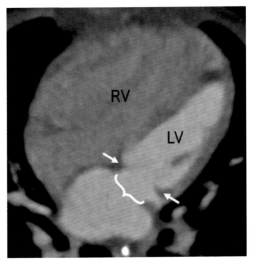

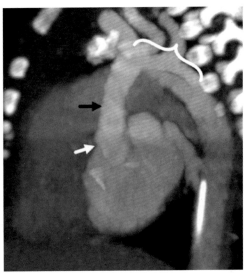

图 4.99 一例产前诊断为先天性心脏病的新生儿因左心室（LV）尺寸较右心室（RV）小而被怀疑患有 Shone 综合征。在心脏 CT 四腔心切面显示左心室（LV）尺寸较右心室（RV）小。在左心房中，在二尖瓣环的正上方增厚的纤维环狭窄（括号所示）。二尖瓣的瓣环位于这个增厚组织下方几毫米处（箭头所示）。

图 4.101 主动脉的"拐杖糖"图像显示主动脉瓣的水平（白色箭头所示）、升主动脉的内径（黑色箭头所示）和主动脉弓的发育不良（括号所示）。

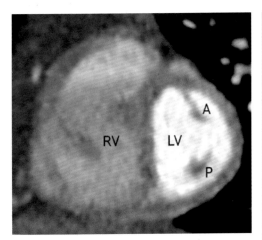

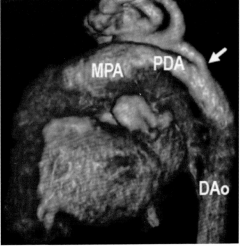

图 4.100 心腔中层水平的短轴平面视图中的 CT 图像证实了左心室（LV）尺寸较右心室（RV）小。前乳头肌（A）和后乳头肌（P）的大小相似，但不对称，前部肌肉的尺寸小。超声显示大部分腱索插入较大的后乳头肌和二尖瓣瓣叶运动异常。

图 4.102 心脏和主动脉的三维重建图像显示主动脉的局灶性缩窄（箭头所示）。主肺动脉（MPA）遮盖了升主动脉，未闭的动脉导管（PDA）内径较发育不良的主动脉内径大。

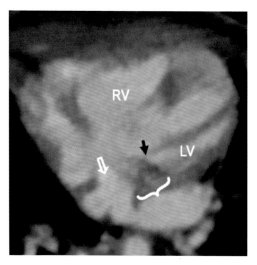

图 4.103　心脏的四腔心视图显示与二尖瓣（括号内）及相关组织的发育不良和非常小的左心室（LV）。小的室间隔缺损（黑色箭头所示），可能是限制性的，导致 LV 发育不良，因为进入 LV 的血流通过这种潜在的分流受到限制。RV 相对较大，但 CT 的体积估算对于出生体重来说是正常的。还存在房间隔缺损（空心箭头所示）。

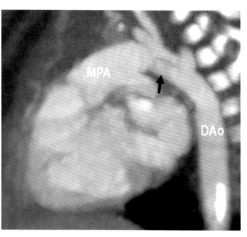

图 4.105　微旋"拐杖糖"图像，可见主肺动脉（MPA）、动脉导管未闭（箭头所示，通常称为导管弓）和 降主动脉（DAo）。

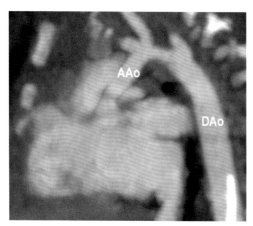

图 4.104　主动脉的矢状斜位"拐杖糖"图像显示了升主动脉（AAo）的内径小并证实了主动脉弓的内径小。降主动脉（DAo）内径正常。主动脉弓发育不全在 HLHS 中并非罕见，因为它通过未闭动脉导管的逆灌足以通过发育不全的升主动脉供给到头臂动脉和冠状动脉。

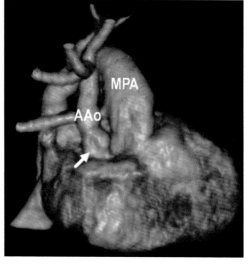

图 4.106　心脏的三维重建视图相比主肺动脉（MPA）更容易看到升主动脉（AAo）发育不全的程度和小尺寸的主动脉瓣（白色箭头所示）。

偶尔,冠状动脉的起源来自非预期的部位,来自右窦的左冠状动脉或来自左窦的右冠状动脉,或左或右冠状动脉来自无冠窦,或发自升主动脉窦上方的管部,或来自肺动脉。当其起源异常时,冠状动脉的近段走行也是异常的,在升主动脉壁内、在升主动脉和主肺动脉之间、在升主动脉和无冠瓣后方、通过右室流出道或通过室间隔的心肌。

伴有冠状动脉起源异常的患者可能无症状地正常生活;它偶见于无症状的成年人或由于其他原因而死亡的患者尸检中。当有症状时,冠状动脉异常的患者可能会出现胸痛、心律失常甚至心源性猝死,可能是由心肌灌注受损所致。

冠状动脉的异常起源可能是孤立的,也可能与其他复杂的先天性心脏病同时发现。据报道,使用超声心动图检查发现儿童冠状动脉异常起源的发生率为 0.17%[20]。然而,报告的冠状动脉异常发生率存在很大差异,这取决于用于诊断的成像模式,在冠状动脉造影中发现1.07% 的冠状动脉异常起源于对侧主动脉窦[21]。冠状动脉的异常起源和走行的发生率也各不相同;左冠状动脉起自右冠窦最常见于有症状的患者和尸检时发现[22]。

在非复杂先天性心脏病的儿童中,一般不会对冠状动脉异常的存在进行检查,因此如果无症状,则无法诊断。尽管在先天性心脏病患者中使用超声心动图确定冠状动脉起源是常规的,但往往很难或无法看到婴儿的小内径动脉,并且声窗在年龄较大的儿童中可能不太理想。心脏 CTA 是确定冠状动脉起源异常的推荐检查。

冠状动脉异常的治疗和治疗必要性存在争议。争议点包括认为走行于 AAo 和 MPA 之间的冠状动脉可能有症状,也可能没有症状;可能只有走行于 AAo(壁内)的有症状而需要治疗。但通常被认为是良性的而不需要干预,如异常冠状动脉走行于壁间而不是壁内,AAo 后面或走行于 RVOT[21]。其干预的时机也存在争议,因为有些人认为,有必要在发现异常情况后尽快进行干预,而另一些人则主张对无症状的幼儿延迟干预。那些主张延迟干预理由是冠状动脉的口径很小,这增加了手术移植的难度和风险,并且幼儿不太可能有症状。似乎更多异常冠状动脉起源于对侧主动脉窦儿童会出现症状,因此需要进行手术或其他干预,以避免 20 岁时由于体育活动的增加,如参加竞技运动导致心源性猝死[23]。

4.14.1　病例 4.30

一例 12 岁男孩在棒球练习时主诉胸痛。他的儿科医生将他转诊给儿科心脏病专家,超声心动图显示正常左冠状动脉起源缺如及其异常起源于右冠窦。左侧近段冠状动脉狭窄。由于疑似冠状动脉,须行冠状动脉的 CTA 检查(图 4.107 至图 4.110)。

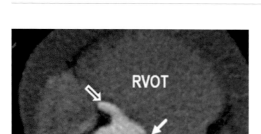

图 4.107　在主动脉窦水平的升主动脉（AAo）的斜轴位 MIP 图像显示冠状动脉起自前右冠状窦的左冠状动脉（箭头所示）和右冠状动脉（空心箭头所示）的近段。左冠状动脉主干近段以相对于 AAo 的锐角起源，并且近段在右室流出道和 AAo 之间走行严重变窄。

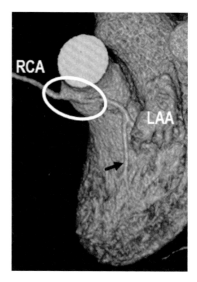

图 4.109　在三维重建图像中显示右、左冠状脉共同起源于右冠窦（椭圆形所示）。左冠状脉分为走行于左心耳（LAA）下方的左旋支和左前降支。LAD 为一短小血管（黑色箭头所示）；没有像通常预期的那样达到左心室心尖部。

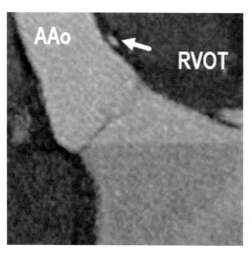

图 4.108　左冠状动脉主干（箭头所示）狭窄，因为它在 AAo 上方走行且成角走行，这表明血管是在壁内，在 AAo 的壁内而不是仅仅在主动脉上走行。该情况被认为是恶性的,常出现症状和导致心源性猝死。

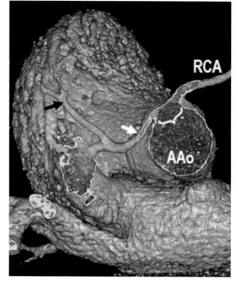

图 4.110　在这个共同冠状动脉起源（括号所示）的三维图像中,可以看到左冠状动脉的锐角起源和近段狭窄（白色箭头所示）。再次看到短 LAD（黑色箭头所示）。

4.14.2　病例 4.31

　　一例 9 岁女孩在跑步时经历了一次晕厥事件。在急诊室进行的超声心动图显示正常的心脏功能和左冠状动脉起源。未见右冠状动脉的起源。在第二次晕厥事件发生两周后，她的儿科医生在咨询了儿科心脏病专家后预约了冠状动脉 CTA（图 4.111 至图 4.113）。

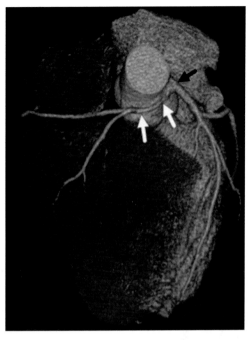

图 4.112　在三维重建图像中，可见异常 RCA 与左冠状动脉共同起源于左冠窦（黑色箭头所示）。近段壁内段走行越过 AAo 时变窄（白色箭头所示）。

4.15　川崎病

　　川崎病是一种特发性系统性血管炎，几乎是幼儿特有的疾病。典型临床表现包括发热、唇舌肿胀（草莓舌）、结膜充血、多形性皮疹、四肢脱屑和颈部淋巴结肿大。

　　川崎病被认为是儿童获得性心脏病的原因。川崎病最严重的并发症是冠状动脉瘤的发展，其在多达 25% 未接受治疗的患者和约 15% 治疗的川崎病患者中得到诊断。随后的冠状动脉闭塞和心肌梗死发生在疾病的急性期以及远期。虽

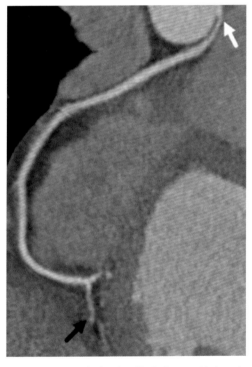

图 4.111　进行低剂量冠状动脉 CTA 检查。右冠状动脉（RCA）的曲面多维重建显示其全程。动脉起源于左冠状窦（白色箭头所示），且近段显示出明显狭窄，其相对于升主动脉以锐角走形。走行至心脏的 RCA 分支是非常小的后降支动脉（PDA）（黑色箭头所示）和一个短的后外侧分支。

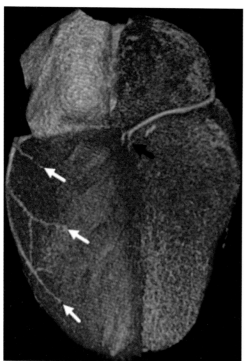

图 4.113　在三维重建图像观察心脏的下表面，表明心外膜冠状动脉的远段分支显示非常短小的 PDA 部分（黑色箭头所示）和较大的 OM 血管供应 LV 的下壁（白色箭头所示）。

然冠状动脉瘤通常不进展，但冠状动脉直径不会恢复正常。因此，需要长期的临床和影像学随访来监测冠状动脉瘤的直径、冠状动脉狭窄的进展和冠状动脉瘤钙化的进展。

4.15.1　经验和教训

经验：冠状动脉 CTA 和 MRI 比超声心动图对冠状动脉瘤的诊断和随访更敏感，特别是在声学窗口可能受限的年龄较大的儿童和成人。

教训：MRI 冠状动脉造影不会显示冠状动脉瘤的钙化程度。

4.15.2　临床表现

一例 4 岁女孩出现发烧和舌头肿胀。她病情恶化，超声显示心脏功能极差。须行冠状动脉 CTA 检查评估冠状动脉通畅和潜在的动脉瘤形成。

4.15.3　病例 4.32

参见图 4.114 至图 4.117。

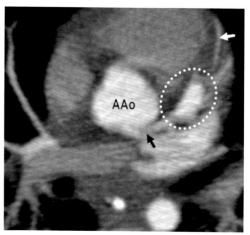

图 4.114　主动脉窦水平升主动脉（AAo）的斜轴位图像显示左冠状动脉的起源（黑色箭头所示）和冠状动脉左前降支近段动脉瘤（虚线椭圆形所示）和动脉瘤远段的正常口径 LAD。

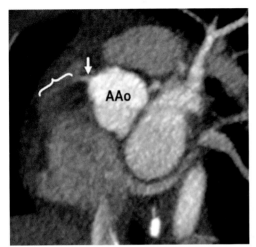

图 4.115　在斜冠状位图中，升主动脉（AAo）显示在心底。右冠状动脉的起源（白色箭头所示）内径非常小，并且血管（括号所示）的近段部分未填充对比剂，表明血管闭塞。

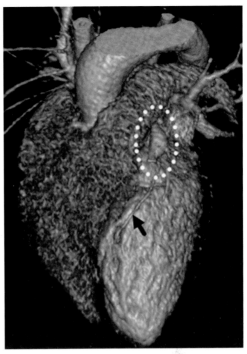

图 4.117　心脏的三维重建图像显示左前降支（LAD）近段动脉瘤（虚线椭圆形所示）和动脉瘤远段的正常口径 LAD。

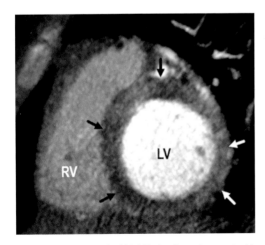

图 4.116　在心底短轴图像中，左心室（LV）的心肌显示不均匀衰减。侧壁（白色箭头所示）是正常的。由于灌注不良和梗死，前壁和间壁（黑色箭头所示）的衰减低于侧壁。

参考文献

1. Minniti S, Visentini S, Procacci C. Congenital anomalies of the venae cavae: embryological origin, imaging features and report of three new variants. Eur Radiol. 2002;12:2040–55.

2. Moller JH, Nakib A, Anderson RC, Edwards JE. Congenital cardiac disease associated with polysplenia. Circulation. 1967;36:789–99.

3. Applegate KE, Goske MJ, Pierce G, Murphy D. Situs revisited: imaging of the heterotaxy syndrome. Radiographics. 1999;19:837–52.

4. Tynan MJ, Becker AE, Macartney FJ, Jimenez MQ, Shinebourne EA, Anderson RH. Nomenclature and classification of congenital heart disease. Br Heart J. 1979;41:544–53.

5. Gittenberger-De Groot AC, Van Ertbruggen I, Moulaert AJ, Harinck E. The ductus arteriosus in the preterm infant: histologic and clinical observations. J Pediatr. 1980;96:88–93.

6. Chuaqui BJ, Piwonka GC, Farro A. Oer den Wandbau des persistierenden Ductus Arteriosus. Virchows Arch (Pathol Anat). 1977;372:315.

7. Schneider DJ, Moore JW. Patent ductus arteriosus. Circulation. 2006;114:1873–82.

8. Moore KL, Persaud TVN. The developing human: clinically oriented embryology. 8th ed. Philadelphia, PA: Saunders.

9. Davies M, Guest PJ. Developmental abnormalities of the great vessels of the thorax and their embryological basis. Br J Radiol. 2003;76:491–502.

10. Miranda JO, Callaghan N, Miller O, Simpson J, Sharland G. Right aortic arch diagnosed antenatally: associations and outcome in 98 fetuses. Heart. https://doi.org/10.1136/heartjnl-2013-304860.

11. Dillman JR, Yarram SG, D'Amico AR, Hernandez RJ. Interrupted aortic arch: spectrum of MRI findings. AJR. 2008;190:1467–74.

12. Dillman JR, Attili AK, Agarwal PP, Dorfman AL, Hernandez RJ, Strouse PJ. Common and uncommon vascular rings and slings: a multi-modality review. Pediatr Radiol. 2011;41:1440–54.

13. Kommerell B. Verlagerung des Ösophagus durch eine abnorm verlaufende Arteria subclavia dextra (Arteria lusoria). Fortschr Geb Roentgenstrahlen. 1936;54:590–5.

14. Fallot ELA. Contribution a l'anatomie pathologique de la maladie bleu (cyanose cardiaque). Mars Med. 1888;25:77–93.

15. Shone JD, Sellers RD, Anderson RC, Adams P, Lillehei CW, Edwards JE. The developmental complex of "parachute mitral valve", supravalvular ring of left atrium, subaortic stenosis and coarctation of aorta. Am J Cardiol. 1963;11:714–25. https://doi.org/10.1016/0002-9149(63)90098-5.

16. Brauner RA, Laks H, Drinkwater DC, Scholl F, McCaffery S. Multiple left heart obstructions (Shone's anomaly) with mitral valve involvement: long-term surgical outcome. Ann Thorac Surg. 1997;64:721–9. https://doi.org/10.1016/s0003-4975(97)00632-2.

17. Brown JW, Ruzmetov M, Vijay P, et al. Operative results and outcomes in children with Shone's anomaly. Ann Thorac Surg. 2005;79:1358–65.

18. Narvencar KPS, Jaques e Costa AK, Patil VP. Shone's complex. JAPI. 2009;57:415–6.

19. Bardo DME, Frankel DG, Applegate KE, Murphy DJ, Saneto RP. Hypoplastic left heart syndrome. Radiographics. 2001;21:705–17.

20. Gumbiene L, Karaluis R. Congenital coronary artery anomalieS in patients with tetralogy of Fallot. Medicina. 2002;38(suppl 1):191–3.

21. Angelini P, Villason S, Chan AV, Diez JG. Normal and anomalous coronary arteries in humans. In: Angelini P, editor. Coronary artery anomalies: a comprehensive approach. Philadelphia: Lippincott Williams & Wilkins; 1999. p. 27–150.

22. Eckart RE, Scoville SL, Campbell CL, Shry EA, Stajduhar KC, Potter RN, Pearse LA, Virmani R. Sudden death in young adults: a 25-year review of autopsies in military recruits. Ann Intern Med. 2004;141:829–34.

23. Mery CM, Lawrence SM, Krishnamurthy R, et al. Anomalous aortic origin of a coronary artery: toward a standardized approach. Semin Thorac Cardiovasc Surg. 2014;26(2):110–22.

推荐阅读

Bailliard F, Anderson RH. Tetralogy of fallot. Orphanet J Rare Dis. 2009;4:2.

Berdon WE. Rings, slings, and other things: Vascular compression of the infant trachea updated from the midcentury to the millennium—the legacy of Robert E. Gross, MD, and Edward B. D. Neuhauser, MD. Radiology. 2000;216:624–32.

Chu WCW, Mok GF, Lam WWM, Yam MC, Sung RYT. Assessment of coronary artery aneurysms in paediatric patients with Kawasaki disease by multidetector row CT angiography: feasibility and comparison with 2D echocardiography. Pediatr Radiol. 2006;36(11):1148–53.

Collett RW, Edwards JE. Persistent truncus arteriosus: a classification according to anatomic types. Surg Clin North Am. 1949;29:1245.

de la Cruz MV, Gimenez-Ribotta M, Saravalli O, Cayre R. The contribution of the inferior endocardial cushion of the atrioventricular canal to cardiac septation and to the development of the atrioventricular valves: study in the chick embryo. Am J Anat. 1983;166:63–72.

Double outlet right ventricle. Texas Heart Institute. http://www.texasheart.org/HIC/Topics/Cond/dorv.cfm. Accessed 31 Oct 2014.

Down syndrome and congenital heart disease. http://pediatrichearthspecialists.com/blog/down-syndrome-and-congenital-heart-disease. Accessed 13 Dec 2014.

Goyal SK, Punnam SR, Verma G, Ruberg FL. Persistent left superior vena cava: a case report and review of literature. Cardiovasc Ultrasound. 2008;6:50.

Han BK, Lesser JR. CT imaging in congenital heart disease: an approach to imaging and interpreting complex lesions after surgical intervention for tetralogy of Fallot, transposition of the great arteries, and single ventricle heart disease. J Cardiovasc Comput Tomogr. 2013;7(6):338–53.

Hovels-Gurich H. Pulmonary venous return anomaly. 2003. http://www.orpha.net/data/patho/GBuk-PVRA.pdf.

Jaggers JJ, Cameron DE, Ungerleider RM. Congenital Heart Surgery Nomenclature and Database Project: transposition of the great arteries. Ann Thorac Surg. 2000;69(3):205–35. https://doi.org/10.1016/S0003-4975(99)01282-5.

Koren G, Lavi S, Rose V, Rowe R. Kawasaki disease: review of risk factors for coronary aneurysms. J Pediatr. 1986;108(3):388–92.

Lapierre C, Déry J, Guérin R, Viremouneix L, Dubois J, Garel L. Segmental approach to imaging of congenital heart disease. RadioGraphics. 2010;30:397–411. https://doi.org/10.1148/rg.302095112.

Newman B, Cho Y. Left pulmonary artery sling—anatomy and imaging. Semin Ultrasound CT MR. 2010;31(2):158–70.

Robida A, Venkatraman B. Anomalous left pulmonary artery without pulmonary artery sling. Heart. 1998;79:521–2.

Rojas CA, Jaimes C, Abbara S. Ventricular septal defects embryology and imaging findings. Thorac Imaging. 2013;28(2):W28–34.

Siegel MJ. Cardiac CTA: congenital heart disease. Pediatr Radiol. 2008;38(Suppl 2):S200–4. https://doi.org/10.1007/s00247-008-0765-5.

Suda KM, Iemura M, Nishiono H, et al. Long-term prognosis of patients with Kawasaki disease complicated by giant coronary aneurysms. Circulation. 2011;123(17):1836–42.

Tan JL, Davlouros PA, McCarthy KP, Gatzoulis MA, Ho SY. Intrinsic histological abnormalities of aortic root and ascending aorta in tetralogy of Fallot. Circulation. 2005;112:961–8.

Transposition of the Great Arteries. http://pedclerk. bsd.uchicago.edu/sites/pedclerk.uchicago.edu/files/uploads/Transposition%20of%20the%20Great%20Arteries.pdf. Accessed 23 Nov 2014

Uehara R, Belay ED. Epidemiology of Kawasaki disease in Asia, Europe, and the Unites States. J Epidemiol. 2012;22(2):79–85.

Van Praagh R, Van Praagh S. The anatomy of common aorticopulmonary trunk (truncus arteriosus communis) and its embryologic implications. Am J Cardiol. 1965;16(3):406–25.

Vyas HV, Greenberg SB, Krishnamurthy RMR. imaging and CT evaluation of congenital pulmonary vein abnormalities in neonates and infants. Radiographics. 2012;32:87–98.

Wenink ACG. Embryology of the ventricular septum separate origin of its components. Virchows Arch [Pathol Anat]. 1981;390:71–9.

Yoo SJ, Thabit O, Lee W, Goo HW. Double outlet right ventricle in your hands. International Medical Image Bank for Congenital Heart Diseases. www.imib-chd.com.

第5章 先天性冠状动脉和其他异常心脏 CTA

Claudio Smuclovisky

5.1 病例1

5.1.1 病史

一例 48 岁女性患者,既往心肌灌注运动试验提示前壁异常。

5.1.2 检查

先天性异常是由于左旋支来源于右冠状窦。左旋支冠状动脉走行于主动脉环和左心房的后方,并继续走向左心房室沟(图 5.1)。

5.1.3 诊断

左冠状动脉先天异常起源于右冠状窦。

5.1.4 讨论

在接受诊断性冠状动脉造影的患者中先天性冠状动脉异常的占 0.3%~1.3%。

C. Smuclovisky, MD, FACC, FSCCT
Department of Radiology, Holy Cross Hospital,
South Florida Medical Imaging Cardiovascular
Institute, Fort Lauderdale, FL, USA
e-mail: smuclovisky@gmail.com

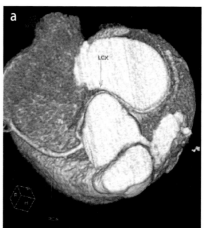

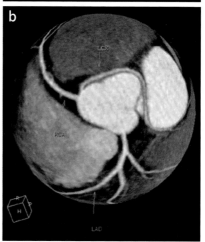

图 5.1 (a)VR 图像显示:LCX,左旋支;RCA,右冠状动脉。(b)三维图像显示:LCX 来源于右冠状窦。LAD,左前降支。

据报道,先天性冠状动脉异常在常规尸体解剖中占1%,在猝死的年轻患者中占4%~15%。因为左旋支冠状动脉沿着主动脉根部和左心房后方走行,所以被认为是良性改变。

5.1.5 经验和教训

这个病例展示的是最常见的先天性冠状动脉异常。

5.2 病例 2

5.2.1 病史

45 岁男性患者,有非典型胸痛病史,并且心肌灌注扫描正常。

5.2.2 检查

先天性异常是右冠状动脉高位起源于左冠状动脉窦（图 5.2）。冠状动脉开

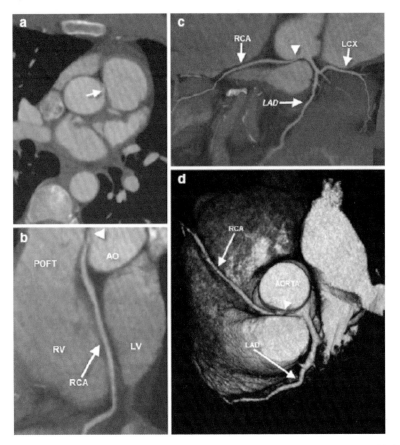

图 5.2 （a）轴位:右冠状动脉高位起源于左冠状动脉窦（箭头所示）,开口处因先天性狭窄,呈锐角。（b）cMPR:右冠状动脉开口及行走通路。AO,主动脉。POFT,肺动脉流出道。RV,右心室。LV,左心室。（c,d）二维及 VR 头位图像:RCA 开口（箭头所示）。

口处因先天性狭窄,呈锐角。右冠状动脉为优势支,部分行走于主动脉和肺动脉之间。

5.2.3　诊断

右冠状动脉先天异常起源于左冠状动脉窦,并行走于动脉间(在肺动脉和主动脉之间)。

5.2.4　讨论

正如在病例 5.5 中所讨论的,这类异常具有重要意义,并且可能有潜在的致命性。治疗先天性冠状动脉异常颇具争论,特别是没有典型的心脏事件或缺血或心肌灌注试验未见异常。该患者拒绝手术,以 β 受体阻滞剂替代治疗。

5.2.5　经验和教训

如果右冠状动脉为非优势,可以不考虑手术修复。

5.3　病例 3

5.3.1　病史

一例 57 岁男性患者被诊断为冠状动脉疾病,并且在最近的冠状动脉造影检查中发现左前降支先天起源异常。

5.3.2　检查

左前降支和右冠状动脉通过共同的通路起源于右冠状窦(图 5.3)。左前降支走行在肺动脉流出道和右心室的前方。

5.3.3　诊断

左前降支先天性异常起源于右冠状窦并向心前区走行,这种异常临床考虑是良性的。CTA 通过前置性心电门控扫描技术获得。

5.3.4　讨论

异常的左前降支起源于右冠状窦有

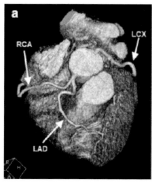
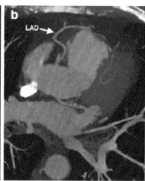
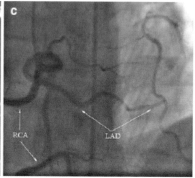

图 5.3　(a, b)VR。轴向 MIP:左前降支起源于右冠状动脉窦,走向心前区。(c)CTA 检查前的右冠状动脉造影。

可能走行于心前区、心后方或动脉间。其中，左前降支走行于动脉间（在肺动脉和主动脉之间）是最容易出现猝死的。

5.3.5　经验和教训

心脏 CTA 是目前研究评估先天性冠状动脉畸形最好的无创检查。它可以方便评估异常动脉的起源、走行和终点，这对冠状动脉造影是一个挑战。PGA 是用于评估此类患者极好的低辐射技术。

5.4　病例 4

5.4.1　病史

一例 43 岁男性患者，既往有非典型胸痛，该患者曾行冠状动脉造影检查，但不能确定病因是否为左主干病变。

5.4.2　检查

左主干先天性异常起源于右冠状窦，左主干走行在主动脉和左心房的后方（图 5.4）。

5.4.3　诊断

左主干先天性异常起源于右冠状窦并向后走行。

5.4.4　讨论

左主干向后方走行被认为是良性变异。

5.4.5　经验和教训

心脏 CTA 是一种优秀的非侵入性检测方法，用于识别和分类先天性冠状动脉异常，但冠状动脉造影很难对其进行评估。

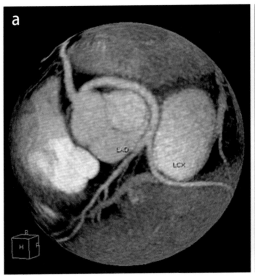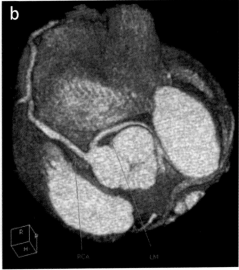

图 5.4　（a）三维图像。左主干起源于右冠状窦。LAD，左前降支。CRX，左旋支。（b）VR。LM，左主干。RCA，右冠状动脉。

5.5　病例 5

5.5.1　病史

　　一例 17 岁男孩踢足球时晕倒被送到医院,考虑心源性休克。冠状动脉造影时不能显影左主干。须行心脏 CTA 进一步进行评估。

5.5.2　检查

　　左冠状动脉主干(图 5.5)异常起源于右冠状窦,左主干有一个异常的开口,并且形成急性成角并行走于动脉间。冠状动脉为左优势型,使情况更加恶化。左室射血分数预估只有 15%,考虑为顿抑心肌。

5.5.3　诊断

　　左主干先天性异常起源于右冠状

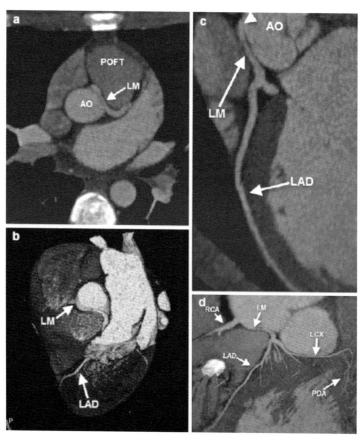

图 5.5　(a,b)轴位 VR:左主干起源于右冠状窦,走行于动脉之间。AO,主动脉。POFT,肺动脉流出道。(c)cMPR:左主干——异常开口(箭头所示)走行于动脉间。(d)二维图像:左主干先天异常起源于右冠状窦。LM,左主干。LAD,左前降支。LCX,左旋支。PDA,后降支。RCA,右冠状动脉。

窦，走行于动脉间。

5.5.4　讨论

这种冠状动脉先天性异常发生猝死率最高。先天冠状动脉异常分为起源异常、走行异常和终点异常。根据这些不同的异常情况，将它们分为良性的或者有潜在致命隐患的。异常开口（经常被称为鱼嘴现象）、急性成角和动脉间走行共同导致了这种潜在的致命隐患。负荷状态下肺动脉压力的增加导致左主干扭曲引起严重的动脉血流减少。此患者遭受急性事件后成功进行了冠状动脉旁路移植术。

5.5.5　经验和教训

已经证明心脏 CTA 对评估先天性冠状动脉起源异常是可靠、准确、无创的，因此应优先考虑。但因心跳较快及对射线的担忧，其对于新生儿和未成年人的应用有限。

5.6　病例 6

5.6.1　病史

一例 46 岁男性患者，主因进行性气短入院。

5.6.2　检查

左主干先天异常起源于肺动脉（图5.6a）。冠状动脉增粗并形成广泛的心外膜和心肌内的分支（图 5.6b）。轻度心脏肥大。

5.6.3　诊断

左主干先天性异常起源于肺动脉（ALCAPA），称为 Bland–White–Garland（BWG）综合征。

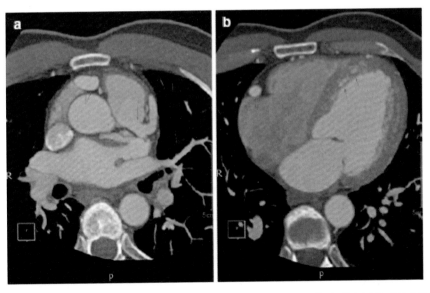

图 5.6　（a）轴位 MIP：左主干先天异常起源于肺动脉（箭头所示）。粗大的右冠状动脉（双箭头所示）。（b）心脏长轴切面：明显增大的间隔支（箭头所示）和右冠状动脉（双箭头所示）。

5.6.4　讨论

　　ALCAPA 是一种非常严重的冠状动脉先天性疾病。未治疗的大约 90% 的婴儿会在出生后的第一年死亡。另外,有极少数的人能够存活到成年。心脏 CT 可以用于确定 ALCAPA,并且显示右冠状动脉和左主干之间的侧支循环,这些侧支循环导致冠状动脉窃血入肺动脉。这是一种慢性缺血性心肌病。需要注意的是右冠状动脉明显增粗并且逆行供应左主干供血范围。

5.6.5　经验和教训

　　由于较高的发病率和死亡率,所以正确地识别和分类先天性冠状动脉异常非常重要。

5.7　病例 7

5.7.1　病史

　　一例 71 岁男性患者因气短就诊。

5.7.2　检查

　　右冠状动脉异常起源于肺动脉（图5.7a）,冠状动脉增粗并且形成心外膜和心肌内的侧支循环（图 5.7b）。

5.7.3　诊断

　　右冠状动脉起源于肺动脉,具有潜在的致命隐患。

5.7.4　讨论

　　此类患者存在慢性心肌缺血,很显然右冠状动脉的密度比相邻的肺动脉密度高,这是因为分流和侧支循环形成的

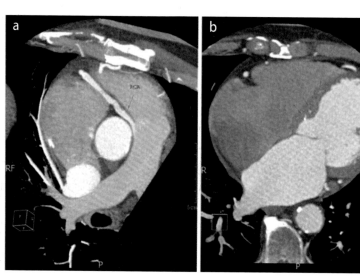

图 5.7 （a）斜轴位 MIP：右冠状动脉起源于肺动脉（箭头所示）。（b）心脏长轴切面：明显增大的间隔支（箭头所示）。

逆向血流。间隔支增大（图 5.7b）。

5.7.5　经验和教训

先天性冠状动脉异常发生在冠状动脉扩大之前,并且没有动脉粥样硬化。值得注意的是,这类患者可能终身临床情况都是稳定的。

5.8　病例 8

5.8.1　病史

一例 84 岁女性患者因间断气短来院,既往运动试验结果异常。

5.8.2　检查

左主干先天性异常起源于后方的无冠窦（图 5.8）。血管为多支血管的非阻塞性疾病。

5.8.3　诊断

左主干异常起源于无冠窦。

5.8.4　讨论

左主干先天异常起源于后方的无冠窦是非常少见的,以前只在极少数人群中发现。这类异常多发生在没有症状的患者。因为这种先天异常发生率极低,

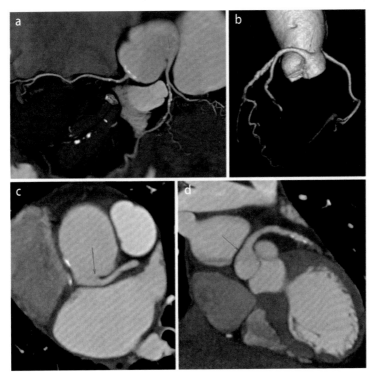

图 5.8　（a）二维图像:左主干先天异常起源于后方无冠窦（箭头所示）。（b）三维 VR 血管树:左主干（箭头所示）。（c,d）轴位和斜冠状位显示左主干开口（箭头所示）。

所以它的自然病史和不良事件的风险并未被了解。

这个病例认为是良性异常，因为该患者高龄且先前没有心脏事件发生。另外，该患者风险较低是因为左主干起源于后方，且开口处血管直径正常，没有形成急性成角。

5.8.5 经验和教训

为了诊断和确定与临床相关的先天冠状动脉异常，我们需要仔细观察血管的起源、走行、优势度和形态。

5.9 病例 9

5.9.1 病史

一例 38 岁男性患者因气短就诊。

5.9.2 检查

这是一种动、静脉畸形，在左前降支和心大静脉之间形成瘘管。左主干和左前降支的近段扩张，同时伴有心大静脉的明显扩张（图 5.9）。

5.9.3 诊断

冠状动、静脉畸形。

5.9.4 讨论

在全部先天性异常的患者中，这种异常的发生率大约为 0.002%。此类患者多会出现充血性心力衰竭、心肌缺血的症状，或出现猝死。

5.9.5 经验和教训

心脏内扩大的血管是动、静脉瘘的主要表现，次要表现是扩大的心腔、动脉及静脉密度相似、胸主动脉缩小和肺动脉主干的扩大。

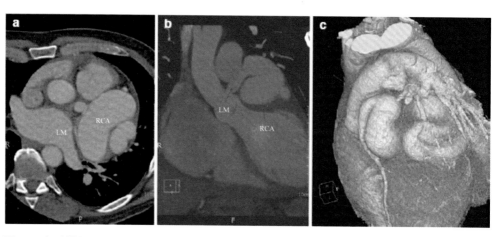

图 5.9 （a）轴位：左主干和心大静脉扩张。LM，左主干。GCV，心大静脉。（b）冠状位：扩张的 LM。（c）VR：动、静脉瘘（箭头所示）。

5.10　病例 10

5.10.1　病史

一例 57 岁无症状男性患者,既往发现血脂异常。

5.10.2　检查

左主干内轻微钙化斑块病变。左前降支中段一部分走行于心肌内(图5.10)。

5.10.3　诊断

左前降支的中段走行于心肌内(心肌桥),伴轻度冠状动脉疾病。

5.10.4　讨论

大多数冠状动脉都走行于心外膜的表面。偶尔,冠状动脉走行于心肌内。心肌桥是以冠状动脉在心肌组织中走行为特点的先天性异常,通常被发现在左前降支的周围。心肌桥的症状与由于心脏收缩舒张产生冠状动脉内血流动力学异常有关,其严重程度及发生在冠状动脉不同的位置决定了它的危害性。这类患者可能即使没有冠状动脉疾病的危险因素也会出现心绞痛。

5.10.5　经验和教训

不要将心肌桥和冠状动脉的阻塞性

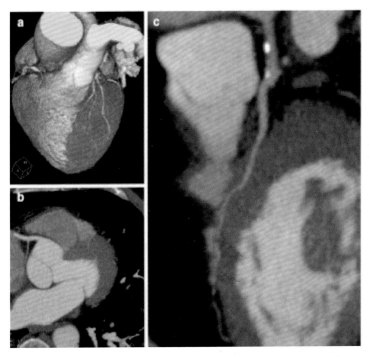

图 5.10 (a)三维图像:左冠状动脉心肌桥(箭头所示)。(b)轴位:左冠状动脉心肌内走行(箭头所示)。(c)cMPR 左冠状动脉走行于心肌内(箭头所示)。

或闭塞性血管相互混淆。典型的心肌桥的心肌内段的直径比近段血管要小。对于需要外科血运重建的阻塞性冠状动脉疾病的患者,较长心肌桥会妨碍左前降支的移植。

5.11　病例 11

5.11.1　病史

一例 45 岁无症状女性患者的随访研究。

5.11.2　检查

右冠状动脉窦瘤样扩张(图 5.11)。

5.11.3　诊断

右冠状窦瘤。

5.11.4　讨论

瓦氏窦瘤是罕见的先天性心脏缺陷,它可能破裂导致心力衰竭和其他灾难性的心脏事件。在所有先天性心脏异常中的发生率为 0.1%~3.5%。如果窦瘤保持不破裂,则偶尔可能由于压迫正常的组织而阻碍冠状动脉的血流。在动脉的压力负荷下,瓦氏窦瘤逐渐扩大并变得脆弱,从而形成动脉瘤。缺乏支撑组织(例如,室间隔缺损)可能导致主动脉窦的不稳定和进行性的变形,同时伴有大动脉的功能不全。

5.11.5　经验和教训

瓦氏窦瘤多发生在右冠状窦(67%~85%),其次是无冠窦,左冠窦瘤不常见。心脏 CTA 是诊断和随访此类疾病患者比较好的无创检查方式。

5.12　病例 12

5.12.1　病史

一例 77 岁男性患者,既往有不典型

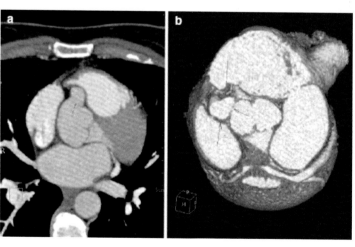

图 5.11　(a)轴位:右冠窦瘤样扩张(箭头所示)。(b)VR:右冠窦瘤样扩张(箭头所示)。

胸痛。

5.12.2 检查

该病例显示的是房间隔上卵圆窝位置一个未闭的小孔(图 5.12)。

5.12.3 诊断

卵圆孔未闭。

5.12.4 讨论

大多数卵圆孔未闭患者是没有症状的。患者多有无原因的卒中或缺血事件。卵圆孔未闭形成了心房结构内潜在的右向左的分流。卵圆孔未闭就是位于卵圆窝的位置开放于第一房间隔和第二房间隔之间的皮瓣出生后一年未闭合。胎儿在子宫内时,胚卵圆孔为右向左分流提供生理性通道。一旦出生后肺循环建立,左心房压力升高,卵圆窝功能关闭。随后在一岁内第一房间隔和第二房间隔结构上关闭。

卵圆孔未闭发生于 10%~15% 的经胸超声心动图检查患者,尸检中发生率为 27%。大多数卵圆孔未闭患者终身无症状,少数出现反常栓塞。脑血管缺血事件可能是由于通过显著的卵圆孔未闭孔道形成的反常栓塞。尽管深静脉血栓和高凝状态可能导致栓塞,但此类反常栓塞多发生在没有危险因素的患者。偏头痛作为先兆症状可能发生在卵圆孔未闭患者中。大约 50% 患有偏头痛的患者发现卵圆孔未闭,而在正常人群的发病率只有 15%~30%。但这两者之间的关系尚未被证实。卵圆孔未闭可能与房间隔瘤和其他心脏先天性异常有关。

5.12.5 经验和教训

卵圆窝小的缺损,伴冗长的房间隔,提示卵圆孔未闭的存在。

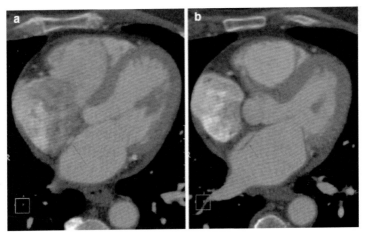

图 5.12 (a)轴位:卵圆孔未闭(箭头所示)。(b)轴位:冗长的房间隔(箭头所示)。

5.13 病例 13

5.13.1 病史

一例 54 岁女性患者,既往有进行性气短。

5.13.2 检查

这是继发孔型房间隔缺损（图 5.13a）,伴右心扩大和心脏肥大。由于左向右的分流导致左右心的对比密度基本相等。肺动脉干扩张（图 5.13b）。

5.13.3 诊断

房间隔缺损。

5.13.4 讨论

房间隔缺损可以通过经皮封堵术修复（图 5.13a）。房间隔缺损分为 4 种类型:最常见的是继发孔型房间隔缺损,这也是相对来说最轻的。继发孔型房间隔缺损发生在卵圆窝,是由于继发第二孔过大或第一房间隔的再吸收或第二房间隔发育不良或以上几种形式相结合而形成。一种变异的继发孔型房间隔缺损可合并有房间隔瘤。

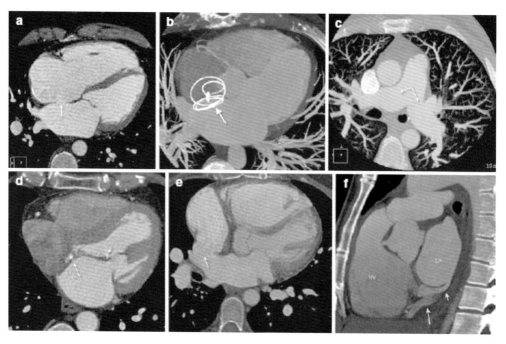

图 5.13 （a）轴位:继发孔型房间隔缺损（箭头所示）。（b）轴位 MIP: ASD 被 35mm 的 Helix 封堵器封闭（箭头所示）。（c）轴位:扩张的肺动脉干（双箭头所示）。（d）轴位:另一例患者,既往外科手术通过心脏涤纶补片修补原发孔型房间隔缺损（长箭头所示）。二尖瓣前叶裂修复后状态（短箭头所示）。（e）轴位:另一例患者的静脉窦型房间隔缺损（箭头所示）。（f）矢状位:另一例患者,冠状静脉窦型房间隔缺损（长箭头所示）,合并异常静脉（短箭头所示）与左心房交联。RV:右心室。LA,左心房。

房间隔缺损的第二种类型为原发孔型房间隔缺损（图 5.13c），这种类型的房间隔缺损是由于心内膜垫未完全闭合伴二尖瓣前叶瓣裂形成。

第三种房间隔缺损为静脉窦型房间隔缺损（图 5.13e）。这种缺损多位于房间隔的后方，靠近上腔静脉，同时伴部分型右肺静脉异位引流。

第四种房间隔缺损是最少见的类型，为冠状静脉窦型房间隔缺损（图 5.13f），或无顶冠状静脉窦型或冠状静脉窦间隔缺损。冠状静脉窦间隔部分缺失，血流由左心房到冠状静脉窦，随后进入右心房。

它可能同时伴永存的左上腔静脉。

5.13.5　经验和教训

房间隔缺损在 CTA 上有时不是很明显，需要仔细检查图片。次要的线索是出现左右心之间对比密度相近的分流、右心室扩大和肺动脉扩张。

5.14　病例 14

5.14.1　病史

一例 64 岁男性患者，有冠心病史，

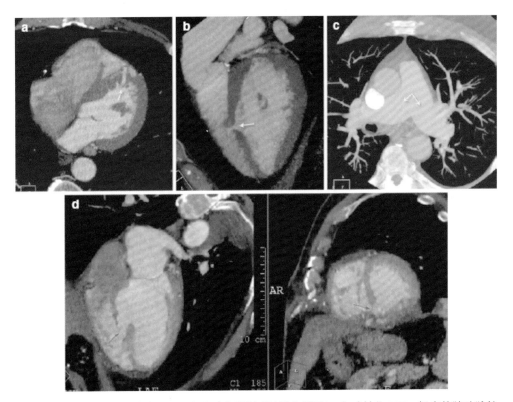

图 5.14　（a,b）轴位、冠状位 MIP：肌部室间隔缺损（箭头所示）。（c）轴位 MIP：轻度的肺动脉扩张（双箭头所示）。（d）急性心肌梗死致室间隔破裂（箭头所示）。(Courtesy of Dr. Robert Quaife, University of Colorado, Denver.)

近期的运动负荷试验提示异常。

5.14.2　检查

这是左右心室之间的小的肌部缺损。伴有主肺动脉的轻度扩张（图 5.14a~c）。

5.14.3　诊断

肌部室间隔缺损。

5.14.4　讨论

小的室间隔缺损以前未被发现，在心脏 CTA 检查时偶然发现。室间隔缺损在先天性心脏异常中占 1/5。通常在儿童时期被诊断。室间隔缺损是指室间隔之间的缺损，它是由肌部和膜部组成。缺损通常根据发生在一个或多个相邻的隔膜而被分类。最常见的缺损发生在膜部，称为膜周型或膜旁型，这种缺损比单纯的膜型缺损要大，并且合并有部分肌肉缺损。

第二种类型完全发生在肌部。如本例所示，为肌小梁缺损，这种肌部缺损可能因为大小、形状和数量而有很大的区别。第三种室间隔缺损多为流出道缺损，通常被定义为干下型、嵴上型、嵴下型等。

室间隔缺损的血流动力学意义主要取决于它的大小和肺血管床的状态而不是缺损的位置。如果是小的分流（通常 < 0.5cm²），一般为限制性的室间隔缺损，此时右心室压力正常。小的室间隔缺损具有高的血流动力阻力，只能允许少量左向右的分流。非限制性类型（通常 > 1.0cm²）具有显著血流动力学意义，可能导致呼吸困难、充血性心力衰竭、心律失常或猝死，或发展为艾森曼格综合征。

获得性的室间隔缺损（图 5.14d）多是由于心肌梗死导致心肌破裂、钝性或穿透性的创伤、原发的心脏感染、原发或继发的肿瘤、心脏浸润性疾病和主动脉夹层。这种情况死亡率极高。

5.14.5　经验和教训

大的和有血流动力学意义的室间隔缺损通常在婴儿时期就被诊断。临床沉默型的室间隔缺损可能在成年后偶然被发现，缺损较小。当在轴位图片中发现局部的左心室心肌致密化不全时，需要警惕室间隔缺损。通过冠状位、矢状位和斜位可以确定血流情况。其他表现包括左右心室相似的对比密度、心腔的扩大和肺动脉的扩张。

5.15　病例 15

5.15.1　病史

一例 77 岁老年男性患者，既往行心脏冠状动脉旁路移植术，最近心肌灌注核素扫描发现异常。

5.15.2　检查

碘对比剂由左臂静脉注射。发现左心房附近有扩张的血管结构，房间隔脂肪瘤样肥大。可见异常起源疾病即 LCX 起源于右冠状窦（图 5.15a）。冠状静脉窦扩张（图 5.15b）。

5.15.3　诊断

永存的左上腔静脉。

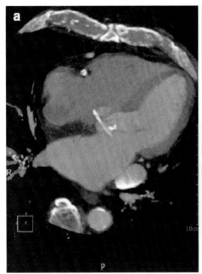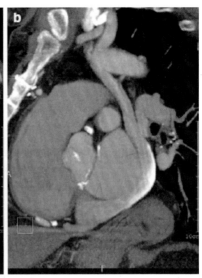

图 5.15　（a）轴位 MIP：左上腔静脉（双箭头所示），异常的左旋支（单个长箭头所示），房间隔脂肪瘤样扩张（短箭头所示）。（b）矢状位 MIP：左上腔静脉（单箭头所示）。扩张的冠状静脉窦（双箭头所示）。

5.15.4　讨论

残存的左上腔静脉也称为双上腔静脉。这是由于左前主静脉和左静脉窦角在妊娠的 24~56 天退化不完全所导致。这也是冠状静脉窦扩张的最常见原因。

残存的左上腔静脉在一般人群的发病率为 0.1%~0.5%，其中 8% 流入左心房。残存左上腔静脉的患者中有 75% 为伴冠状动脉静脉窦型的房间隔缺损，它回流到左心房，通常会合并其他类型的先天性心脏病和内脏异位综合征。

5.15.5　经验和教训

出现冠状静脉窦扩大时，应考虑是否存在永存的左上腔静脉。

5.16　病例 16

5.16.1　病史

一例 43 岁男性患者，由于不典型胸痛到门诊就诊。心电图正常。

5.16.2　检查

这是一个大的单一的动脉干，起源于右冠状窦（图 5.16）。

5.16.3　诊断

先天性单冠状动脉干。

5.16.4　讨论

该病例显示的是一种罕见的先天性冠状动脉异常，一个单一的动脉干灌注整个心肌。

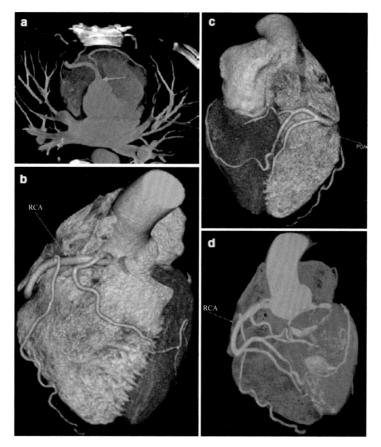

图 5.16　(a)斜位 MIP：单个右侧主干（箭头所示）。(b)VR：前面观。(c)VR：后面观。后降支来源于右冠状窦。(d)冠状动脉树。

5.16.5　经验和教训

由于患者只有一支冠状动脉（所有鸡蛋放在一个篮子里），所以通过风险分级和预防措施去降低患者以后发展为冠心病的概率变得尤为重要。

5.17　病例 17

5.17.1　病史

一例 31 岁男性患者，既往门诊诊断为右位心，通过急诊就诊。

5.17.2　检查

解剖结构上左右心室位置互换，导致解剖结构上房室结构的不一致。同时有一个小的膜部室间隔缺损（图 5.17）。

5.17.3　诊断

先天性纠正型大血管转位伴室间隔缺损。

5.17.4　讨论

先天性纠正型大血管转位是比较罕见的先天性心脏缺损，是胚胎发育过程中主肺动脉隔膜不能旋转 180°导致的房室不协调。实际上，静脉血通过右心房流入左心室（通过二尖瓣），最终通过肺动脉流入肺。富含氧的血液通过肺静脉回流到右心房，再通过右心室进入主动脉形成体循环。而不像先天性大动脉转位的患者需要分流才能生存。这种患者在儿童时期或未成年期症状就已经很明显，症状类似心力衰竭，通常是由于右心室失代偿，因为右心室供应体循环。此外，这种情况下多合并房室传导阻滞和快速心律失常。根据其他相关异常如三尖瓣异常、肺动脉瓣狭窄和（或）室间隔缺损，症状也会有所不同。

5.17.5　经验和教训

在成年人中发现复杂的冠状动脉异常正变得越来越普遍，因为有很多患者

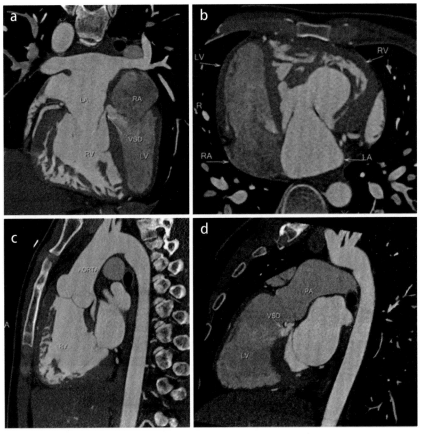

图 5.17　（a）冠状位：右心房流入左心室，左心房流入右心室，供应体循环。室间隔缺损（箭头所示）。（b）轴位。（c，d）矢状位：右心室泵血到主动脉供应体循环，室间隔缺损（箭头所示）。

在他们生命的前 10 年已经接受过矫正手术。因此,全面了解预期的先天性异常和术后表现对准确的诊断和适当的患者管理至关重要。

5.18　病例 18

5.18.1　病史

一例 65 岁女性患者,数周前行二尖瓣置换和三尖瓣修补手术。现患者持续性充血性心力衰竭合并胸腔积液。资深的心脏专家体检时听到明显的心前区咆哮样杂音,建议完善心脏 CTA 检查,排除术后瘘的发生。

5.18.2　检查

图 5.18a 显示心脏手术后一个起搏器导丝和大量胸腔积液。图 5.18b 显示动脉导管未闭。图 5.18c 血管造影证实动脉导管未闭。图 5.18d 显示成功置入了封堵器。由于血流动力学改变导致对比剂显影未达到最佳状态。

5.18.3　诊断

成人动脉导管未闭。

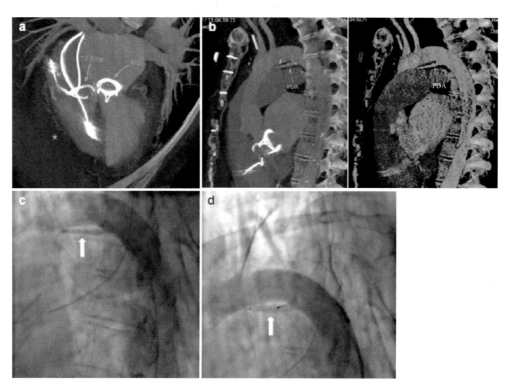

图 5.18　(a)斜冠状位:大量胸腔积液（星标所示）。二尖瓣机械瓣和三尖瓣环（分别标记为 MV 和 TV 环）。(b)MIP 和 VR:动脉导管未闭(PDA)。(c,d)血管造影图。(c)显示动脉导管未闭。(d)显示动脉导管未闭,封堵术后闭合。

5.18.4 讨论

动脉导管未闭是指出生后动脉导管不能闭合的过程。动脉导管未闭形成了一个由肺动脉到主动脉的分流，有效地将胎儿右心室入肺动脉的血流导入降主动脉送往胎盘进行氧合。出生后生理循环压力的变化使血管收缩，动脉导管最终关闭。如果没有及时矫正，尤其是成年人，这种情况可能导致肺血管疾病，对于动脉导管未闭的成年人，建议经皮介入手术。

这个病例值得注意的是，尽管她之前做了两次心脏手术，但 PDA 未被发现，导致术后症状恶化。PDA 经皮封堵后，患者经过及时利尿缓解了症状，并于 3 天后出院。

5.18.5 经验和教训

在复杂的临床情况下，建议扩大 CT 扫描的范围以获得完整的图像评估胸部结构。

5.19 病例 19

5.19.1 病史

一例 65 岁男性患者因非典型胸痛到门诊就诊。

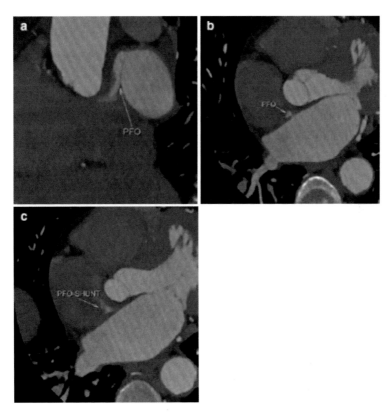

图 5.19 (a)斜冠状位：PFO。(b,c)轴位：PFO。

5.19.2　检查

心脏 CTA 显示多支冠状动脉阻塞，并且存在卵圆孔未闭和少量左向右的分流（图 5.19）。

5.19.3　诊断

卵圆孔未闭。

5.19.4　讨论

房间隔有两种缺损。一种是房间隔缺损，另一种是卵圆孔未闭，卵圆孔未闭位于卵圆窝。卵圆孔未闭在胎儿时期是必要的，并且 75% 在出生后第一次呼吸时关闭[1, 2]。如果卵圆孔持续不关闭，就相当于在卵圆窝的第一房间隔和第二房间隔之间形成了一个类似皮瓣的开口，并且持续到 1 岁。大多数单纯卵圆孔未闭是没有症状的，如果出现症状主要是因为：①原因不明的脑卒中或短暂缺血事件；②偏头痛；③减压病，见于少部分使用水下呼吸装置者；④其他不常见的临床表现。

5.19.5　经验和教训

心脏 CTA 检查时发现房间隔第一隔膜和第二个隔膜的缺损，并且出现左向右的分流时，可以诊断。这与继发孔型房间隔缺损不同，继发孔型房间隔缺损是缺少心房瓣，并且分流的血液直接穿过卵圆窝。

参考文献

1. Mojadidi MK, Christia P, Salamon J, Liebelt J, Zaman T, et al. Patent foramen ovale: unanswered questions. Eur J Intern Med. 2015;26(10):743–51. https://doi.org/10.1016/j.ejim.2015.09.017. Epub 2015 Oct 17.
2. Hagen PT, Scholz DG, Edwards WD. Incidence and size of patent foramen ovale during the first 10 decades of life: an autopsy study of 965 normal hearts. Mayo Clin Proc. 1984;59(1):17–20.

推荐阅读

Bayne EJ, Cronin L. Sinus of Valsalva aneurysm, http://www.emedicine.com/ped/topic2106.htm.

Bhatti S, Hakeem A, Ahmad U, et al. Persistent left superior vena cava (PLSVC) with anomalous left hepatic vein drainage into the right atrium: role of imaging and clinical relevance. Vasc Med. 2007;12(4):319–24.

Cademartiri F, La Grutta L, Malagò R, et al. Prevalence of anatomical variants and coronary anomalies in 543 consecutive patients studied with 64-slice CT coronary angiography. Eur Radiol. 2008;18(4):781–91. Epub 2008 Feb 2.

Cademartiri F, Malagò R, La Grutta L, et al. Coronary variants and anomalies: methodology of visualisation with 64-slice CT and prevalence in 202 consecutive patients. Radiol Med. 2007;112(8):1117–31.

Carr MR. Atrial septal defect, general concepts. http://www.emedicine.com/ped/topic171.htm.

Carr MR, Thapar M, King BR. Atrial septal defect, general concepts. http://www.emedicine.com/ped/topic171.htm.

Castorina S, Mignosa C, Degno S, et al. Demonstration of an anomalous connection between the left coronary artery and the pulmonary artery using a multislice CT 64. Clin Anat. 2008;21(4):319–24.

Crean A. Cardiovascular MR and CT in congenital heart disease. Heart 2007;93(12):1637–1647 (Review).

Dodd JD, Ferencik M, Liberthson RR, et al. Congenital anomalies of coronary artery origin in adults: 64-MDCT appearance. AJR Am J Roentgenol. 2007;188(2):W138–46. (Review).

El-Menyar AA, Das KM, Al-Suwaidi J. Anomalous origin of the three coronary arteries from the right aortic sinus Valsalva: role of MDCT coronary angiography. Int J Cardiovasc Imaging. 2006;22(5):723–9.

Gufler H, Voigtlander T, Nowak B, et al. Left circumflex coronary artery fistula to the superior vena cava: assessment of the exact anatomy by multidetector CT. Clin Res Cardiol. 2008;97(4):272–6.

Hegde AN, Desai SB. Two cases of anomalous origins of left coronary artery with a course between the aortic root and the free standing subpulmonary infundibulum on CT coronary angiography. Interact Cardiovasc Thorac Surg. 2005;4(4):297–8.

Hussain F, Sculte PA. Multimodality imaging of an inter-arterial anomalous left main. Int J Cardiol.

2008;127(3):e134–5.

Kacmaz F, Ozbulbul NI, Alyan O, et al. Imaging of coronary artery anomalies: the role of multidetector computed tomography. Coron Artery Dis. 2008;19(3):203–9.

Kadiyala M, Beasley HS, Dua A. A rare case of anomalous left anterior descending artery with a large interarterial communication: an invasive and CT angiographic study. J Invasive Cardiol. 2007;19(3):E69–72.

Karaca M, Kirilmaz A, Oncel G, et al. Contrast-enhanced 64-slice computed tomography in detection and evaluation of anomalous coronary arteries. Tohoku J Exp Med. 2007;213(3):249–59.

Khositseth A, Siripornpitak S, Pornkul R, et al. Case report: Giant coronary aneurysm caused by Kawasaki disease: follow-up with echocardiography and multidetector CT angiography. Br J Radiol. 2008;81(964):e106–9.

Kim SY, Seo JB, Do KH, et al. Coronary artery anomalies: classification and ECG-gated multi-detector row CT findings with angiographic correlation. Radiographics. 2006;26(2):317–33; discussion 333–334 (Review).

Kim YJ, Hur J, Choe KO, et al. Interatrial shunt detected in coronary computed tomography angiography: differential features of a patent foramen ovale and an atrial septal defect. J Comput Assist Tomogr. 2008;32(5):663–7.

Ko SM, Choi JS, Nam CW, et al. Incidence and clinical significance of myocardial bridging with ECG-gated 16-row MDCT coronary angiography. Int J Cardiovasc Imaging. 2008;24(4):445–52.

Kristensen T, Kofoed KF, Helqvist S, et al. Anomalous origin of the left coronary artery from the pulmonary artery (ALCAPA) presenting with ventricular fibrillation in an adult: a case report. J Cardiothorac Surg. 2008;3:33.

Kuo KH, Tiu CM. Coronary CT angiography with reformatting demonstrates a sinus of Valsalva aneurysm. Pediatr Radiol. 2008;38(11):1262.

Lerner CB, Frush DP, Boll DT. Evaluation of a coronary-cameral fistula: benefits of coronary dual-source MDCT angiography in children. Pediatr Radiol. 2008;38(8):874–8.

Leschka S, Koepfli P, Husmann L, et al. Myocardial bridging: depiction rate and morphology at CT coronary angiography—comparison with conventional coronary angiography. Radiology. 2008;246(3):754–62.

Liu CY, Juan CW, Pai YL, et al. Congenital left circumflex coronary artery atresia detected by 64-slice computed tomography: a case report. Kaohsiung J Med Sci. 2007;23(6):313–7.

Love BA, Portman MA. Atrial septal defect, patent foramen ovale. http://www.emedicine.com/ped/topic2494.htm.

Ou P, Iserin F, Vouhe P, et al. Anomalous origin of the left coronary artery from the right aortic sinus: surgery based on diagnosis by 64-slice CT. Eur J Cardiothorac Surg. 2006;29(4):610.

Qamar UR, Khan MU, Umair S, et al. CT angiography images of an anomalous right coronary artery. Int J Cardiol. 2009;132:49–50.

Richard A, Godart F, Brevière GM, et al. Abnormal origin of the left coronary artery from the pulmonary artery: a retrospective study of 36 cases. Arch Mal Coeur Vaiss. 2007;100(5):433–8.

Romaguera R, Paya R, Ridocci F, et al. Ventricular septal defect as casual finding in non-invasive CT-angiography. Eur Heart J. 2008;29(11):1438.

Rommel M, Griffin R, Harrison EE. Coronary anomalies: cardiac CT evaluation of the symptomatic adult athlete. Curr Sports Med Rep. 2007;6(2):85–92. (Review).

Saremi F, Channual S, Raney A, et al. Imaging of patent foramen ovale with 64-section multidetector CT. Radiology. 2008;249(2):483–92. Epub 2008 Sep 9.

Shiga Y, Tsuchiya Y, Yahiro E, et al. Left main coronary trunk connecting into right atrium with an aneurysmal coronary artery fistula. Int J Cardiol. 2008;123(2):e28–30.

Singh Nijjar P, Parameswaran A, Amanullah AM. Evaluation of anomalous aortic origins of the coronaries by 64-slice cardiac computed tomography. Rev Cardiovasc Med. 2007;8(3):175–81.

Srinivasan KG, Gaikwad A, Kannan BR, et al. Congenital coronary artery anomalies: diagnosis with 64 slice multidetector row computed tomography coronary angiography: a single-centre study. J Med Imaging Radiat Oncol. 2008;52(2):148–54.

Utsunomiya D, Nakao K, Yamashita Y. Single coronary artery with spasm. Radiat Med. 2008;26(5):309–12.

Utsunomiya D, Nishiharu T, Urata J, et al. Coronary arterial malformation depicted at multi-slice CT angiography. Int J Cardiovasc Imaging. 2006;22(3–4):547–51.

Waite S, Ng T, Afari A, et al. CT diagnosis of isolated anomalous origin of the RCA arising from the main pulmonary artery. J Thorac Imaging. 2008;23(2):145–7.

Weinstein S, Michler RE. Atrial septal defect, unroofed coronary sinus: surgical perspective. http://www.emedicine.com/ped/topic2815.htm.

Welker M, Salanitri J, Deshpande VS, et al. Coronary artery anomalies diagnosed by magnetic resonance angiography. Australas Radiol. 2006;50(2):114–21. (Review).

Williamson EE, Kirsch J, Araoz PA, et al. ECG-gated cardiac CT angiography using 64-MDCT for detection of patent foramen ovale. AJR Am J Roentgenol. 2008;190(4):929–33.

Zeina AR, Blinder J, Sharif D, et al. Congenital coronary artery anomalies in adults: non-invasive assessment with multidetector CT. Br J Radiol. 2009;82:254–61.

Zeina AR, Odeh M, Blinder J, et al. Myocardial bridge: evaluation on MDCT. AJR Am J Roentgenol. 2007;188(4):1069–73.

Zhang LJ, Lu GM, Guo H, et al. Myocardial bridging on dual-source CT: comparison with conventional coronary angiography. Zhonghua Yi Xue Za Zhi. 2008;88(12):826–9. Chinese.

第6章 心脏 CTA 在冠状动脉疾病中的应用

Claudio Smuclovisky

6.1 病例 6.1

6.1.1 病史

一例 54 岁男性患者,有高脂血症病史。

6.1.2 检查

LAD 近段可见脂肪密度（富脂质核心）的较大非钙化斑块。同时血管正性重构,保持了动脉管腔直径（图 6.1）。

6.1.3 诊断

LAD 近段非钙化斑块,动脉管腔保持正常直径。

6.1.4 讨论

正性重构是向血管外的代偿性重构（Glagov 现象）,动脉管壁向外膨出而管腔内径保持正常。随着斑块进展,在很

长一段时间内不会引起明显的血流动力学改变,所以通常不会引起心绞痛发作。实际上,在斑块面积达到管腔横断面积的 40% 之前,斑块完全不影响管腔。在心脏 CTA 和定量冠状动脉造影上,管腔直径狭窄 50% 以上才引起血流受限。这种正性重构病变形成了大量易损斑块。虽然进展缓慢,但已被血管内超声证实,正性重构更容易引起斑块破裂和急性冠脉综合征,而不是稳定型心绞痛。早期发现疾病的重要性在于通过危险分层对患者进行管理和二级预防治疗。

6.1.5 经验和教训

冠状动脉应该通过薄层扫描（通常 < 0.9mm）、曲面 MPR、血管分析进行检查,以发现早期病变和其他细微异常。最大密度投影法（MIP）和三维容积再现可能掩盖疾病。在可视的冠状动脉造影检查中,重度狭窄指左主干管腔直径狭窄 > 50% 和其他 3 支冠状动脉管腔直径狭窄 > 70%。有可能出现 CTA 和非定量冠状动脉造影结果不符合的情况。

C. Smuclovisky, MD, FACC, FSCCT
Department of Radiology, Holy Cross Hospital,
South Florida Medical Imaging Cardiovascular
Institute, Fort Lauderdale, FL, USA
e-mail: smuclovisky@gmail.com

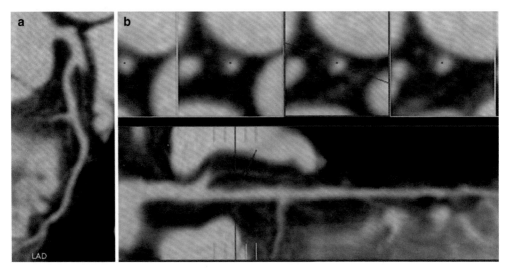

图 6.1 （a）曲面 MPR：左前降支（LAD）可见非钙化斑块（箭头所示）。（b）展开曲面 MPR：LAD 可见非钙化斑块（箭头所示）。

6.2　病例 6.2

6.2.1　病史

患者，女性，72 岁，内科医生，无症状，有 CAD 家族史。检查目的是进行风险评估。

6.2.2　检查

最初的 CTA（图 6.2a，b）提示 RCA 近段混合斑块，估测管腔狭窄 30%。1 年后随访检查发现斑块缩小，钙化加重，管腔狭窄＜ 10%（图 6.2c，d）。5 年后随访检查发现斑块进一步缩小、完全钙化，导致可以忽略的管腔狭窄（图 6.2e）。

6.2.3　诊断

药物保守治疗后 12 个月和 5 年的随访发现 RCA 近段的较大混合斑块明显改善。

6.2.4　讨论

最初检查发现的 RCA 近段较大混合斑块没有引起管腔严重狭窄。但是，因为斑块体积大，且为混合斑块，有破裂的风险。

患者每天服用阿托伐他汀钙 10mg（立普妥，注意：建议应用更高剂量）和阿司匹林 81mg。12 个月随访发现斑块发生明显变化，斑块体积缩小，对管腔浸润减轻，但钙化加重。提示患者对药物治疗有很好的反应。

研究发现，斑块的易损性在病程进展中期最大，在此期间血管壁发生正性重构，管腔保持相对正常直径。心脏 CT 可能用于监测危险因素控制成功或失败，尤其对于高脂血症、CAD 家族史、糖尿病、高血压和吸烟的患者。

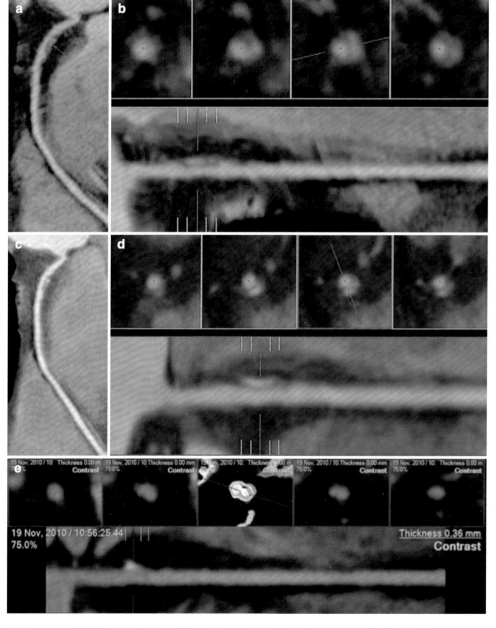

图 6.2　（a）cMPR：右冠状动脉（RCA）可见较大的混合斑块（箭头所示）。（b）展开 cMPR：RCA 混合斑块。（c）12 个月后随访，cMPR：RCA（箭头所示）。（d）12 个月后随访，展开 cMPR：RCA 近段斑块缩小，钙化加重。（e）5 年后随访，展开 cMPR：斑块进一步缩小、完全钙化。

6.2.5　经验和教训

为尽量减小患者的辐射暴露,减少 CT 辐射剂量技术,例如前置性触发扫描(静态调强),可能成为首选方案。

6.3　病例 6.3

6.3.1　病史

患者,女性,54 岁,因不典型胸痛就诊。

6.3.2　检查

LAD 近段非钙化斑块引起血管正性重构,管腔保持相对正常直径。注意动脉管腔的截面(图 6.3)。

6.3.3　诊断

LAD 近段非钙化斑块,动脉管腔正性重构。

6.3.4　讨论

"动脉粥样硬化(atherosclerosis)"一词起源于希腊语,按字面意思可以理解为局部脂质累积(athere,粥)和动脉内膜增厚(sclerosis,硬)。冠状动脉粥样硬化或 CAD 指的是冠状动脉血管壁内的粥样硬化性改变,引起正常血流受损或受阻,从而导致心肌缺血。CAD 是一种进行性炎症性疾病,通常开始于生命的第二个 10 年,临床表现出现在成年后中晚期。动脉粥样硬化病变中脂质和结缔组织的分布决定了它们是稳定斑块还是有破裂、血栓形成和临床后遗症的风险。

动脉粥样硬化的组织病理学:

•Stary Ⅰ 型病变:内皮细胞表达表皮细胞黏附因子 E 选择素和 P 选择素,吸附更多的多形核细胞和单核细胞聚集在内皮下。

• Stary Ⅱ 型病变:巨噬细胞开始吞

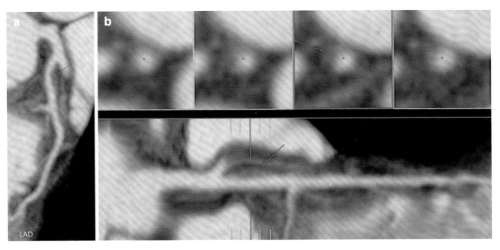

图 6.3 (a)cMPR:左前降支(LAD)非钙化斑块引起动脉管腔正性重构(箭头所示)。(b)展开 cMPR:LAD 非钙化斑块(箭头所示)。

噬大量 LDL(脂质条纹)。

· Stary Ⅲ 型病变:随病程进展,巨噬细胞最终变成泡沫细胞。

· Stary Ⅳ 型病变:脂质渗出到细胞外,并融合形成脂质核心。

· Stary Ⅴ 型病变:平滑肌细胞和成纤维细胞形成,导致内部有柔软的脂质核、外部有纤维帽的纤维粥样硬化。

· Stary Ⅵ 型病变:纤维帽破裂导致血栓形成,引起急性冠脉综合征。

· Stary Ⅶ 型和Ⅷ型病变:随病变稳定形成纤维化(Stary Ⅶ型),最终形成具有大量胶原含量的纤维化斑块(Stary Ⅷ型)。

CTA 已被用于冠状动脉粥样硬化斑块的检测。斑块分为软斑块、纤维钙化和钙化。依据 HU 值,进一步描述斑块的特点如下:

· 血栓:20Hu。

· 脂质:50Hu。

· 纤维:100Hu。

· 钙化:> 300Hu。

HU 值对区分非钙化斑块是不可靠的。此外,根据 CT 检查判断非钙化斑块破裂的可能性尚未建立。

6.3.5 经验和教训

由于斑块的组织学多样性和像素值原因,可能无法区分富含脂质核心和纤维斑块。当非钙化斑块为负性重构时,可以推断是纤维化斑块。基于曲面重建的多平面重组(cMPR)是我们评估动脉粥样硬化疾病的首选技术。三维容积再现和 MIP 技术可能掩盖斑块性质。

6.4 病例 6.4

6.4.1 病史

患者,男性,46 岁,内科医生,因初发不典型胸痛就诊。

6.4.2 检查

LAD 中段可见非钙化斑块,导致血管负性重构和管腔重度狭窄(> 70%)(图 6.4a~c)。此外,LAD 中段可见非阻塞性钙化斑块。

6.4.3 诊断

LAD 中段非钙化斑块,血管负性重构,管腔重度狭窄。

6.4.4 讨论

较少的斑块几乎不引起血管代偿性扩张,动脉粥样硬化持续向血管内进展,逐渐引起管腔狭窄。很多斑块最初导致血管正性重构,逐渐进展到负性重构阶段,导致管腔狭窄。这些斑块可以引起稳定型心绞痛发作。也容易出现斑块破裂和血栓形成。患者需要进行冠状动脉造影检查,在病变处植入支架(图 6.4d,e)。

6.4.5 经验和教训

非钙化斑块导致的管腔重度狭窄,通常是稳定的,并且只影响很短的一段血管。为了不漏掉异常病变,在三维容积再现基础上应用薄层 cMPR 技术有重要意义。

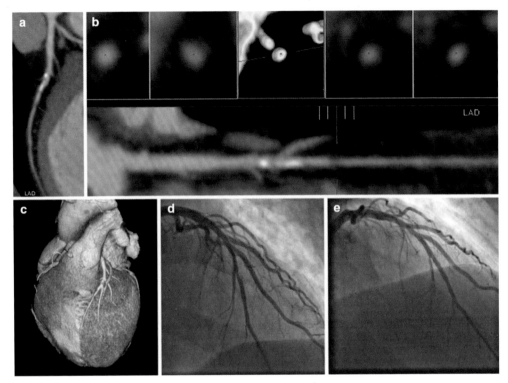

图 6.4 （a）cMPR：左前降支（LAD）中段非钙化斑块，血管负性重构，管腔重度狭窄（箭头所示）。（b）展开 cMPR：LAD 中段非钙化斑块。（c）三维容积再现：LAD 中段（箭头所示）。（d）冠状动脉造影：LAD。（e）冠状动脉造影：支架植入术后。

6.5 病例 6.5

6.5.1 病史

患者，男性，80 岁，因气短进行性加重就诊，否认冠心病史。

6.5.2 检查

左旋支中段可见非钙化斑块，同时存在血管正性和负性重构，管腔重度狭窄（图 6.5a~c）。此外，LAD 中段可见混合斑块，与 D1 开口相邻，导致管腔重度狭窄。LAD 远段到 D2，LAD 上可见钙化斑块和不能确定新旧的血栓，管腔完全闭塞，LAD 远段可见逆向血流（图 6.5d）。第一对角支是一根开口较大的长血管，近段可见混合斑块，也导致了管腔重度狭窄（图 6.5e）。没有证据表明既往发生过心肌梗死。

6.5.3 诊断

LCX 中段非钙化斑块，伴血管正性和负性重构，管腔重度狭窄。LAD 可见血栓影，管腔完全闭塞，可见从侧支循环到 LAD 远段的逆向血流。第一对角支

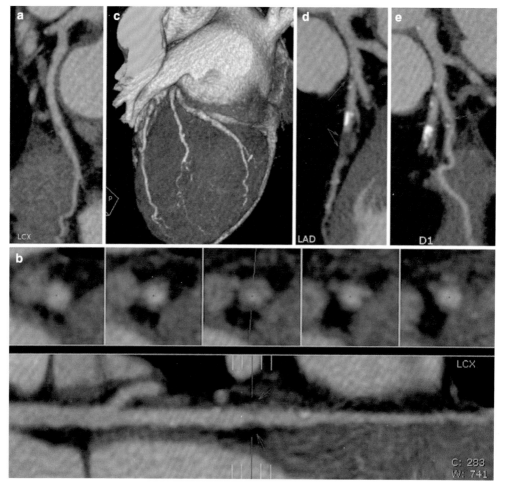

图 6.5 （a）cMPR：左旋支（LCX）中段非钙化斑块，导致血管正性和负性重构，管腔重度狭窄（箭头所示）。（b）展开 cMPR：LCX 中段非钙化斑块（箭头所示）。（c）三维容积再现：LCX 中段（箭头示）。（d）cMPR：LAD。与 D1 开口相邻处重度狭窄（单箭头所示）。LAD 中段可见血栓影，管腔完全闭塞（双箭头所示），LAD 远段可见逆向血流。（e）cMPR：图示 D1 血管近段重度狭窄（箭头所示）。

近段也存在重度狭窄。

6.5.4 讨论

　　该病例描述了动脉血管壁病变进展的典型结果，同时存在正性和负性血管重构，导致管腔重度狭窄。

6.5.5 经验和教训

　　动脉粥样硬化是一种系统性炎症性疾病，在疾病进展的不同阶段通常会出现多种斑块。

6.6　病例 6.6

6.6.1　病史

患者，男性，80 岁，因胸痛 2 周就诊。

6.6.2　检查

RCA 中段可见混合斑块，导致管腔重度狭窄（图 6.6a）。动脉粥样硬化导致血管内膜增生，轴向层面可见"环形征"（图 6.6b）。RCA 近段可见混合斑块，未引起管腔阻塞（图 6.6c）。患者 RCA 接受支架植入治疗，随后给予药物强化治疗。14 个月后随访行 CTA 检查提示 RCA 中段支架影，相邻血管壁的重构减轻，近段斑块软组织成分也减少（图 6.6d）。

6.6.3　诊断

RCA 中段混合斑块，导致管腔重度狭窄。

6.6.4　讨论

引起轻度狭窄的病变斑块可能突然破裂导致血管壁内出血（斑块出血），继

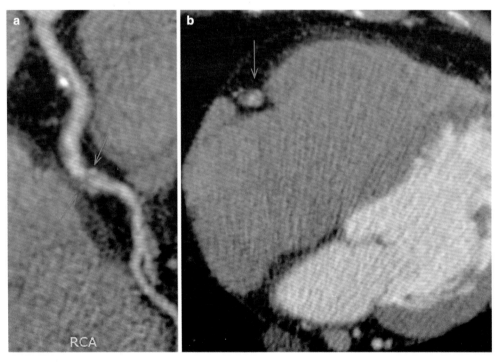

图 6.6　（a）cMPR：RCA 可见混合斑块引起的管腔重度狭窄（箭头所示）。RCA 近段有一个不影响血流的混合斑块。（b）轴位 RCA。混合斑块，伴内膜增生：环形征（箭头所示）。（c）轴位 RCA：病变近段，管腔直径正常（箭头所示）。（d）cMPR：RCA 中段植入支架后 14 个月随访（箭头所示）。（待续）

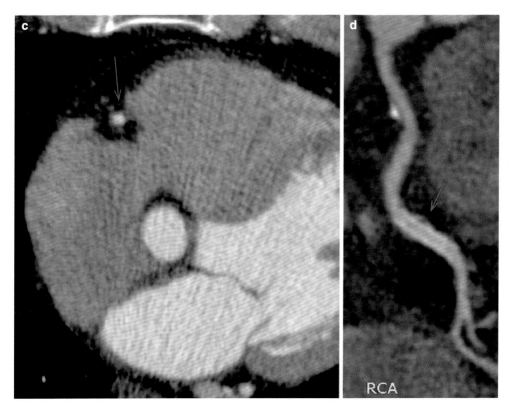

图 6.6　(续)

发血栓形成引起管腔重度狭窄和(或)血管闭塞。血管内皮受损、血管壁对致动脉粥样硬化脂蛋白颗粒的主动摄取、炎症和氧化反应、血栓形成、钙化和出血都是动脉硬化和动脉壁瘢痕形成的原因。

6.6.5　经验和教训

我们观察到很多患者的心脏 CTA 可见环形征。这是典型的混合斑块致动脉粥样硬化表现,是因为壁内出血(急性、亚急性)导致管腔重度狭窄。考虑到这类病变的不稳定性,能够区分动脉粥样硬化的负性重构非常重要。

6.7　病例 6.7

6.7.1　病史

患者,男性,56 岁,内科医生,因 CAD 家族史和在新发运动中胸部不适而就诊。

6.7.2　检查

LAD 全程可见散在分布的混合斑块。LAD 近段非钙化斑块致重度狭窄(图 6.7a~c)。

6.7.3　诊断

LAD 近段非钙化斑块,引起管腔重度狭窄。

6.7.4　讨论

综合检查结果,LAD 近段为巨大非钙化斑块(可能容易破裂)引起重度狭窄,应直接与转诊医生沟通。患者直接从门诊中心被送往医院,接受了随后的冠状动脉造影检查,并于病变部位成功植入支架(图 6.7d, e)。患者反映良好,目前无症状(且非常感谢)。

6.7.5　经验和教训

存在重度狭窄时,分析心脏 CT 结果,应尝试鉴别稳定和潜在引起冠状动脉事件的不稳定病变。随着心脏 CTA 的使用越来越普遍(如在急诊室),其医学和法律意义越来越明显。

6.8　病例 6.8

6.8.1　病史

患者,男性,72 岁,无症状,因心肌灌注扫描发现下壁心肌缺血而就诊。

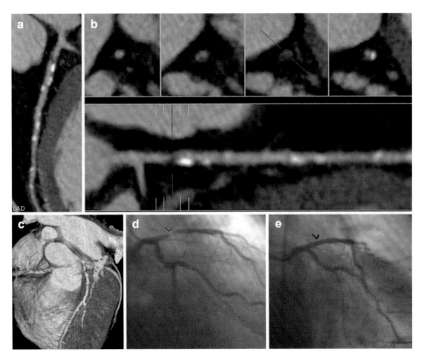

图 6.7　(a)cMPR: LAD。LAD 近段可见软斑块影,导致管腔重度狭窄(箭头所示)。(b)展开 cMPR: LAD。与 6.7a 的结果一致。(c)三维容积再现:LAD 近段(箭头所示)。(d)冠状动脉造影:LAD 近段 99% 狭窄(箭头所示)。(e)冠状动脉造影:LAD 近段植入药物涂层支架,手术结果良好(箭头所示)。

6.8.2 检查

RCA 近段对比剂渗透到血管壁。RCA 中段两处重度狭窄（图 6.8a，b）。

6.8.3 诊断

RCA 近段斑块破裂。

6.8.4 讨论

该病例显示了 RCA 近段内膜上的一条裂隙，并有对比剂渗透，这是典型的斑块破裂表现。这种病变被认为是不稳定的，提示存在导致血栓形成和急性冠脉综合征的潜在风险。患者第二天接受了冠状动脉造影检查，并于 RCA 近中段成功进行球囊扩张后进行药物涂层支架

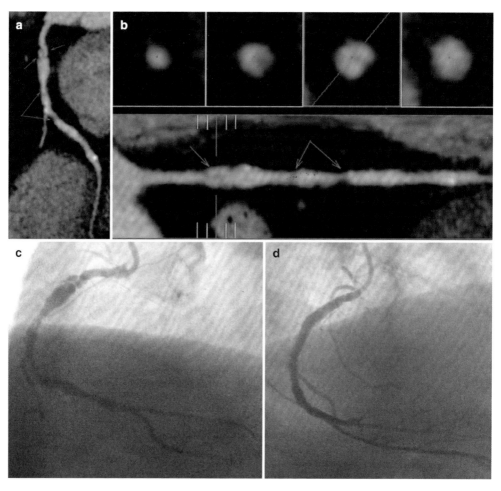

图 6.8 （a，b）cMPR：RCA 近段可见破裂的斑块伴有裂隙，对比剂渗透到血管壁（近段箭头所示）。RCA 远段两处重度狭窄（双箭头所示）。（c）冠状动脉造影。（d）支架植入术后。

植入治疗（图 6.8c,d）。

大部分斑块破裂是由纤维帽破裂引起，纤维帽破裂导致高致凝性的脂质核与血液接触。这种阻塞性斑块称为易损斑块，其软脂质核含量较多，纤维帽较薄，伴有炎性细胞浸润，尤其是在斑块与正常内皮连接部分。纤维帽中胶原蛋白的含量取决于细胞间基质的合成和分解及活化炎症细胞之间的平衡。

6.8.5　经验和教训

为了不遗漏破裂的斑块，建议仔细观察动脉粥样硬化的薄层曲面重建和横断面影像。此外，对于区分混合斑块和裂隙，选择合适的窗口分析亨氏（Hounsfield）密度是非常必要的。三维容积再现和厚的 MIP 影像可能掩盖异常病变。因为病变的不稳定性，立即进行治疗（药物、介入）对预防急性冠脉综合征是非常必要的。

6.9　病例 6.9

6.9.1　病史

患者 57 岁，内科医生，因极限运动中出现轻度胸部不适而就诊。

6.9.2　检查

左主干可见混合斑块，导致管腔重度狭窄。LAD 和 LCX 近段也存在病变（图 6.9）。

6.9.3　诊断

左主干重度狭窄。

6.9.4　讨论

左主干病变的定义是左主干管腔直径狭窄＞50%。通常表现为不稳定型心绞痛，有时伴血流动力学障碍，ECG 可见下壁和前壁导联广泛 ST 段压低，容易发生猝死和大面积心肌梗死，预后不良。首选 CABG 治疗，然而在部分国家通常选择支架植入进行替代治疗。患者接受了诊断性血管成像检查，证实左主干重度狭窄，并接受了旁路移植术。

6.9.5　经验和教训

左主干的起源、长度和直径各不相同。参照 LAD 和 LCX 近段血管直径可能对判断左主干病变程度有帮助。

6.10　病例 6.10

6.10.1　病史

患者，男性，43 岁，有嗜酸性粒细胞增多症和心绞痛病史。

6.10.2　检查

冠状动脉弥漫性扩张伴多处动脉瘤，LAD、RCA、LCX 慢性完全闭塞。左冠状窦也存在一处动脉瘤（图 6.10）。

6.10.3　诊断

Churg-Strauss 综合征。

6.10.4　讨论

Churg-Strauss 综合征是一种系统性血管炎。是由 Churg J 和 Strauss L 医生

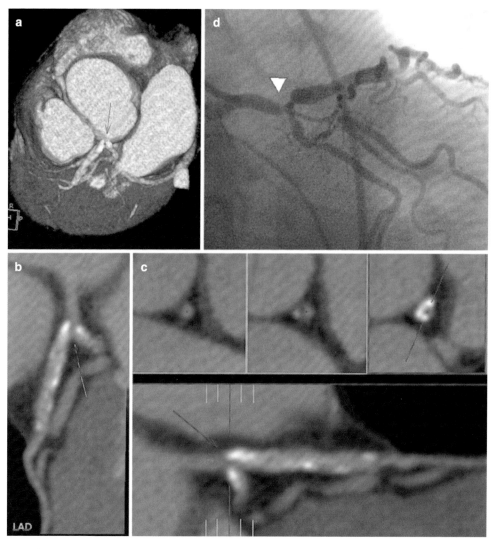

图 6.9 （a）三维容积再现：左主干（LM）狭窄（箭头所示）。（b，c）cMPR：LM-LAD（箭头所示）。（d）冠状动脉造影：证实 LM 狭窄（箭头所示）。

于 1951 年首次描述，其症状包括"哮喘、嗜酸粒细胞增多、发热伴多器官系统血管炎"。Churg-Strauss 综合征与结节性多动脉炎的临床和病例特点有很多相似之处。Churg 和 Strauss 发现，肉芽肿的存在以及嗜酸性粒细胞增高使这种疾病有别于结节性多动脉炎。Churg-Strauss 综合征又称为变应性肉芽肿性血管炎。

血管炎引起冠状动脉病变的机制包括免疫介导的炎症以及纤维组织聚积、平滑肌细胞增殖引起的内膜增厚。也有证据表明，嗜酸性粒细胞受到刺激对心

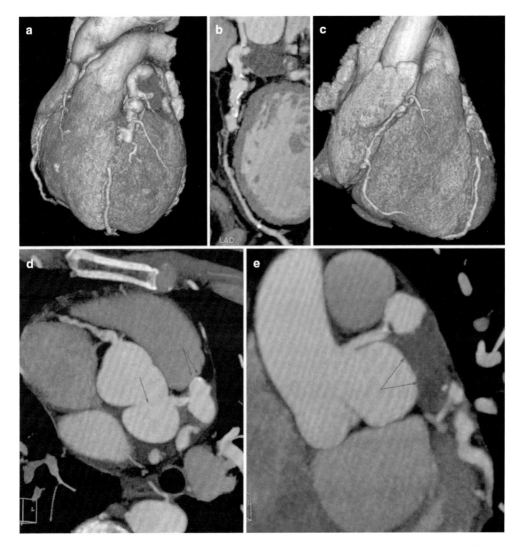

图 6.10 （a, b）左前降支（LAD）瘤样扩张，中段慢性完全闭塞，远段可见逆向血流。（c）三维容积再现：RCA 近段动脉瘤，中段慢性完全闭塞。（d）轴位：左冠状窦（单箭头所示）。LAD 近段动脉瘤（双箭头所示）。（e）冠状位：LCX 近段血栓性动脉瘤（双箭头所示）。（*Courtesy of Dr. Martin H. K. Hoffmann, Ulm, Germany*）

肌细胞和血管壁有直接毒性。瘤样扩张与基质受到破坏有关。影响冠状动脉最显著的血管炎是川崎病。但是，川崎病主要见于儿童，表现为持续数天的发热。通常也有草莓舌、手掌红斑、皮疹、颈部淋巴结肿大。

Churg-Strauss 综合征通常对泼尼松有反应。初始，口服大剂量泼尼松（如口服泼尼松 40~60mg/d）是为了让疾病尽快得到缓解。口服 1 个月左右，在接下来的几个月里逐渐减小这种大剂量泼尼松的剂量。除泼尼松之外,也可以应用其他免疫抑制剂,如硫唑嘌呤、吗替麦考酚酯(骁悉)、甲氨蝶呤和环磷酰胺。静脉注射大剂量类固醇(通常是甲强龙)可能对病情严重或对联合口服泼尼松和免疫抑制剂无反应的患者有帮助。

6.10.5　经验和教训

对于存在冠状动脉异常扩张和动脉瘤的患者,尤其是年轻患者,应怀疑血管炎的可能性。

6.11　病例 6.11

6.11.1　病史

患者,男性,76 岁,无症状,因心肌核素灌注扫描发现下壁心肌缺血而就诊。

6.11.2　检查

RCA 近段重度狭窄,RCA 中段慢性完全闭塞,远段可见逆向血流。LCX 近段非阻塞性病变,第一钝缘支开口可见严重的次全闭塞(图 6.11)。

6.11.3　诊断

RCA 中段慢性完全闭塞,第一钝缘支(OM1)次全闭塞。

6.11.4　讨论

RCA 中段有一低密度区域,符合完全闭塞的诊断。远段血供因为来源于侧支循环的逆向血流,常常出现对比剂显影不明显。动脉闭塞段的血栓通常为低

密度影,可能还有钙化斑块。尽管没有发生急性冠脉综合征时不能确定血栓的新旧,但通常称之为慢性完全性闭塞(CTO)。CT 很难区分次全和完全闭塞。在次全闭塞中,低密度影过渡区通常较短,其中可以看到一条细的对比剂密度影。

6.11.5　经验和教训

由于获得心脏 CTA 的时间性,不能确定动脉血流是正向还是逆向。

6.12　病例 6.12

6.12.1　病史

患者,女性,77 岁,无症状,有明确的 CAD 家族史,为完善整形术前检查就诊。该患者既往心肌灌注显像阴性。

6.12.2　检查

LAD 近段弥漫性病变。LAD 中段可见较短的慢性完全闭塞。LAD 远段对比剂密度减低,提示远段为来自侧支循环的逆向血流(图 6.12)。

6.12.3　诊断

LAD 中段慢性完全闭塞。

6.12.4　讨论

LAD 中段可见一局限性低密度影过渡区,没有对比剂填充,提示动脉完全闭塞。LAD 远段直径变小,因侧支循环逆向供血致对比剂影模糊。冠状动脉造影证实了这一发现。该患者随后接受了

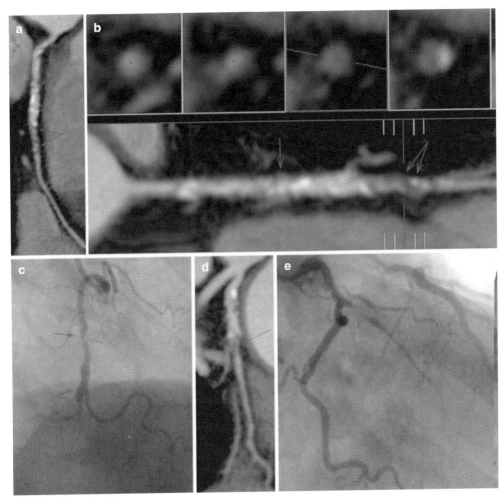

图 6.11 （a,b）曲面和展开 MPR：RCA 近段重度狭窄（单箭头所示），中段慢性完全闭塞（双箭头所示）。（c）冠状动脉造影 RCA。（d）cMPR LCX：OM1 开口次全闭塞。（e）冠状动脉造影：LCX-OM1（箭头所示）。

LAD 远段旁路移植术。

6.12.5　经验和教训

闭塞动脉远段常因侧支循环逆向供血、血管充盈不足而出现管腔直径变小。因此，不能认为动脉管腔直径过小，不能进行旁路移植术。

6.13　病例 6.13

6.13.1　病史

患者，男性，45 岁，因劳力性胸痛就诊，运动心肌灌注扫描结果正常。

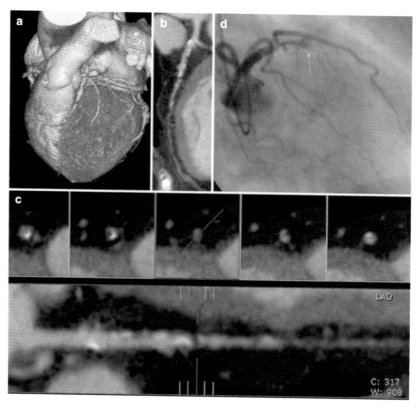

图6.12 （a~c）三维容积再现、曲面、展开MPR：左前降支（LAD）中段慢性完全闭塞（箭头所示）。（d）冠状动脉造影：证实LAD闭塞（箭头所示）。

6.13.2 检查

左主干远段延伸到LAD中段可见弥漫性非钙化斑块和钙化斑块。LAD近段、中段有较长的重度狭窄病变（图6.13a，b，e）。左旋支近段也有非钙化斑块引起的重度狭窄（图6.13c，d，e）。RCA可见中度非阻塞性弥漫性病变（图6.13e）。

6.13.3 诊断

冠状动脉多支病变，LAD近段至中段长病变伴重度狭窄，LCX近段局限性病变伴重度狭窄。

6.13.4 讨论

CTA可以很好地显示冠状动脉病变的程度，对选择冠状动脉介入和（或）手术治疗有很大的帮助。文献表明，与血管内超声（IVUS）相比，传统冠状动脉造影通常容易低估动脉血管病变的数量及程度。该病例中，血管造影发现的病变明显轻于CTA发现的（图6.13f~h）。本例患者未行经皮冠状动脉介入治疗，是因为左主干和LAD的病变程度重，CTA

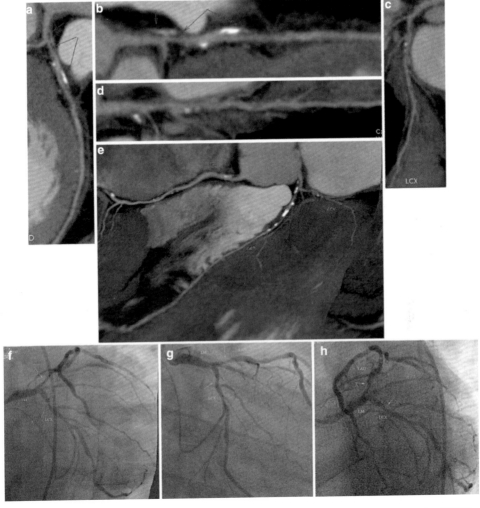

图 6.13　(a, b)cMPR LM-LAD。(c, d)cMPR LCX：弥漫性病变，近段重度狭窄。(e)二维图像：慢性多支病变。(f~h)冠状动脉造影。

也很好地证实了这一点。同样，基于 CTA，血管造影医生认为没有必要进行额外的 IVUS 或血流储备分数检查。该患者随后接受了 LAD 和 LCX 旁路移植术。

6.13.5　经验和教训

在诊断性冠状动脉造影或介入治疗前，心脏 CTA 为血管造影医生提供了有价值的信息，因此，对患者的处理决策和管理有帮助。心脏 CTA 也可能缩短手术过程，节省额外花费（如 IVUS），减少对患者和术者的辐射。

6.14　病例 6.14

6.14.1　病史

患者,男性,62 岁,因不典型胸痛就诊,运动心肌灌注扫描结果正常。

6.14.2　检查

陈旧性弥漫性非钙化斑块和钙化斑块累及左主干、LAD 近段至中段,伴重度狭窄。中间支近段至中段也存在重度狭窄（图 6.14a~e）。其他主要冠状动脉散在可见非阻塞性病变（图 6.14f~h）。

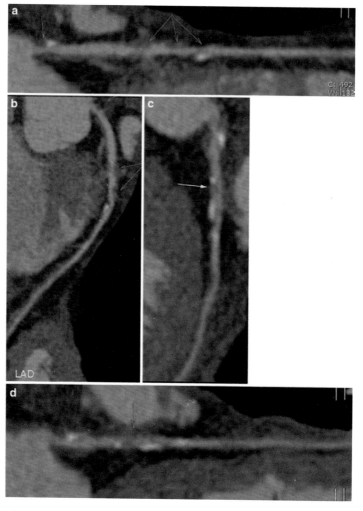

图 6.14　(a, b)cMPR LM–LAD:重度狭窄（箭头所示）。(c, d)cMPR 中间支:重度狭窄（箭头所示）。(e)二维图像:多支病变。(f~h)诊断性冠状动脉造影。（待续）

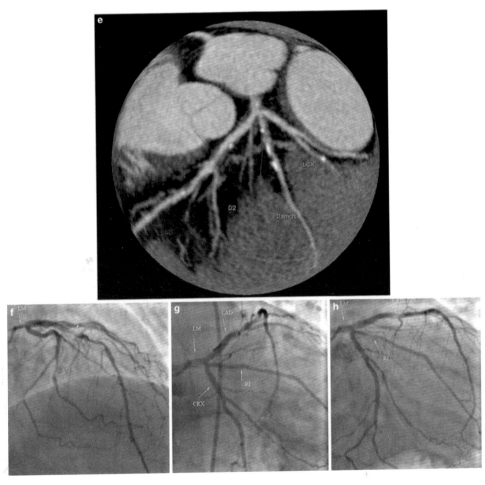

图 6.14　（续）

6.14.3　诊断

左主干、左前降支、中间支重度狭窄。

6.14.4　讨论

患者进行诊断性血管造影时出现严重低血压。植入 IABP 后将患者转入重症监护病房,等待血运重建手术。

重度左主干病变是导致死亡的主要原因。对血管造影医生来说,提前知道严重的左主干病变是有帮助的,因为成像导管头端会堵塞左主干或损伤斑块,可能引起严重的不良事件或致命性心脏并发症。对这类患者高并发症发生率的认识改变了诊断过程:在左主干插管过程中操作更谨慎,尽量减少血管造影。

6.14.5　经验和教训

一般认为左主干狭窄 > 50% 可以影响血流。

6.15   病例 6.15

6.15.1   病史

　　患者，男性，56 岁，因室性逸搏就诊。

6.15.2   检查

　　LAD 中段一直到第二对角支开口可见重度管状狭窄（图 6.15a~e）。LAD 开口还可见轻度非狭窄性纤维钙化斑块。

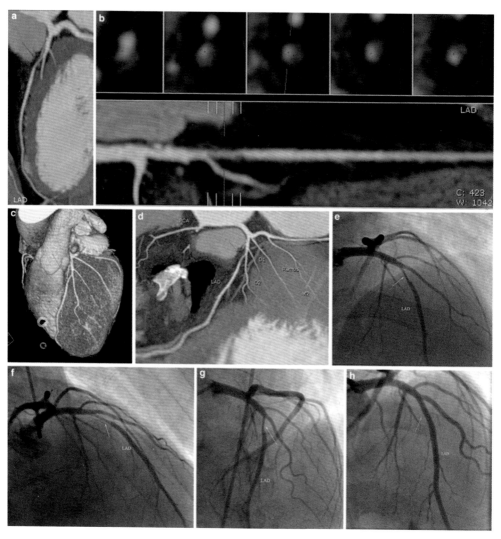

图 6.15　（a，b）cMPR LM–LAD：重度狭窄（箭头所示）。（c，d）三维和二维图像：LAD（箭头所示）。（e~g）血管造影（箭头所示）。（h）LAD 支架术后血管造影（箭头所示）。

6.15.3 诊断

LAD 中段重度狭窄（70%~80%）。

6.15.4 讨论

重度阻塞性动脉粥样硬化斑块通常是偏心性分布。本例患者属于一种异常情况，LAD 中段为向心性狭窄。狭窄部位对比剂密度减弱，估测 70%~80% 狭窄，这在血管造影中得到了证实（图 6.15e~h）。

6.15.5 经验和教训

管状狭窄时，曲面多平面重建图像的管腔直径不随旋转方向变化。

6.16 病例 6.16

6.16.1 病史

患者，男性，53 岁，无症状，因常规进行心肌灌注运动扫描发现下壁心肌缺血就诊。

6.16.2 检查

LAD 中段慢性完全性闭塞。RCA 中段可见明显的非钙化斑块，导致管腔重度狭窄，粗大的锐缘支。左旋支近段轻度非阻塞性病变（图 6.16a~d）。

6.16.3 诊断

LAD 中段慢性完全性闭塞，接受来自 RCA 的逆向血供。RCA 中段重度狭窄。

6.16.4 讨论

冠状动脉主要血管闭塞时，如本例患者，通常有以下 3 种临床情况发生：

（1）急性 MI 伴猝死，发生在大约 50% 的新发急性冠脉综合征患者。

（2）大面积 MI，可能引起很高的致死率和致残率。

（3）什么都不发生，就像本例患者，可能仍无症状。

如果是慢性病变，有足够的时间形成侧支循环，如果受影响的动脉发生完全闭塞，侧支循环可能防止出现心肌梗死。该患者没有心肌梗死病史。LAD 远段血供来源于显著扩张的锐缘支形成的侧支循环，但存在非钙化斑块和潜在易损斑块引起的高度狭窄，累及近段至开口（图 6.16a~d）。患者的生命存在重大风险，因为 RCA 占优势，供应两支主要血管区域。

患者随后接受了冠状动脉造影检查，并于 RCA 中段进行介入治疗，植入一枚药物涂层支架。患者病情良好，无任何症状。11 个月后复查心肌核素灌注扫描提示下壁心肌缺血，因此，医生要求复查心脏 CT。新的 CTA 提示病变进展，RCA 远段可见新发混合斑块引起的重度狭窄（图 6.16e~g）。复查冠状动脉造影并于病变处植入支架（图 6.16h~k）。

值得注意的是，心肌细胞水平的缺血是复杂的，不仅仅依赖于冠状动脉大血管闭塞。其他原因包括血管痉挛、血小板和凝血功能障碍、内皮功能障碍、微血管功能障碍和炎症反应。

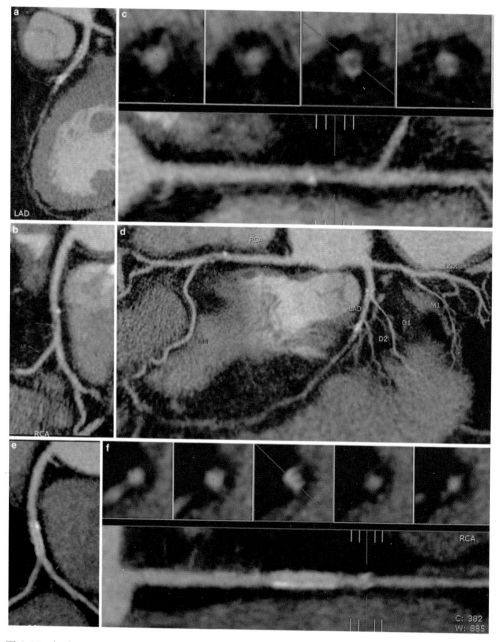

图 6.16 （a）cMPR LM–LAD：左前降支（LAD）中段慢性完全性闭塞（箭头所示）。（b~d）RCA cMPR、展开 cMPR、二维图像：RCA 中段重度狭窄（箭头所示）。（e~g）RCA cMPR、展开 cMPR、二维图像：11 个月后复查 CTA：RCA 中段支架影。RCA 远段可见新发重度狭窄（箭头所示）。（h）RCA：RCA 远段重度狭窄（单箭头所示）、支架影（双箭头所示）。（i）LAD 慢性完全性闭塞（箭头所示）。（j）起源于 RCA 的粗大的锐缘支动脉逆向血流供应 LAD 远段（箭头所示）。（k）RCA 支架术后。（待续）

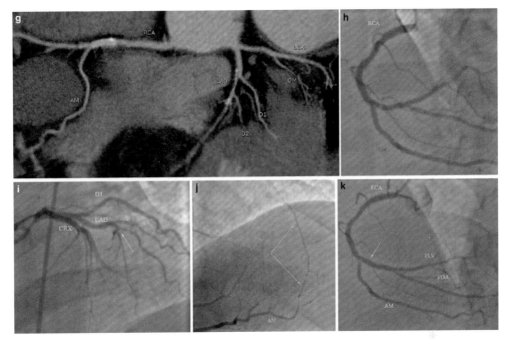

图 6.16 （续）

6.16.5　经验和教训

不仅确定动脉粥样硬化是否引起血流受限很重要,了解整个冠状动脉解剖也同样重要,正如本例所示,其他冠状动脉供血区域受损时,病变情况可能具有至关重要的意义。如果 RCA 中段的斑块破裂,可能会引起灾难性事件。

6.17　病例 6.17

6.17.1　病史

患者,男性,50 岁,有 MI 病史 1 年左右,心肌灌注扫描结果提示下壁异常。

6.17.2　检查

LAD 近 段 呈 双 腔（图 6.17a，b）。RCA 近段可见内膜片,RCA 远段重度狭窄伴慢性壁内血肿（图 6.17c，d）。左心室后壁心内膜下低密度影（图 6.17e）。

6.17.3　诊断

LAD 慢性病变伴夹层。RCA 近段局限性病变伴夹层。RCA 远段球囊成形术（PTCA）后可见重度狭窄。陈旧性下壁 MI。

6.17.4　讨论

患者大约 1 年前因急性冠脉综合征被收入当地一所大学的教学医院。患者接受了冠状动脉造影检查,于 RCA 远段行球囊扩张成形术。没有植入支架。心脏 CTA 发现典型的过度球囊扩张引起的慢性壁内血肿和再狭窄。相比之下，图 6.17f 代表的是另一例接受 RCA 远段 PCI 治疗的患者，该患者植入支架，邻近

的动脉管壁有相似的慢性壁内血肿。

30%~50% 的患者成功接受 PTCA（未植入支架）后球囊扩张部位可能出现再狭窄，通常在术后 6 个月内发生。存在糖尿病和其他并发症的患者再狭窄发

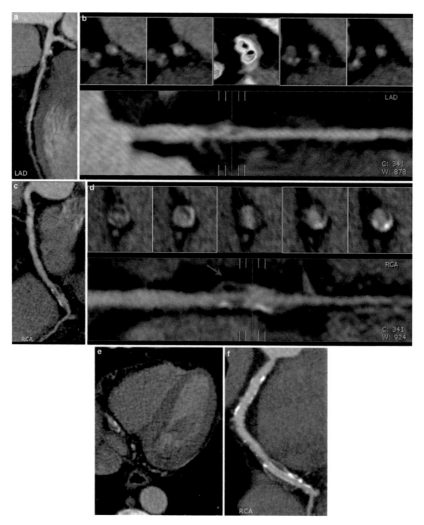

图 6.17　（a，b）cMPR 和展开 cMPR LM–LAD：LAD 近段横切面上可见夹层呈双腔（b）（箭头所示）。（c,d）RCAcMPR、展开 cMPR：近段夹层（弯箭头所示）。远段球囊扩张壁内血肿后可见重度狭窄（箭头所示）。（e）轴位，左心室后壁可见陈旧性心内膜下 MI 引起的低密度瘢痕影（箭头所示）。（f）来自不同患者的比较：RCA 远段血管成形术和支架术后。慢性壁内血肿（箭头所示）。

生率明显升高。LAD 和 RCA 近段的夹层病变很可能是手术并发症,而不是自发性夹层。

冠状动脉介入治疗依赖于动脉的机械扩张或粥样硬化斑块消融,与斑块破裂、内膜撕裂和局部中膜夹层密切相关;这些损伤可能延伸到不同距离的冠状动脉血管壁中,甚至可能延伸到血管外膜直接造成穿孔。

基于冠状动脉血管成形术注册研究的国家心肺血液研究所对夹层的分类系统,是在支架术前、球囊扩张成形术后对夹层进行分类。在该分类系统中,根据夹层的血管成像表现分为 A~F 型。

A 型夹层:对比剂注入时冠状动脉管腔可见少许内膜撕裂透亮影,对比剂排空后少量或无对比剂滞留。B 型夹层:对比剂注入时由射线透亮影分为平行的内膜撕裂成双腔,对比剂排空后少量或无对比剂滞留。C 型夹层:对比剂从管腔清除后,冠状动脉管腔外(腔外帽影)仍有对比剂滞留。D 型:冠状动脉管腔螺旋形对比剂充盈缺损,通常对比剂在假腔过度滞留。E 型:新发的冠状动脉管腔内持续对比剂充盈缺损。F 型:造成冠状动脉完全闭塞,远段没有前向血流。在极少数情况下,夹层可能表现为逆向撕裂,累及升主动脉。

虽然很少见,但冠状动脉夹层可以是自发性的,可能累及单支或多支冠状动脉。在所有血管造影研究中,冠状动脉自发夹层的发生率为 0.1%~0.28%。

6.17.5　经验和教训

自发斑块破裂伴壁内血肿,在 CT 的表现可能与球囊成形术引起夹层的表现相似。但是,斑块破裂通常是短段病变,而不是本例所示的长段病变。在冠状动脉夹层中,用彩色图像显示横切面可能有助于显示双腔。

6.18　病例 6.18

6.18.1　病史

患者,男性,81 岁,因劳力性胸痛病史就诊。

6.18.2　检查

左主干远段至 LAD 近段可见长的混合非钙化和钙化斑块,引起管腔重度狭窄。LAD 中段也可见混合斑块引起的血流受限(图 6.18a,b)。RCA 是直径较大的优势型动脉,远段可见非钙化斑块,引起临界血流受限(图 6.18c)。此外,LCX 近段和中间支可见非钙化斑块引起的重度狭窄(图 6.18d~f)。相关冠状动脉造影见图 6.18(g~i)。

6.18.3　诊断

冠状动脉多支病变伴重度狭窄。

6.18.4　讨论

患者接受了冠状动脉造影检查,证实左主干、LAD、LCX 无重度狭窄。随后于 RCA 远段、中间支植入支架。

该病例显示了冠状动脉造影前行心

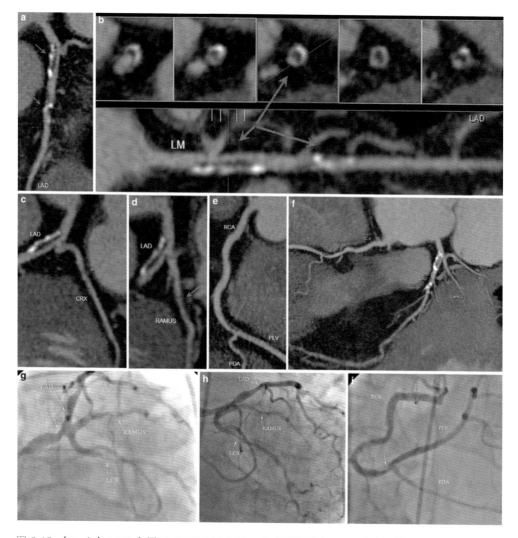

图 6.18　（a，b）cMPR 和展开 cMPR LM-LAD：左主干远段和 LAD 病变（箭头所示）。（c）LCX cMPR：近段非钙化斑块引起重度狭窄（箭头所示）。（d）中间支：近段非钙化斑块引起重度狭窄（箭头示）。（e）RCA cMPR：远段重度狭窄（箭头所示）。（f）二维图像：多支重度狭窄（箭头所示）。（g~i）相关冠状动脉造影。

脏 CT 检查的潜在好处。但是，CT 报告医生和血管造影医生之间的良好沟通是必要的，以整合 CT 结果和其他诊断性检查。CT 也可以作为血管造影医生关注重要病变和干预计划的路线图。该病例已证实左主干、LAD、LCX 进行了血流储备分数检查。如果心脏 CT 检查后进行手术，很可能会建议行外科血管重建。

文献记载，传统冠状动脉造影可能低估冠状动脉的病变程度。此外，病理相关性研究表明,血管造影直视估计有 70% 狭窄时,病理标本可能有 90% 狭窄。

6.18.5　经验和教训

当心脏 CTA 和冠状动脉造影检查结果不一致时,尤其是有症状的患者,进一步检查 FFR 可能用于解释这种不一致。该患者 1 年内死于大面积 MI。

6.19　病例 6.19

6.19.1　病史

患者,男性,66 岁,无症状,因左心室心尖部心肌灌注扫描可疑异常就诊。

6.19.2　检查

RCA 中段非钙化斑块,重度狭窄(图 6.19a,b)。其他冠状动脉粥样未见明显病变。冠状动脉造影显示右优势型。

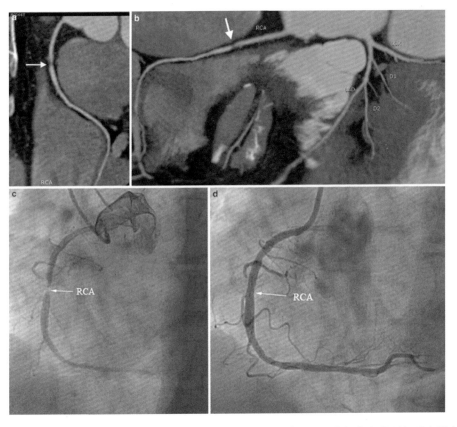

图 6.19　(a,b)前瞻性门控轴向 cMPR、二维复合图像:RCA 中段可见非钙化斑块引起重度阻塞性狭窄(箭头所示)。(c,d)支架植入前后冠状动脉造影。

6.19.3　诊断

RCA 中段重度狭窄。

6.19.4　讨论

随后行冠状动脉造影检查，证实 CT 所见，于 RCA 成功植入支架（图 6.19c, d）。

6.19.5　经验和教训

该患者之前未进行钙化评分，但可能报告为 0 分。这一结果并不令人惊讶，因为钙化评分的局限性是不能评估非钙化斑块。在一项连续入选 668 例接受 CT 和冠状动脉造影检查的症状性患者研究中，7% 存在阻塞性冠状动脉病变患者的钙化积分为 0 分[1]。

6.20　病例 6.20

6.20.1　病史

患者，女性，54 岁，马拉松运动员，因新发的劳累后胸部不适就诊。没有危险因素。心电图和生物标志物阴性。最初从急诊室回到家中，随后于门诊行心脏 CTA。

6.20.2　检查

LAD 开口严重阻塞性病变，LAD 近段可见非钙化斑块引起的管腔重度狭窄（图 6.20）。

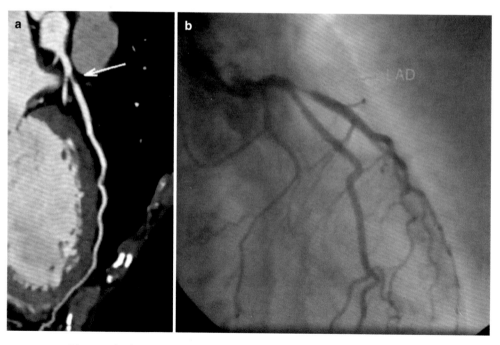

图 6.20　（a）cMPR：左前降支开口严重阻塞性病变。（b）冠状动脉造影。

6.20.3　诊断

LAD 非钙化斑块引起重度狭窄。

6.20.4　讨论

本病例强调了在急诊室低中危险分层患者完成心脏 CT 的重要性。因此,目前主要在急诊室行心脏 CTA。

尽管存在致命性疾病,患者仍然从急诊室出院回家,提示使用心电图和肌钙蛋白的常规诊断标准可能发生漏诊。患者没有进行运动心肌灌注检查,这一检查结果很可能正常,因为患者是马拉松运动员,可能无法达到最佳运动耐量。

幸运的是,患者的医生朋友建议其第二天到我们的私人诊所进行心脏 CTA。患者被转回医院进行侵入性冠状动脉造影检查,随后接受了血运重建术。

6.20.5　经验和教训

如果没有心脏 CTA,患者有很高的发生急性心肌梗死的风险,可能导致死亡。据估计约有 1/4 的患者冠状动脉疾病的首发症状是猝死。此外,大约一半首发心肌梗死患者死于致命性心律失常。

值得注意的是,钙化积分为 0 分可能导致错误的危险分层。据报道,有高达 15% 的心脏症状患者钙化积分很低或为 0 分。

顺便提一句,该病例有助于说服医务人员在急诊室的胸痛中心增加心脏 CTA 的必要性,该中心随后增设了心脏 CTA。

6.21　病例 6.21

6.21.1　病史

患者,男性, 53 岁,因劳力性胸痛就诊。否认心脏病史。

6.21.2　检查

冠状动脉多支病变, LAD 中段斑块破裂引起严重阻塞性病变（图 6.21）。LAD 开口还可见一低密度富脂质的混合斑块。

6.21.3　诊断

LAD 近段可见斑块破裂引起的严重阻塞性病变。

6.21.4　讨论

现在认为粥样硬化斑块的累积增长和破裂是多向的而不是线性过程。众所周知,非阻塞性斑块可以在相对短的时间内进展为阻塞性斑块,最短的时间为几个月 [2]。

6.21.5　经验和教训

以非钙化为主的斑块更容易准确量化阻塞程度。

6.22　病例 6.22

6.22.1　病史

患者,男性, 53 岁,有高血压病史,因不典型胸痛 1 个月就诊。心电图和目前的心肌灌注扫描显示正常。

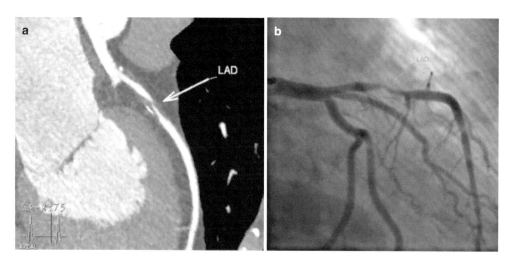

图 6.21 （a）cMPR。（b）冠状动脉造影。

6.22.2 检查

LAD 开口重度狭窄，LAD 中段慢性完全性闭塞（图 6.22a~c）。RCA 中段重度狭窄（图 6.22d,e）。

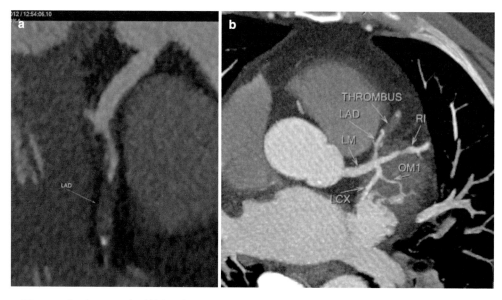

图 6.22 （a）cMPR。（b）轴位。（c）冠状动脉造影。（d）cMPR。（e）冠状动脉造影。（待续）

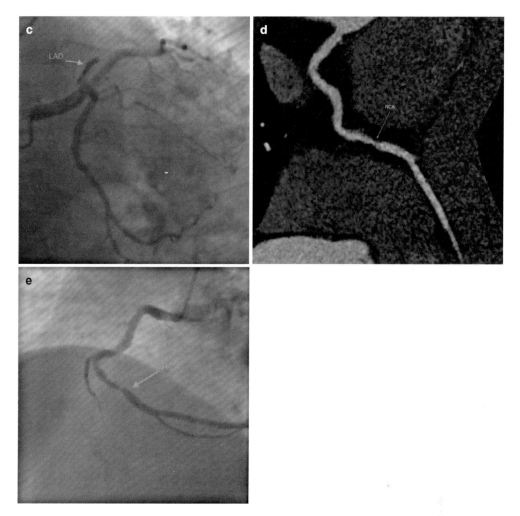

图 6.22 （续）

6.22.3　诊断

LAD 慢性完全性闭塞，RCA 重度狭窄伴侧支循环形成。

6.22.4　讨论

患者 LAD 为 CTO，无心肌梗死病史，因此，LAD 远段为来自 RCA 侧支循环的逆向血流。RCA 重度狭窄可能是引起胸痛的原因，因为心肌灌注大面积减少，患者有非常高的致命性心脏事件风险。

6.22.5　经验和教训

通过观察非阻塞性和阻塞性冠状动脉之间由高到低的对比剂密度（过渡区）变化，可以很容易在心脏 CTA 上发现冠状动脉主要分支发生了 CTO。

据报告,冠状动脉阻塞长度和斑块类型有助于评估是否可以尝试基于导管的血运重建。

6.23　病例 6.23

6.23.1　病史

患者,男性,60岁,因稳定型胸痛就诊。

6.23.2　检查

冠状动脉存在明显的多支病变。RCA 中段严重阻塞性病变(图 6.23a, b),经侵入性冠状动脉造影证实 LAD 开口也存在非常短的重度狭窄(图 6.23c~e)。

6.23.3　诊断

LAD 开口重度短段阻塞性病变, RCA 多处阻塞性病变。

6.23.4　讨论

本例患者冠状动脉存在多处严重阻塞性病变。如果不仔细观察,在心脏 CTA 上很容易忽略 LAD 的短段阻塞性病变。RCA 的阻塞性病变更容易发现。

6.23.5　经验和教训

与侵入性冠状动脉造影相比,冠状动脉主要分支开口的短段病变更容易被心脏 CTA 识别。重要的是提醒血管造影医生这些发现,以不错过重要异常病变。在本病例中,血管造影医生发现 LAD 开口的阻塞性病变非常困难,不得不依靠 FFR 进行确认,使得干预措施从介入向外科手术转变。

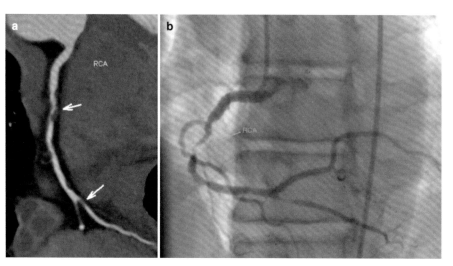

图 6.23　(a)cMPR：RCA 阻塞性病变(箭头所示)。(b)冠状动脉造影。(c)cMPR：LAD 开口显著狭窄(箭头所示)。(d,e)冠状动脉造影。(待续)

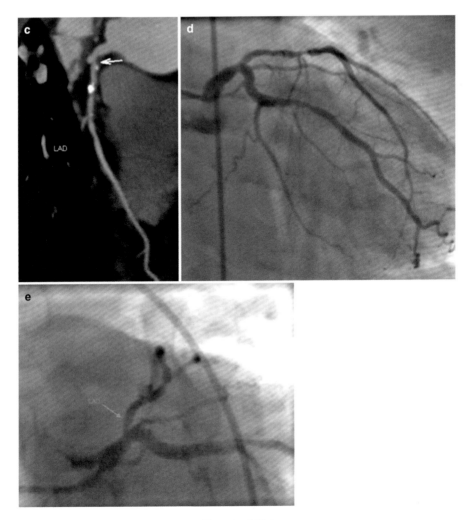

图 6.23 （续）

6.24　病例 6.24

6.24.1　病史

患者，男性，60 岁，因急性上腹部疼痛就诊。心电图检查提示非特异性改变，肌钙蛋白阴性。起初，不典型胸痛被认为是严重胃炎。

6.24.2　检查

LAD 近段可见多处混合斑块，LAD 中段因急性血栓引起完全闭塞（图 6.24a~d）。

6.24.3　诊断

LAD 中段急性血栓形成。

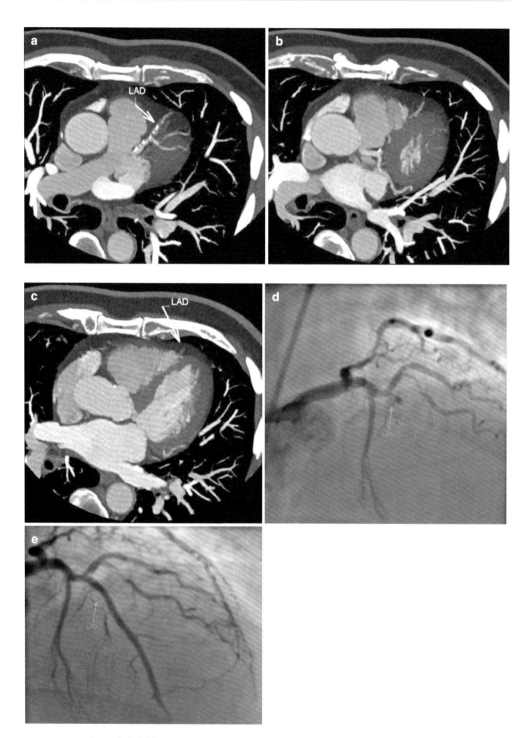

图 6.24　(a~c)连续轴位 MIP。(d)冠状动脉造影:介入前。(e)冠状动脉造影:PCI 术后。

6.24.4 讨论

该患者的胸痛症状不典型，被认为存在急性重症胃炎。幸运的是，患者进行了心脏CTA检查，发现LAD完全闭塞（图6.24a~c）。应注意闭塞段的低密度变化区。患者从CT室直接转入导管室，接受急诊冠状动脉造影检查，证实了心脏CTA的检查结果。于LAD中段闭塞区成功植入支架，效果良好（图6.24e）。

6.24.5 经验和教训

本病例强调了沟通的重要性，以帮助改善患者预后。患者行心脏CTA后直接进行了介入治疗，没有发生心肌梗死。该患者是医院一名员工的父亲。至少可以说，他们非常感谢医院提供的服务。

6.25 病例6.25

6.25.1 病史

患者，女性，62岁，因胸痛就诊，心电图和运动平板试验正常。

6.25.2 检查

LCX开口可见一严重局限性病变（图6.25a~c）。LAD无明显病变。冠状动脉左优势型。

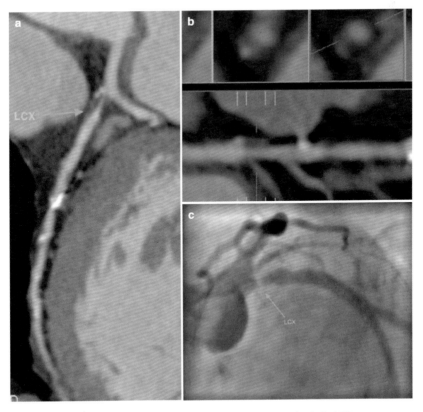

图6.25 （a）cMPR。（b）展开cMPR。（c）冠状动脉造影。

6.25.3　诊断

LCX 开口严重阻塞性病变。

6.25.4　讨论

患者冠状动脉左优势型,该病变为潜在的致命性病变。在行血管造影前血管造影医生知道该病变,可以避免导管尖端嵌顿 LCX。此外,开口的短病变在血管造影中很容易被忽略,在本病例中,可能需要放大视图以更好地进行评估干预(图 6.25c)。

6.25.5　经验和教训

在心脏 CTA 上,如果不对冠状动脉血管分支进行适当的重建和分割,很容易忽略严重的短小病变。

6.26　病例 6.26

6.26.1　病史

患者,男性, 61 岁,运动负荷超声发现轻度心肌缺血。

6.26.2　检查

冠状动脉可见明显病变。前壁心肌缺血,运动幅度减低(图 6.26a)。LAD 中段慢性完全性闭塞(图 6.26b~e)。

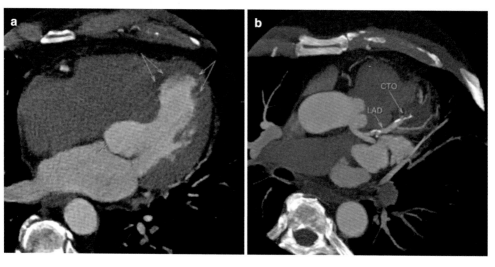

图 6.26　(a)轴位 MIP：箭头所示为缺血区。(b)轴位 MIP 显示 LAD 中段慢性完全性闭塞。(c) CMPR。(d~e)冠状动脉造影。(待续)

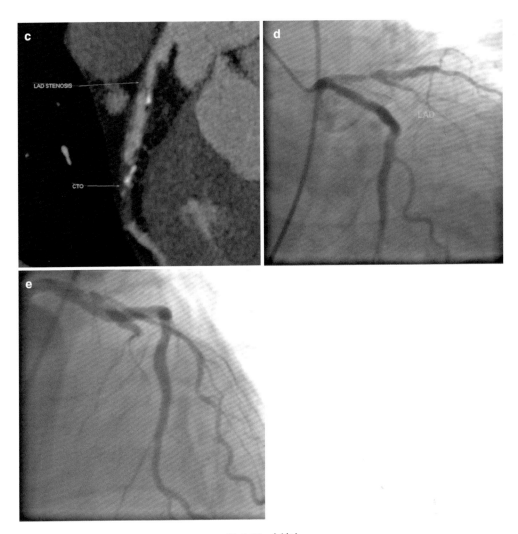

图 6.26 （续）

6.26.3　诊断

LAD 慢性完全性闭塞, 前壁心肌缺血。

6.26.4　讨论

冠状动脉完全闭塞区域心肌灌注不足, 在心脏 CTA 上显示为低密度区。

6.26.5　经验和教训

心肌缺血在心脏 CTA 上可以通过低密度区伴心肌厚度正常推测出来。

6.27 病例 6.27

6.27.1 病史

患者,男性,63 岁,20 年前发生心肌梗死,长期药物治疗。患者未进行冠状动脉造影检查。

该患者是一名狂热的网球运动员,超声心动图检查提示左心房可疑肿块。行心脏 CTA 检查以评估左心房肿块。

6.27.2 检查

永存左上腔静脉,冠状静脉窦扩张(图 6.27a,b)。

LAD 近段严重狭窄,可见一小的粥样硬化动脉瘤(图 6.27c)。RCA 近段重度狭窄,可见慢性斑块破裂和(或)血栓再通(图 6.27d)。冠状动脉弥漫性多支病变。

6.27.3 诊断

永存左上腔静脉,右上腔静脉缺失。冠状动脉多支严重阻塞性病变。

6.27.4 讨论

幸运的是,患者接受了心脏 CTA 检查,该检查用于评估超声心动图发现的左心房肿块,结果显示左心房肿块与扩张的冠状静脉窦相对应,而左心房内没有肿块。

冠状动脉存在致命性多支病变,侧支循环形成不良(图 6.27f,g)。令人难以置信的是,该患者竟然能够一周打 4~5 天网球比赛而没有心脏症状。患者接受

了外科血运重建手术,移植了双侧胸廓内动脉,6 周内就可以打网球了。

6.27.5 经验和教训

先天性血管畸形在超声心动图上很少与心脏肿块混淆。心脏 CTA 很容易鉴别并确定诊断这类血管畸形。

6.28 病例 6.28

6.28.1 病史

患者,男性,49 岁,有高脂血症、高血压、糖尿病药物治疗史,因不典型胸痛到医院就诊。

6.28.2 检查

陈旧性弥漫性冠状动脉多支病变,无血流受限性狭窄(图 6.28a~d)。冠状动脉右优势型。右心膈角脂肪垫内可见卵圆形低密度结节,与心包囊肿一致,无临床意义(图 6.28e)。

6.28.3 诊断

代谢综合征伴陈旧性弥漫性冠状动脉多支病变。

6.28.4 讨论

陈旧性弥漫性冠状动脉多支病变在这个年龄段并不常见,这应该是由潜在的严重代谢紊乱引起的问题。

代谢综合征包括 5 种慢性疾病:向心性肥胖、高血压、糖尿病、高脂血症、高甘油三酯血症。本例患者存在以上所有情况。代谢综合征患者发生心血管疾病

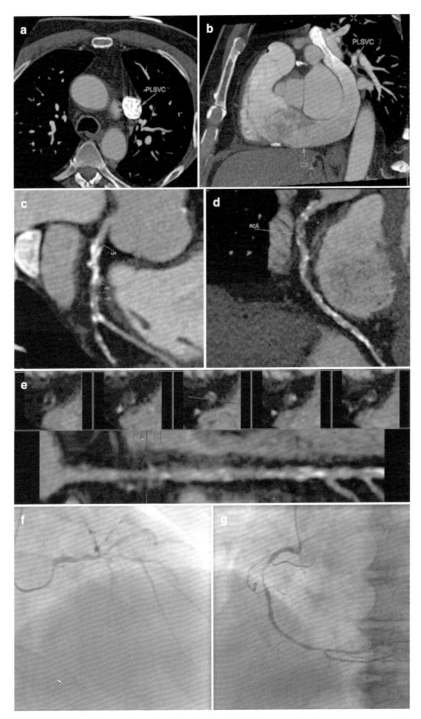

图 6.27　（a）轴位 MIP 显示永存左上腔静脉。（b）矢状位 MIP。（c）cMPR - LM。（d）cMPR - RCA。（e）展开 cMPR。（f）左冠状动脉造影。（g）右冠状动脉造影。

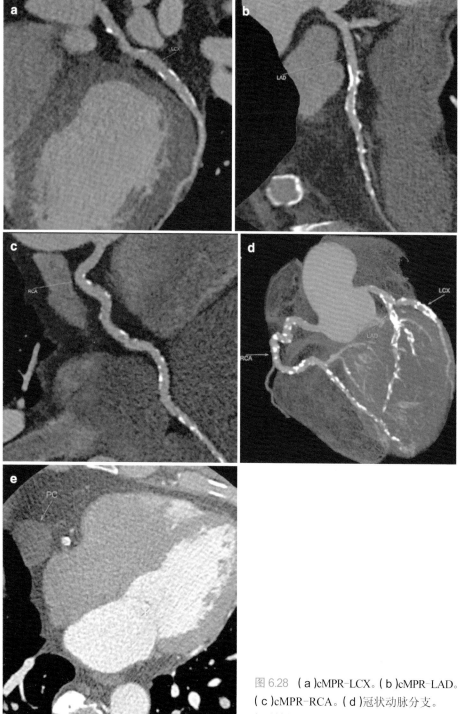

图 6.28 （a）cMPR–LCX。（b）cMPR–LAD。
（c）cMPR–RCA。（d）冠状动脉分支。
（e）轴位 MIP 显示心脏囊肿。

的风险很高。

6.28.5　经验和教训

代谢综合征合并稳定型心绞痛的患者需要强化最佳药物治疗,以避免未来发生心血管事件。

6.29　病例 6.29

6.29.1　病史

患者,男性,52 岁,因急性脑血管意外(CVA)就诊。既往否认心血管疾病史。进行常规检查,结果提示肌钙蛋白 0.04。完善心脏 CTA 检查。

6.29.2　检查

冠状动脉严重病变。LAD 中段 CTO(图 6.29a,b)。RCA 也存在 CTO,近段至中段血管再通(图 6.29c,d)。LCX 中段

也存在 CTO(图 6.29e)。顺便提到的是广泛双侧肺栓塞(PE)(图 6.29f)。

6.29.3　诊断

高脂蛋白血症引起 PE、CVA 和 MI。

6.29.4　讨论

急性 CVA、PE 和多支冠状动脉血栓形成同时存在,应高度怀疑凝血障碍或其他代谢障碍引起的系统性疾病。本例患者脂蛋白 A 为 500nmol/L(正常 < 75nmol/L)。患者接受了血浆置换,并成功进行心脏血运重建。患者最终出院回家,病情稳定。

6.29.5　经验和教训

冠状动脉病变严重,伴新发 PE 和 CVA,应警惕潜在的系统性疾病,而不是这个年龄段常见的动脉粥样硬化性疾病。

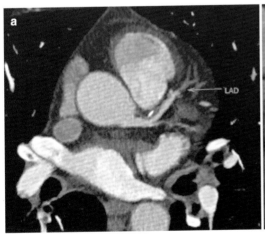
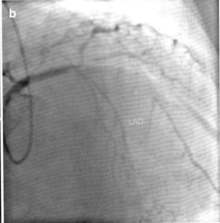

图 6.29　(a)轴位 MIP 显示 LAD 闭塞。(b)左冠状动脉造影。(c)cMPR。(d)右冠状动脉造影。(e)轴位 MIP LCX 闭塞。(f)轴位 MIP 显示双侧肺栓塞。(待续)

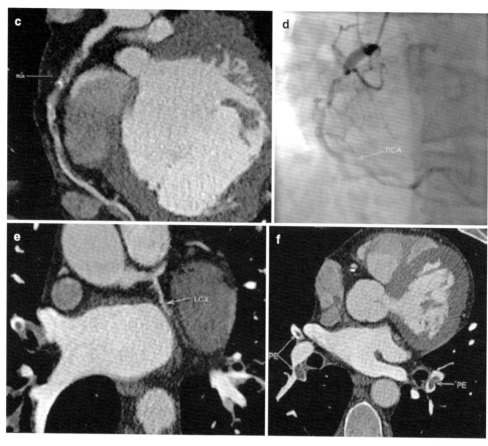

图 6.29　（续）

6.30　病例 6.30

6.30.1　病史

　　患者男性，49 岁，有高血压病史，因不典型胸痛到医院就诊。

6.30.2　检查

　　冠状动脉循环右优势型。LAD 近段

严重狭窄（图 6.30a，b），RCA 未见斑块（图 6.30c,d），LCX 未见斑块（图 6.30e）。

6.30.3　诊断

　　LAD 近段严重狭窄。

6.30.4　讨论

　　通常认为动脉粥样硬化事件与斑块负荷呈线性相关；提示斑块越大，冠状动

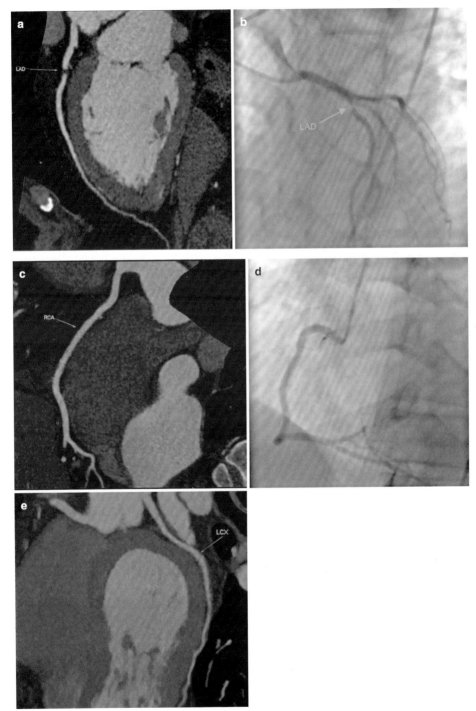

图 6.30　（a）cMPR：LAD。（b）左冠状动脉造影。（c）cMPR：RCA。（d）右冠状动脉造影。（e）cMPR：LCX。（待续）

脉事件的发生率越高。然而,如本病例所示,仅一个斑块就能引起严重的心脏事件。

6.30.5 经验和教训

只需要一个冠状动脉主干近段的斑块破裂就能致人死亡。

6.31 病例 6.31

6.31.1 病史

患者 54 岁,因胸痛到医院就诊。

6.31.2 检查

冠状动脉右优势型。中间支动脉开口血栓形成(图 6.31)。

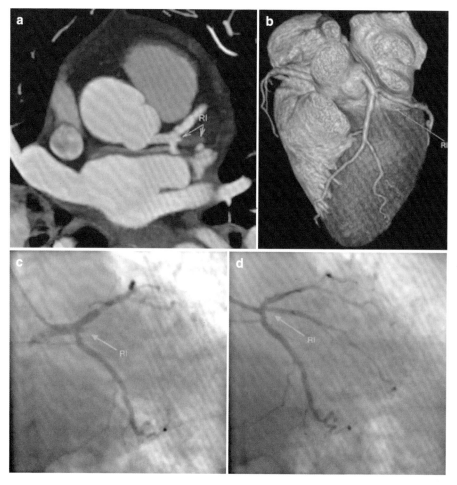

图 6.31 (a)轴位 MIP。(b)容积再现。(c)左冠状动脉造影。(d)左冠状动脉 PCI 术后。

6.31.3　诊断

中间支动脉急性血栓形成。

6.31.4　讨论

RI 通常为小血管,但如本病变所示,有时可以是一个较大的分支,引起明显的较大面积的心肌缺血。

6.31.5　经验和教训

严重的阻塞性 CAD 可能很小,难以发现,报告医生需要仔细注意近段分支。最初这一重要发现被另一位报告医生忽略了。

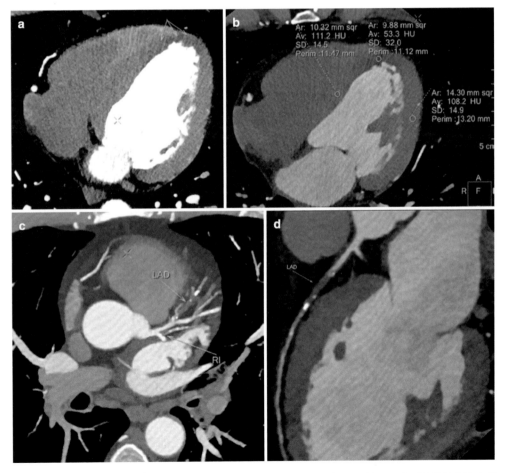

图 6.32　(a)轴位 MIP:箭头所示为缺血区。(b)轴位 MIP:注意不同的 HU 值,前面所示缺血区 HU 值低于非缺血区。(c)轴位 MIP 显示 LAD 完全闭塞。(d)cMPR。(e)轴位 MIP 显示来自 RCA 的侧支循环。(f)右冠状动脉造影显示来自 RCA 的侧支循环。(g)左冠状动脉造影显示中间支开口次全闭塞。(待续)

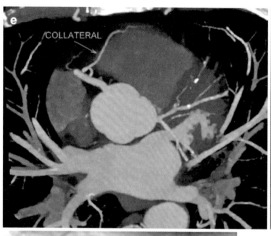

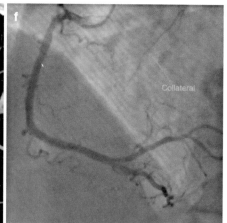

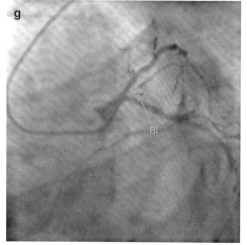

图 6.32　（续）

6.32　病例 6.32

6.32.1　病史

患者，男性，50 岁，因左侧胸部不适就诊。

6.32.2　检查

冠状动脉右优势型。前壁、心尖部心肌缺血改变（图 6.32a，b）。LAD 完全闭塞（图 6.32c，d），侧支循环形成（图 6.32e，f）。中间支动脉开口次全闭塞。

6.32.3　诊断

LAD 严重狭窄。

6.32.4　讨论

心肌缺血区 HU 值降低，HU 值可以测得。与正常心肌灌注区相比，HU 值低于 20 以上应考虑心肌缺血。

6.32.5　经验和教训

需要一直观察心肌、心室壁厚度和缺血区、瘢痕、浸润区的密度。

6.33　病例 6.33

6.33.1　病史

患者,女性,63 岁,有乳腺癌病史,放

疗术后,因心悸就诊。

6.33.2　检查

LAD 近段严重的重度钙化斑块,血流受限(图 6.33)。建议行冠状动脉造影检查。

6.33.3　诊断

LAD 近段重度钙化斑块伴狭窄。

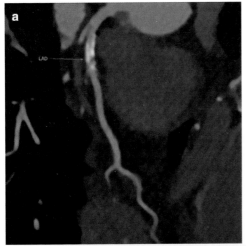

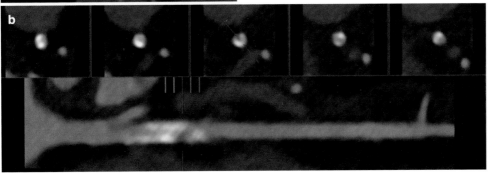

图 6.33　(a)cMPR。(b)展开 cMPR。(c)冠状动脉分支。(d)左冠状动脉造影:注意箭头顶端的钙化。(待续)

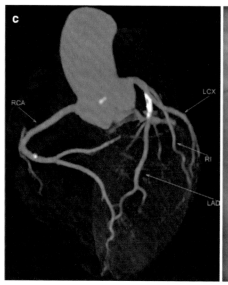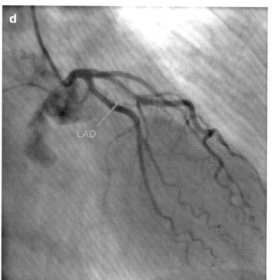

图 6.33　（续）

6.33.4　讨论

大部分钙化斑块是偏心性的，很少引起血流受限。引起管腔狭窄的向心性斑块可能使血流受限，应报告为可疑或不确定。

冠状动脉造影（图 6.33d）显示 LAD 近段 30% 狭窄。目前不能确定这种病变是由放疗引起。

6.33.5　经验和教训

心脏 CTA 具有明显的伪影，判断重度钙化斑块狭窄时特异性和阳性预测值降低。FFR_{CT} 在提高这类病变特异性方面有很广阔的前景。

6.34　病例 6.34

6.34.1　病史

患者 45 岁，因左侧不典型胸痛就诊。

6.34.2　检查

LAD（图 6.34a，b）、LCX（图 6.34c，d）显著扩张。冠状动脉未见狭窄。

6.34.3　诊断

冠状动脉扩张。

6.34.4　讨论

冠状动脉扩张是指动脉段的异常扩张，其直径至少是相邻正常冠状动脉的 1.5 倍 [3]。扩张的病因可能继发于动脉粥样硬化、先天性或炎症性结缔组织病（血

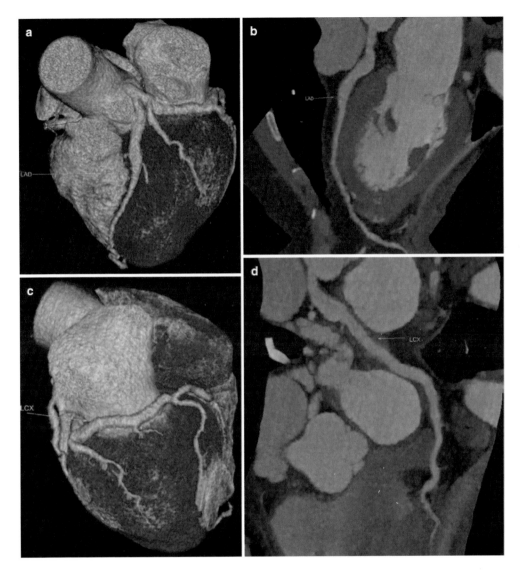

图 6.34　(a)容积再现 –LAD。(b)cMPR–LAD。(c)容积再现 –LCX。(d)cMPR–LCX。

管炎)。这些情况会破坏冠状动脉层流, 因管腔直径增大和继发的血管痉挛引起冠状动脉血流下降。血流减少引起组织受损。正常层流受到破坏可能引起自发性血栓形成,出现急性冠脉综合征。患者应治疗潜在的疾病或合并症,如动脉粥样硬化或高血压,并开始抗凝治疗 [3]。

6.34.5　经验和教训

虽然患者不存在冠状动脉阻塞,但冠状动脉扩张应该报告,因为这种情况需要二级预防治疗。

6.35　病例 6.35

6.35.1　病史

患者,男性，67 岁,因其同卵双胞胎

出现猝死而接受心脏评估。

6.35.2　检查

LAD 近段长管状严重狭窄，LAD 中段也存在严重狭窄（图 6.35a），此外，

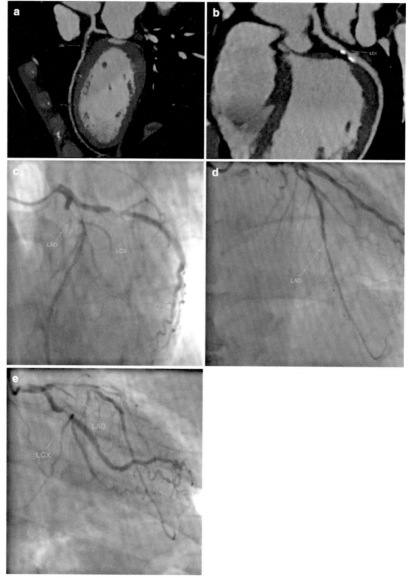

图 6.35　（a）cMPR–LAD。（b）cMPR–LCX。（c~e）冠状动脉造影。

LCX 为一较大直径分支,近段至中段严重狭窄(图 6.35b)。

6.35.3　诊断

LAD、LCX 多处严重狭窄。

6.35.4　讨论

患者接受了冠状动脉造影检查（图6.35c~e）,证实了心脏 CTA 所见。LAD出现急性闭塞未成功植入支架。植入主动脉球囊反搏后,患者接受了紧急冠状动脉旁路移植术。

6.35.5　经验和教训

向心性狭窄也称为管状狭窄。

参考文献

1. Budoff MJ, Dowe D, Jollis JG, et al. Diagnostic performance of 64-multidetector row coronary computed tomographic angiography for evaluation of coronary artery stenosis in individuals without known coronary artery disease results from the prospective multicenter ACCURACY (Assessment by Coronary Computed Tomographic Angiography of Individuals Undergoing Invasive Coronary Angiography) Trial. J Am Coll Cardiol. 2008;52(21):1724–32.

2. Arbab-Zadeh A, Fuster V. The myth of the "vulnerable plaque": transitioning from a focus on individual lesions to atherosclerotic disease burden for coronary artery disease risk assessment. J Am Coll Cardiol. 2015;65(8):846–55. https://doi.org/10.1016/j.jacc.2014.11.041.

3. Hartnell GG, Parnell BM, Pridie RB. Coronary artery ectasia, its prevalence and clinical significance in 4993 patients. Br Heart J. 1985;54:392–5.

推荐阅读

Bax JJ, Young LH, Frye RL, et al. Screening for coronary artery disease in patients with diabetes. Computed tomography to classify and quantify plaque volumes in the proximal coronary system: a comparative study using intravascular ultrasound. J Am Coll Cardiol. 2006;47(3):672–7.

Cademartiri F, Maffei E, Palumbo A, et al. Diagnostic accuracy of 64-slice computed tomography coronary angiography in patients with low-to-intermediate risk. Radiol Med. 2007;112(7):969–81.

Cademartiri F, Romano M, Seitun S, et al. Prevalence and characteristics of coronary artery disease in a population with suspected ischemic heart disease using CT coronary angiography: correlations with cardiovascular risk factors and clinical presentation. Radiol Med. 2008;113(3):363–72.

Courtney BK, Munce NR, Anderson KJ, et al. Innovations in imaging for chronic total occlusions: a glimpse into the future of angiography's blind-spot. Eur Heart J. 2008;29(5):583–93.

de Feyter PJ. Multislice CT coronary angiography: a new gold-standard for the diagnosis of coronary artery disease? Nat Clin Pract Cardiovasc Med. 2008;5(3):132–3.

Dodd JD, Kalva S, Pena A, et al. Emergency cardiac CT for suspected acute coronary syndrome: qualitative and quantitative assessment of coronary, pulmonary, and aortic image quality. AJR Am J Roentgenol. 2008;191(3):870–7.

Feuchtner G, Postel T, Weidinger F, et al. Is there a relation between non-calcifying coronary plaques and acute coronary syndromes? A retrospective study using multislice computed tomography. Cardiology. 2008;110(4):241–8.

Gaemperli O, Schepis T, Valenta I, et al. Functionally relevant coronary artery disease: comparison of 64-section CT angiography with myocardial perfusion SPECT. Radiology. 2008;248(2):414–23.

Gaemperli O, Valenta I, Schepis T, et al. Coronary 64-slice CT angiography predicts outcome in patients with known or suspected coronary artery disease. Eur Radiol. 2008;18(6):1162–73.

Hachamovitch R, et al. Patient management after noninvasive cardiac imaging results from SPARC (Study of myocardial perfusion and coronary anatomy imaging roles in coronary artery disease). J Am Coll Cardiol. 2012;59(5):462–74.

Haramati LB, Levsky JM, Jain VR, et al. CT angiography for evaluation of coronary artery disease in inner-city outpatients: an initial prospective comparison with stress myocardial perfusion imaging. Int J Cardiovasc Imaging. 2009;25(3):303–13.

Herzog BA, Husmann L, Burkhard N, et al. Accuracy of low-dose computed tomography coronary angiography using prospective electrocardiogram-triggering: first clinical experience. Eur Heart J. 2008;29(24):3037–42.

Hildebrandt HA, Gossl M, Mannheim D, et al. Differential distribution of vasa vasorum in different vascular beds in humans. Atherosclerosis. 2008;199(1):47–54.

Ho JS, Fitzgerald SJ, Stolfus LL, et al. Relation of a coronary artery calcium score higher than 400 to coronary stenoses detected using multidetector computed tomography and to traditional cardiovascular risk factors. Am J Cardiol. 2008;101(10):1444–7.

Husmann L, Gaemperli O, Schepis T, et al. Accuracy

of quantitative coronary angiography with computed tomography and its dependency on plaque composition: plaque composition and accuracy of cardiac CT. Int J Cardiovasc Imaging. 2008;24(8):895–904.

Johnson TR, Nikolaou K, Busch S, et al. Diagnostic accuracy of dual-source computed tomography in the diagnosis of coronary artery disease. Investig Radiol. 2007;42(10):684–91.

Kelly JL, Thickman D, Abramson SD, et al. Coronary CT angiography findings in patients without coronary calcification. AJR Am J Roentgenol. 2008;191(1):50–5.

Kitagawa T, Yamamoto H, Ohhashi N, et al. Comprehensive evaluation of noncalcified coronary plaque characteristics detected using 64-slice computed tomography in patients with proven or suspected coronary artery disease. Am Heart J. 2007;154(6):1191–8. [Epub 6 Sept 2007]. Erratum in: Am Heart J 2008 Feb;155(2):253.

Klepzig H. Diagnostic accuracy of dual-source multi-slice CT-coronary angiography in patients with an intermediate pretest likelihood for coronary artery disease. Eur Heart J. 2008;29(5):680.

Koç O, Kivrak AS, Ozdemir K. Evaluation of small coronary artery aneurysm by 64-slice multi-detector CT coronary angiography and virtual angioscopy. Anadolu Kardiyol Derg. 2008;8(5):E32.

Leber AW, von Ziegler F, Becker A, et al. Characteristics of coronary plaques before angiographic progression determined by Multi-Slice CT. Int J Cardiovasc Imaging. 2008;24(4):423–8.

Lee HY, Yoo SM, White CS. Coronary CT angiography in emergency department patients with acute chest pain: triple rule-out protocol versus dedicated coronary CT angiography. Int J Cardiovasc Imaging. 2009;25(3):319–26.

Matsumoto N, Sato Y, Yoda S, et al. Prognostic value of non-obstructive CT low-dense coronary artery plaques detected by multislice computed tomography. Circ J. 2007;71(12):1898–903.

Meijboom WB, van Mieghem CA, Mollet NR, et al. 64-slice computed tomography coronary angiography in patients with high, intermediate, or low pretest probability of significant coronary artery disease. J Am Coll Cardiol. 2007;50(15):1469–75.

Meijboom WB, Weustink AC, Pugliese F, et al. Comparison of diagnostic accuracy of 64-slice computed tomography coronary angiography in women versus men with angina pectoris. Am J Cardiol. 2007;100(10):1532–7.

Miller JM, Dewey M, Vavere AL, et al. Coronary CT angiography using 64 detector rows: methods and design of the multi-centre trial CORE-64. Eur Radiol. 2009;19(4):816–28.

Mintz GS, Popma JJ, Pichard AD, et al. Limitations of angiography in the assessment of plaque distribution in coronary artery disease: a systematic study of target lesion eccentricity in 1446 lesions. Circulation. 1996;93:924–31.

Mowatt G, Cook JA, Hillis GS, et al. 64-Slice computed tomography angiography in the diagnosis and assessment of coronary artery disease: systematic review and meta-analysis. Heart. 2008;94(11):1386–93.

Panmethis M, Wangsuphachart S, Rerkpattanapipat P, et al. Detection of coronary stenoses in chronic stable angina by multi-detector CT coronary angiography. J Med Assoc Thail. 2007;90(8):1573–80.

Rana JS, et al. Differences in prevalence, extent, severity, and prognosis of coronary artery disease among patients with and without diabetes undergoing coronary computed tomography angiography: results from 10,110 individuals from the CONFIRM (COronary CT Angiography EvaluatioN For Clinical Outcomes): an InteRnational Multicenter Registry. Diabetes Care. 2012;35(8):1787–94.

Rudd JH, Fayad ZA. Imaging atherosclerotic plaque inflammation. Nat Clin Pract Cardiovasc Med. 2008;5(Suppl 2):S11–7.

Sato A, Hiroe M, Tamura M, et al. Quantitative measures of coronary stenosis severity by 64-Slice CT angiography and relation to physiologic significance of perfusion in nonobese patients: comparison with stress myocardial perfusion imaging. J Nucl Med. 2008;49(4):564–72.

Satoda M, Takagi K, Uesugi M, et al. Acute myocardial infarction caused by spontaneous postpartum coronary artery dissection. Nat Clin Pract Cardiovasc Med. 2007;4(12):688–92.

Schoenhagen P, Barreto M, Halliburton SS. Quantitative plaque characterization with coronary CT angiography (CTA): current challenges and future application in atherosclerosis trials and clinical risk assessment. Int J Cardiovasc Imaging. 2008;24(3):313–6.

Scholte AJ, Schuijf JD, Kharagjitsingh AV, et al. Different manifestations of coronary artery disease by stress SPECT myocardial perfusion imaging, coronary calcium scoring, and multislice CT coronary angiography in asymptomatic patients with type 2 diabetes mellitus. J Nucl Cardiol. 2008;15(4):503–9.

Schuijf JD, Jukema JW, van der Wall EE, et al. Multislice computed tomography in the evaluation of patients with acute chest pain. Acute Card Care. 2007;9(4):214–21.

Seneviratne SK, Bamberg F, Hoffmann U. CT angiography: front line for acute coronary syndromes now? Heart. 2007;93(11):1325–6.

Sheth T, Amlani S, Ellins ML, et al. Computed tomographic coronary angiographic assessment of high-risk coronary anatomy in patients with suspected coronary artery disease and intermediate pretest probability. Am Heart J. 2008;155(5):918–23.

Stein PD, Yaekoub AY, Matta F, et al. 64-slice CT for diagnosis of coronary artery disease: a systematic review. Am J Med. 2008;121(8):715–25.

Wann S, Krystowiak M. Case presentations of potential applications of computed tomographic angiography in the geriatric population. Am J Geriatr Cardiol. 2007;16(6):376–80.

White CS, Kuo D. Chest pain in the emergency department: role of multidetector CT. Radiology. 2007;245(3):672–81.

Wilner WT, Mazraeshahi RM, Aboshady I, et al. Quantification of roughness of calcific deposits in computed tomography scans of human coronary arteries. Investig Radiol. 2007;42(11):771–6.

Ulimoen GR, Gjønnæss E, Atar D, et al. Noninvasive coronary angiography with 64-channel multidetector computed tomography in patients with acute coronary syndrome. Acta Radiol. 2008;49(10):1140–4.

Uehara M, et al. Diagnostic accuracy of 320-slice computed-tomography for detection of significant coronary artery stenosis in patients with various heart rates and heart rhythms compared with conventional coronary-angiography. Int J Cardiol. 2013;167(3):809–15.

Utsunomiya D, Tomiguchi S, Yamashita Y. Role of cardiac computed tomography in patients with suspected coronary artery disease: interaction with nuclear cardiology. Radiat Med. 2007;25(10):493–501.

Versteylen MO, et al. Additive value of semiautomated quantification of coronary artery disease using cardiac computed tomographic angiography to predict future acute coronary syndrome. J Am Coll Cardiol. 2013;61(22):2296–305.

Vural M, Aksit Z, Kovanlikaya I, et al. Can multidetector CT angiography detect coronary artery dissection? Tex Heart Inst J. 2007;34(3):388–9.

Zeina AR, Rosenschein U, Barmeir E. Giant coronary-pulmonary artery fistula with multiple saccular aneurysms: multidetector CT evaluation. Heart. 2008;94(3):277.

Zeina AR, Shefer A, Sharif D, et al. Acute myocardial infarction in a young woman with normal coronary arteries and myocardial bridging. Br J Radiol. 2008;81(965):e141–4.

第7章 心脏 CTA 血流储备分数

Lohendran Baskaran，Christopher K. Zarins，James K. Min

7.1 概述

血流储备分数是确诊稳定型冠状动脉疾病患者是否存在冠状动脉病变相关的特异性缺血和指导临床治疗策略的金标准，其测量是有创的。现在，FFR 可以通过标准冠状动脉 CT 血管造影图像数据无创性测定。这项新技术利用冠状动脉 CTA 提供的解剖学数据获得的 FFR 值，可以提供病变特异性的功能学信息。FFR_{CT} 技术已经在临床预试验中得到验证，与有创 FFR 作为参考标准相比，在血流动力学显著异常冠状动脉疾病诊断方面，显示出较高的诊断准确性和特异性。因此，FFR_{CT} 是一种无创性手段，可以为医生提供冠状动脉狭窄解剖学程度和病变功能学意义的信息，以帮助指导稳定型 CAD 患者血运重建的决策。

7.2 引言

冠状动脉 CT 血管成像是一种优异的用于定性和定量冠状动脉病变的无创性手段，具有较高的敏感性和良好的阴性预测值（NPV）[1-3]。CTA 还是一有效的排除工具，但与有创冠状动脉造影（ICA）相比，其会高估狭窄程度。

在常规应用上，CTA 不提供冠状动脉狭窄的功能学意义信息，临床医生通常依赖其他无创性方式辅助决策，如单光子发射型计算机体层摄影（SPECT）、负荷超声心动图或负荷心脏磁共振（CMR）。

长期以来，已经明确应用无创性方法确定"阻塞性"冠状动脉病变生理学意义以帮助血运重建的决策制定的重要性[4, 5]，认为其是影响 CAD 患者临床结

L. Baskaran, MBBS, BSc
Department of Radiology, Dalio Institute of Cardiovascular Imaging, New York-Presbyterian Hospital and Weill Cornell Medicine,
413 E. 69th St, Suite 108, New York, NY 10021, USA
National Heart Centre, Singapore,
5 Hospital Drive, Singapore 169609, Singapore
e-mail: Lohendran.baskaran@gmail.com

C.K. Zarins, MD
HeartFlow, Inc., 1400 B Seaport Blvd, Redwood City, CA 94063, USA
e-mail: zarins@heartflow.com

J.K. Min, MD (*)
Department of Radiology, Dalio Institute of Cardiovascular Imaging, New York-Presbyterian Hospital and Weill Cornell Medicine,
413 E. 69th St, Suite 108, New York, NY 10021, USA
e-mail: jkm2001@med.cornell.edu

果的最重要因素 [4, 6]。具有血流动力学显著异常的狭窄患者可从血运重建中获益，而血流动力学异常不显著的患者仅用药物治疗就反应良好。对不显著狭窄性病变进行不必要的血运重建，不仅不能提供临床获益，而且还将患者暴露于相关手术风险中 [7, 8]。FFR 的测量虽然是有创的，但在确定病变血流动力学意义上具有重要意义。

FFR 是在 ICA 检查中测得的指数。它被定义为存在狭窄病变的冠状动脉的最大血流量与假设该冠状动脉完全正常情况下的最大血流量之比。可表示为狭窄远段压力与近段压力的比值（图 7.1）。

FFR 下引导的血运重建可改善临床结果，并在指南中被确定为推荐应用 [7-9]。然而，众所周知，冠状动脉造影在确定冠状动脉病变尤其是中等程度冠状动脉狭窄的血流动力学意义方面价值有限 [7]。但 FFR 在临床实践中尚未常规应用，冠状动脉血运重建的决策还是主要根据对冠状动脉狭窄严重程度的视觉评估 [10]。这或许是由于 FFR 技术是有创的，增加了手术的复杂性，且存在导丝应用的相关风险。因此，需要一种无创性方法用于评估病变特异性的缺血。

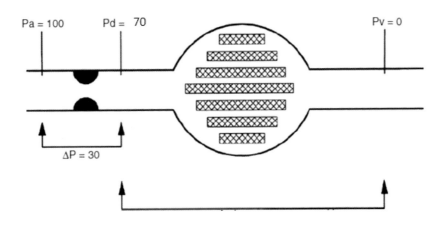

心肌灌注压 =70mmHg（1mmHg=0.133kPa）

图 7.1　FFR 概念图。FFR，血流储备分数；Pd，狭窄远段压力；Pa，狭窄近段压力。 FFR = Pd/Pa，此图中，FFR = 0.7。Reproduced with permission from Circulation, Dec 1995. Pijls, N. H. et al. Fractional flow reserve. A useful index to evaluate the influence of an epicardial coronary stenosis on myocardial blood flow. Circulation 92, 3183–3193 (1995). Copyright (1995), Wolters Kluwer Health, Inc.

7.3　FFR~CT~

FFR~CT~ 将冠状动脉 CT 血管造影提供的解剖学信息应用于计算流体力学方法，无创计算出 FFR。它采用相同的标准 CTA 图像和获得方案，无须额外的图像采集、辐射暴露或服用药物。它依赖于对结果的后处理计算得出"虚拟"FFR。计算 FFR~CT~ 需要以下内容：

（1）构建精确的患者个体化冠状动脉解剖学模型。

（2）进行冠状动脉生理学的数学建模，得出个体化的在充血状态下入口与出口边界条件。

（3）基于边界条件，求解流体力学的物理定律。

7.3.1　从解剖学信息导出生理学模型

传统 CTA 图像可便捷地提供患者的个体化解剖学信息。在循环系统中，形态 - 功能关系是广泛适用的，在不同的生理状态和慢性改变下，循环系统以恰当的灌注压为器官提供充足的血液。此外，在静息状态下，冠状动脉总血流量与心肌质量成正比。心肌质量可通过容积 CTA 图像容易地计算出来。

此外，血管的大小与所携带的血流之间同样适用这一形态 - 功能关系。血管可根据它们携带的血流和感受到的血管壁剪切力调节自身大小，且这些适应过程在健康和病变血管中都长期存在。换言之，血管能自适应。携带的血流越多，血管变得越大；反之亦然。

从解剖学影像还可以导出额外的生理学信息。在静息状态下，微循环血管床的阻力与供养血管的大小成反比。小血管比大血管的阻力大，狭窄处的血流阻力与该处血管的数量和大小直接相关[11-17]。

7.3.2　应用计算流体力学（CFD）

流体力学可用于描述在多种情况下从气体流动到液体流动的广泛现象。解决流体力学问题需要解出无数个非线性偏微分方程，并多次重复该过程。求解这些方程则需要对有限元数值进行近似值处理。冠状动脉血流量和压力可以通过求解流体力学方程计算出来，并与质量守恒和动量平衡相关。根据空间和时间坐标函数方程求解得到相应冠状动脉血流量和压力。这些都建立在假设血液是牛顿（不可压缩）流体，具有恒定且已知的黏度和密度[17, 18]。

7.3.3　设定边界

前面提到的假设不足以解决血流问题。还必须指定明确的范围（域）及其边界条件。出于 FFR~CT~ 检查的目的，范围（域）是血管腔，边界是入口边界（此处是主动脉根部）、出口边界（升主动脉和冠状动脉）及血管的外侧面。大血管管腔面（边界）和分支血管的管腔面可以从 CTA 图像中获得，且仅受 CTA 分辨率的限制。在模型构建期间，提取冠状动脉树的局部解剖信息，包括斑块的表面和狭窄情况。

为了将它们组合在一起，需要将体循环、心脏和冠状动脉微循环的集中参数模型与从 CTA 图像获得的患者个体化主动脉根和冠状动脉模型耦合在一起。平均主动脉压采用的是患者平均肱动脉压数值。按前文所述,根据从 CTA 获得的心肌壁容积信息计算出冠状动脉总血流量,由冠状动脉总血流量计算出冠状动脉总阻力。最后,和用腺苷减少外周阻力(同有创 FFR)的作用一样,模拟最大充血状态以确定边界条件。上述所有步骤的概括见图 7.2。

7.3.4 FFR_{CT} 计算

(1)用于构建定量模型的标准 CTA 数据集。

(2)结合左心室、冠状动脉解剖和形态－功能原则来开发生理模型。

(3)使用计算流体力学和边界条件计算模拟充血状态下的流量和压力。

7.4 临床证据

FFR_{CT} 的临床证据基于与有创 FFR 和常规 CTA 的直接比较。

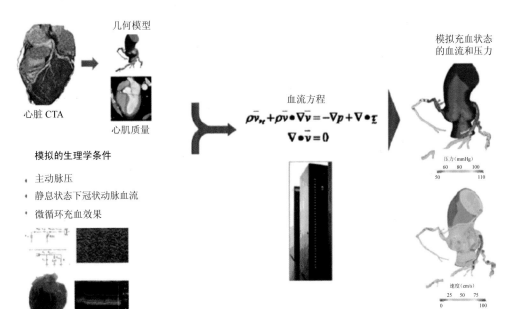

图 7.2 应用计算流体力学技术对 CTA 数据进行模拟充血冠状动脉血流和压力简明原理图。Reproduced with permission from Journal of Cardiovascular Computed Tomography 2011. Min, J. K. et al. Rationale and design of the DeFACTO(Determination of Fractional Flow Reserve by Anatomic Computed Tomographic Angiography)study. J. Cardiovasc. Comput. Tomogr. 5,301–309. Copyright(2011)Elsevier,Inc.

临床研究表明，与传统 CTA 和 ICA 相比，FFR$_{CT}$ 增强了辨识力，并提高了诊断性能。即使伴中等程度狭窄，FFR$_{CT}$ 与有创 FFR 也有很好的相关性。现已开展 3 项前瞻性多中心试验，共纳入 609 例患者和 1050 支血管，即 DISCOVER-FLOW、DeFACTO 和 NXT 临床试验。

DISCOVER-FLOW 是一项多中心的前瞻性临床试验，纳入 103 例已知或疑似 CAD 患者（159 支血管），患者接受了 CTA、ICA 和有创 FFR 检查。其亚组研究显示，对于程度为 40%~69% 的狭窄，FFR$_{CT}$ 的准确性、敏感性、特异性、阳性预测值和阴性预测值分别为 86%、90%、83%、82% 和 91%[19]。

DeFACTO 研究是一项纳入 252 例患者（407 支血管）的多中心临床试验。受试者 ROC 曲线下面积（AUC）显示，FFR$_{CT}$ 对每例患者（0.81 对 0.68）和每支血管（0.81 对 0.75）缺血的辨别力，较 CTA 都有提高[19]。

NXT 研究纳入了来自 8 个国家 10 个中心的 254 例患者，这些患者计划行具有临床指征的冠状动脉造影[20]。用测量的 FFR 值作为参考标准，判定每例患者确诊血流动力学显著异常 CAD 的诊断准确性，FFR$_{CT}$（81%）显著高于 CTA（53%，$P < 0.001$）。这主要是由于与 CTA 相比，FFR$_{CT}$ 的特异性（79%）显著高于 CTA（34%，$P < 0.001$），而 FFR$_{CT}$（86%）和 CTA（94%，ns）的敏感性都很高。同样，FFR$_{CT}$ 的每支血管诊断准确性（86%）也显著高于 CTA（65%，$P < 0.001$）。每支血管的特异性，FFR$_{CT}$（86%）也高于 CTA（60%，$P < 0.001$）；敏感性无差异（FFR$_{CT}$ 84%，CTA 83%，ns）。FFR$_{CT}$ 的 ROC 曲线下面积为 0.90，与 CTA 的 0.81 相比，显示使用 FFR$_{CT}$ 显著提高了辨识缺血的能力（$P=0.0008$）。对于中等程度狭窄（30%~70%）的患者，诊断的准确性很高，与先前的研究结果一致。该研究证实，与使用冠状动脉 CTA 的解剖学试验相比，FFR$_{CT}$ 为血流动力学显著异常 CAD 的诊断提供了较高的诊断准确性和辨别力。此外，NXT 研究还显示：与应用有创冠状动脉造影进行狭窄评估相比，FFR$_{CT}$ 的诊断准确性和特异性均有提高。

7.5 小结

与常规 CTA 对比，FFR$_{CT}$ 提供了确诊生理学显著异常的冠状动脉狭窄的无创性、病变特异性方法，且无须额外的扫描时间、辐射。后文的病例通过与相应的 ICA、CTA 和有创 FFR 的比较，说明了 FFR$_{CT}$ 的作用。

7.6 病例

7.6.1 病例 7.1

7.6.1.1 病史

患者，女性，75 岁。日常清晨 4.8 千米快步走引起典型心绞痛（CCSCI），持续 1 个月。服用抗高血压药物，但没有家族史或其他心血管危险因素。

7.6.1.2　CTA 所见

存在两支及冠状动脉左主干病变。右冠状动脉近段有非阻塞性混合斑块。冠状动脉左主干有混合性斑块伴轻度病变。左前降支中段（D1 之后）由软斑块引起严重狭窄病变。左旋支远段由软斑块引起中度狭窄病变（图 7.3）。

7.6.1.3　FFR$_{CT}$ 结果

FFR$_{CT}$ 对 RCA 狭窄未见预期的显著性意义。左主干病变并未阻塞血流，但 LAD 中段病变有显著血流动力学异常，LAD 远段的 FFR$_{CT}$ 值为 0.76。LCX 远段狭窄的 FFR$_{CT}$ 值为 0.89（图 7.4）。

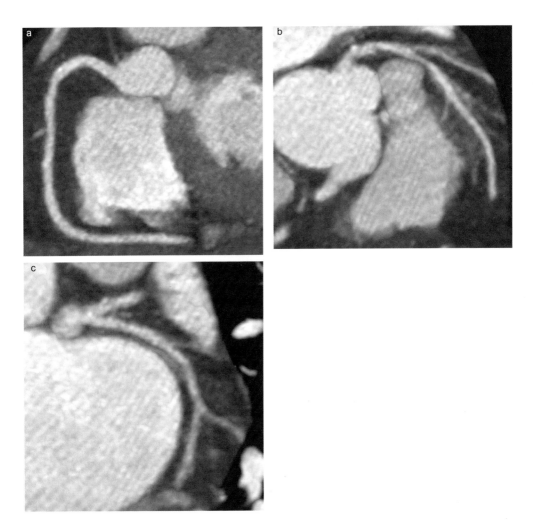

图 7.3　非阻塞性 RCA 近段狭窄。（a）左主干和 LAD 中段狭窄。（b）LCX 远段中度狭窄。（c）RCA：右冠状动脉。LAD：左前降支。LCX：左旋支。

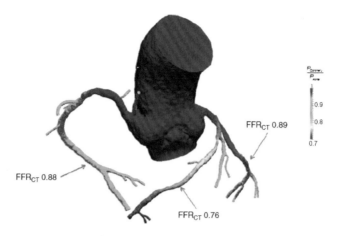

图 7.4　LAD 的 FFR$_{CT}$ 值为 0.76,LCX 的 FFR$_{CT}$ 值为 0.89。

7.6.1.4　诊断

LAD 中段单支血管病变。

7.6.1.5　讨论

FFR$_{CT}$ 对中等程度狭窄具有最大效用。在这个病例中,LCX 病变的 CTA 意义不明,FFR$_{CT}$ 值为 0.89(即 > 0.80),明确病变无显著意义。冠状动脉造影对 LAD 病变行血运重建期间,进行有创 FFR,显示 FFR$_{CT}$ 与有创 FFR 密切相关,与临床试验结果一致(图 7.5)。

7.6.1.6　经验和教训

狭窄严重程度的视觉评估并不总是与血流动力学意义相关。虽然另一种无创性功能检查(如 SPECT)也能确定患者是否存在特异性缺血,但 FFR$_{CT}$ 是唯一提供血管特异性血流动力学信息的无创性检查。明确狭窄的血流动力学意义对血运重建决策至关重要。

7.6.2　病例 7.2

7.6.2.1　病史

患者,女性,72 岁。在晨起和情绪紧张时新发非典型心绞痛。有高脂血症、高血压病史,并且是一名烟民。

7.6.2.2　CTA 所见

LAD 近段有一轻度混合病变,LAD 中段有另一处中度病变(图 7.6)。

7.6.2.3　FFR$_{CT}$ 结果

所有血管的 FFR$_{CT}$ 值都 > 0.80(图 7.7)。

7.6.2.4　诊断

无血流动力学显著异常的冠状动脉疾病。

7.6.2.5　讨论

该患者还接受了有创冠状动脉造

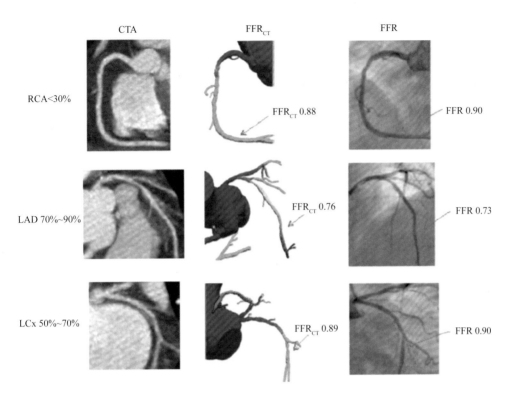

图 7.5　FFR$_{CT}$ 与有创 FFR 的相关性。RCA：右冠状动脉。LAD：左前降支。LCX：左旋支。FFR：血流储备分数。CTA：CT 血管成像。

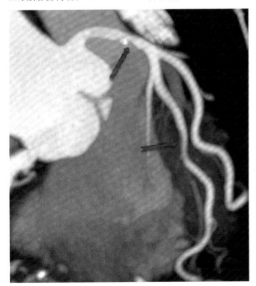

图 7.6　LAD 近段和中段中等程度狭窄病变（红色箭头所示）。

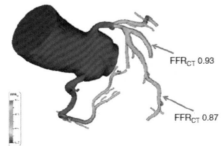

图 7.7　LAD 中度病变，FFR$_{CT}$ 为阴性。LAD：左前降支。

影，以确定病变有无意义。结果提示，FFR$_{CT}$ 与有创 FFR 值之间存在良好的相关性。尽管有创冠状动脉造影的视觉评估显示狭窄，程度为 70%，但并未进行血运重建,该患者采取了药物保守治疗(图 7.8)。

7.6.2.6 经验和教训

如果在同一血管内存在多处病变,最远段的病变 $FFR_{CT} > 0.8$,实际上意味着更近段的病变不严重。

7.6.3 病例 7.3

7.6.3.1 病史

患者,男性,65 岁。在打网球时出现非典型胸痛和呼吸困难,持续 2 个月。最近被诊断出患有高血压和高脂血症,并开始服用他汀类药物和 β 受体阻滞剂。患者即使应用 β 受体阻滞剂,症状仍持续存在。其运动心电图为阳性。

7.6.3.2 CTA 所见

三支血管和冠状动脉左主干全部存在多个钙化斑块。LAD 近段存在弥漫性钙化斑块,且中段存在局灶性混合斑块。 LCX 近段存在局灶性钙化。RCA 存在从近段发展至中段的弥漫性钙化(图 7.9)。

7.6.3.3 FFR$_{CT}$ 结果

RCA 的 FFR_{CT} 为 0.73。LAD 的 FFR_{CT} 为 0.86,LCX 的 FFR_{CT} 为 0.82(图 7.10)。

7.6.3.4 诊断

RCA 单支血管病变。

7.6.3.5 讨论

该病例有多处钙化病变。钙化病变的存在可导致晕染和硬化伪影,可能会使管腔模糊不清并导致 CTA 假阳性。严重钙化会增加误诊的风险[21, 22]。除此之外,三支血管中全部存在多处及弥漫性病变。为了避免不必要的血运重建,确定血流动力学异常及血管特异性非常

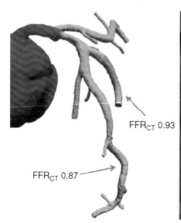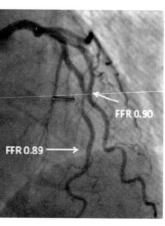

图 7.8　FFR$_{CT}$ 与有创 FFR 的相关性(红色箭头所示无生理学意义的显著狭窄病变)。

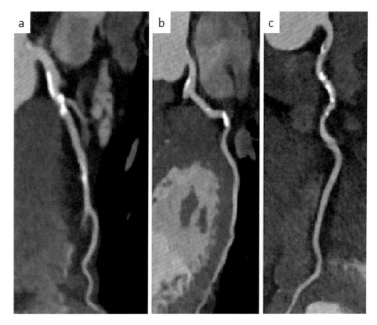

图 7.9 （a）冠状动脉左主干发展至 LAD 近段的弥漫性钙化和 LAD 中段局灶性钙化。（b）LCX 近段局灶性钙化和左主干弥漫性钙化。（c）RCA 近段至中段弥漫性钙化。

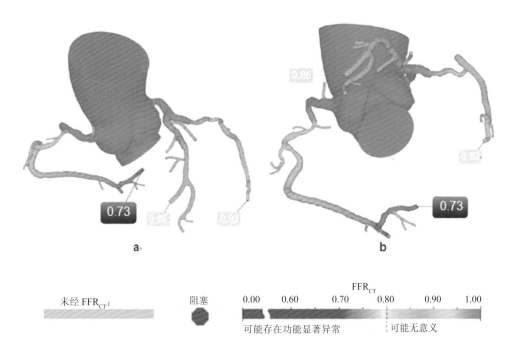

图 7.10 RCA 的 FFR$_{CT}$ 为 0.73，LAD 的 FFR$_{CT}$ 为 0.86，LCX 的 FFR$_{CT}$ 为 0.82。

重要。

NXT 临床试验的亚组研究与有创 FFR 作为金标准进行对比,探讨了钙化病变时 FFR_{CT} 的诊断准确性[23]。在四分位数评分中显示,严重钙化病例中,FFR_{CT} 在保持敏感性的同时,比 CTA 更准确,特异性更高,并且在每例患者和每支血管都超出了 2~3 倍(表 7.1)。

7.6.3.6　经验和教训

重度钙化的存在可导致晕染和硬化伪影,进而导致 CTA 假阳性。因为 FFR_{CT} 中使用的分割方法,同时采用了全局和局部血流模型并可校正钙沉淀,所以节段性伪影(如钙)的存在可能不会显著影响 FFR_{CT} 值。

7.6.4　病例 7.4

7.6.4.1　病史

患者,男性, 53 岁。有糖尿病、高血压和高脂血症,已戒烟。有 CAD 家族史,虽无症状,但生活方式为久坐。

7.6.4.2　CTA 所见

存在多支血管病变。RCA 近段有软斑块导致的严重狭窄。冠状动脉左主干有软斑块导致的狭窄(> 50%)。LAD 近段有弥漫性混合斑块导致的中度狭窄,LAD 和 D1 分叉处存在病变(图 7.11)。

7.6.4.3　FFR_{CT} 结果

RCA 的 FFR_{CT} 为 0.62, LAD 为 0.73,D1 < 0.70(图 7.12)。

7.6.4.4　诊断

多支血管病变。

7.6.4.5　讨论

多支血管存在多处病变,似乎不影响 FFR_{CT} 的准确性,与有创 FFR 具有良好的相关性(图 7.13)。

7.6.4.6　经验和教训

尽管存在明显的多支血管病变,但因患者活动较少可以掩盖其症状,则患者可能几乎无临床表现。多种风险因素的存在应该提醒临床医生高度怀疑:高危患者可能存在多支血管病变,确定每支血管及每一病变的血流动力学有无异常仍然很重要。

7.6.5　病例 7.5

7.6.5.1　病史

患者,男性, 61 岁。患有稳定型心绞痛,有糖尿病、高血压、高脂血症,并且目前为吸烟者。尽管已开始服用硝酸盐类药物,但心绞痛症状仍在继续。LVEF 正常。

7.6.5.2　CTA 所见

LAD 近段到远段存在弥漫性混合斑块,伴轻至中度狭窄病变(图 7.14)。

7.6.5.3　FFR_{CT} 结果

LAD 的 FFR_{CT} 值为 0.78(图 7.15)。

表 7.1　FFR_CT 与冠状动脉 CTA 在患者和血管中的诊断效能（根据 Agatston 钙化评分的四分位数）

	Q1			Q2			Q3			Q4		
	FFR_CT	CTA	P 值	FFR_CT	CTA	P 值	FFR_CT	CTA	P 值	FFR_CT	CTA	P 值
每例患者												
准确性	85 (73~93)	52 (38~66)	0.0004	83 (71~92)	50 (36~64)	0.0002	83 (70~92)	55 (40~68)	0.0006	74 (60~85)	42 (28~56)	0.0007
敏感性	92 (64~100)	100 (75~100)	0.32	77 (46~95)	100 (75~100)	0.66	83 (59~96)	78 (52~94)	0.32	88 (62~98)	94 (70~100)	0.32
特异性	83 (68~93)	37 (22~53)	0.0001	85 (71~94)	34 (20~51)	<0.0001	83 (66~93)	43 (26~61)	0.0002	68 (50~82)	19 (8~35)	0.0002
阳性预测值	63 (38~84)	33 (19~50)	0.01	63 (35~85)	33 (19~49)	0.02	71 (48~89)	41 (25~59)	0.01	54 (33~73)	33 (20~49)	0.04
阴性预测值	97 (85~100)	100 (78~100)	0.64	92 (79~98)	100 (77~100)	0.95	91 (75~98)	79 (54~94)	0.14	93 (76~99)	88 (47~100)	0.37
每支血管												
准确性	90 (83~95)	74 (65~82)	0.001	85 (74~93)	71 (59~82)	0.03	88 (79~94)	60 (49~71)	<0.0001	83 (73~91)	55 (44~66)	<0.0001
敏感性	73 (39~94)	91 (59~100)	0.16	67 (35~90)	92 (62~100)	0.16	93 (68~100)	80 (52~96)	0.16	82 (60~95)	82 (60~95)	1
特异性	92 (85~97)	72 (62~81)	0.0001	89 (77~96)	67 (53~79)	0.001	87 (76~94)	56 (43~68)	<0.0001	84 (72~92)	46 (33~59)	<0.0001
阳性预测值	53 (27~79)	29 (15~46)	0.06	57 (29~82)	38 (21~58)	0.13	61 (39~80)	29 (16~45)	0.005	64 (44~81)	35 (22~50)	0.0008

注：括号内的数值为 95% 可信区间的大小。每例患者分析是在 214 例患者中进行的，每支血管分析是在 163 例患者的 333 支血管中进行的。每例患者和每支血管 Agatston 评分范围分别为：Q1，0~26，0~0；Q2，27~147，0~22；Q3，148~415，23~120；Q4，416~3599，121~1703。From Nørgaard, B. L. et al. Influence of Coronary Calcification on the Diagnostic Performance of CT Angiography Derived FFR in Coronary Artery Disease: A Substudy of the NXT Trial. JACC Cardiovasc Imaging 2015 Sep; 8 (9): 1045-55. doi: https://doi.org/10.1016/j.jcmg.2015.06.003. Epub 2015 Aug 19. Used with permission

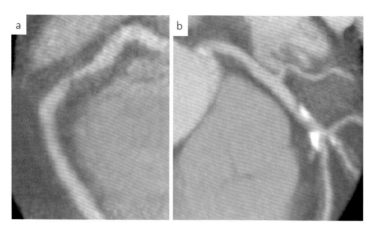

图 7.11 （a）RCA 近段严重狭窄。（b）冠状动脉左主干狭窄（< 50%）。LAD 和 D1 的分叉处存在混合病变。

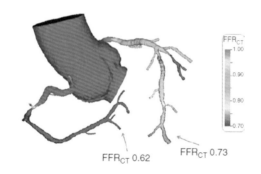

图 7.12 FFR_{CT} 显示多支血管病变。

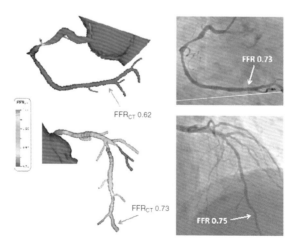

图 7.13 FFR_{CT} 和有创 FFR 的相关性表明 RCA 与 LAD 存在显著病变。

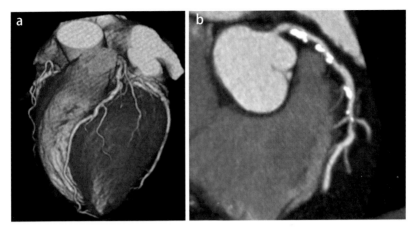

图 7.14　VR(a)和二维图像(b)显示 LAD 近段到远段存在弥漫性混合斑块。

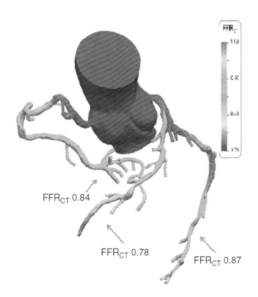

图 7.15　LAD 的 FFR$_{CT}$ 的值为 0.78。

7.6.5.4　诊断

LAD 弥漫性病变。

7.6.5.5　讨论

在该病例中, CTA 显示沿 LAD 存在

程度为 60% 的狭窄。确定病变的血流动力学意义很重要。此外,如果能够在任何干预之前预测支架植入术后的 FFR,将是非常理想的状态,因为这将有助于血运重建策略的制定。

FFR$_{CT}$ 的一个新用途是 " 虚拟支架术 "[24]。使用相同的建模技术,可以将管腔内径修正至 " 正常 "(与狭窄的近段和远段相比)。如果需要对病变实际植入支架,其实采用这一新用途可以无创预测 FFR$_{CT}$。在该病例中,支架植入前后的预测和实际 FFR 之间存在良好的相关性(图 7.16)。

7.6.5.6　经验和教训

此处阐述了 FFR$_{CT}$ 的一种新用途。将来,应用 FFR$_{CT}$ 技术的虚拟支架可以帮助预测特定部位或病变的改善情况,可用于帮助决策多处病变患者植入支架所需的数量或范围。

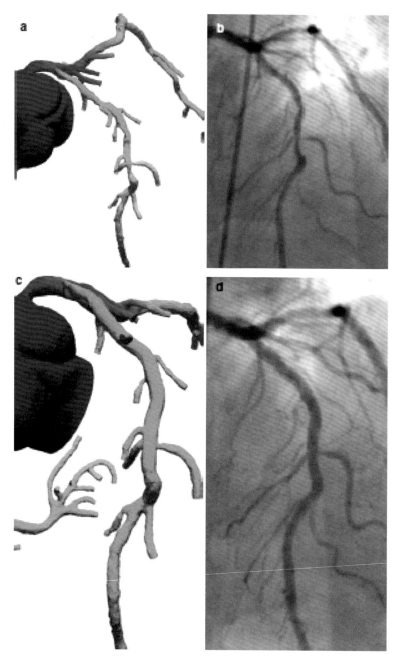

图 7.16　FFR_{CT} 和有创 FFR 在支架植入前后的相关性。(a) 支架植入前 FFR_{CT} 为 0.78。(b) 支架植入前有创 FFR 为 0.74。(c) 干预前虚拟支架 FFR_{CT} 为 0.86。(d) 支架植入后有创 FFR 为 0.83。

参考文献

1. Budoff MJ, et al. Diagnostic performance of 64-multidetector row coronary computed tomographic angiography for evaluation of coronary artery stenosis in individuals without known coronary artery disease: results from the prospective multicenter ACCURACY (Assessment by Coronary Computed Tomographic Angiography of Individuals Undergoing Invasive Coronary Angiography) trial. J Am Coll Cardiol. 2008;52:1724–32.

2. Miller JM, et al. Diagnostic performance of coronary angiography by 64-row CT. N Engl J Med. 2008;359:2324–36.

3. Meijboom WB, et al. Diagnostic accuracy of 64-slice computed tomography coronary angiography: a prospective, multicenter, multivendor study. J Am Coll Cardiol. 2008;52:2135–44.

4. Shaw LJ, et al. Gated myocardial perfusion single photon emission computed tomography in the clinical outcomes utilizing revascularization and aggressive drug evaluation (COURAGE) trial, Veterans Administration Cooperative study no. 424. J Nucl Cardiol. 2006;13:685–98.

5. Hachamovitch R, Hayes SW, Friedman JD, Cohen I, Berman DS. Comparison of the short-term survival benefit associated with revascularization compared with medical therapy in patients with no prior coronary artery disease undergoing stress myocardial perfusion single photon emission computed tomography. Circulation. 2003;107:2900–7.

6. Metz LD, et al. The prognostic value of normal exercise myocardial perfusion imaging and exercise echocardiography: a meta-analysis. J Am Coll Cardiol. 2007;49:227–37.

7. Tonino PAL, et al. Angiographic versus functional severity of coronary artery stenoses in the FAME study fractional flow reserve versus angiography in multivessel evaluation. J Am Coll Cardiol. 2010;55:2816–21.

8. Pijls NHJ, et al. Percutaneous coronary intervention of functionally nonsignificant stenosis: 5-year follow-up of the DEFER Study. J Am Coll Cardiol. 2007;49:2105–11.

9. De Bruyne B, et al. Fractional flow reserve-guided PCI versus medical therapy in stable coronary disease. N Engl J Med. 2012;367:991–1001.

10. Lucas FL, Siewers AE, Malenka DJ, Wennberg DE. Diagnostic-therapeutic cascade revisited: coronary angiography, coronary artery bypass graft surgery, and percutaneous coronary intervention in the modern era. Circulation. 2008;118:2797–802.

11. LaBarbera M. Principles of design of fluid transport systems in zoology. Science. 1990;249:992–1000.

12. West GB, Brown JH, Enquist BJ. A general model for the origin of allometric scaling laws in biology. Science. 1997;276:122–6.

13. Choy JS, Kassab GS. Scaling of myocardial mass to flow and morphometry of coronary arteries. J Appl Physiol (1985). 2008;104:1281–6.

14. Kamiya A, Togawa T. Adaptive regulation of wall shear stress to flow change in the canine carotid artery. Am J Physiol. 1980;239:H14–21.

15. Glagov S, Weisenberg E, Zarins CK, Stankunavicius R, Kolettis GJ. Compensatory enlargement of human atherosclerotic coronary arteries. N Engl J Med. 1987;316:1371–5.

16. Zarins CK, Zatina MA, Giddens DP, Ku DN, Glagov S. Shear stress regulation of artery lumen diameter in experimental atherogenesis. J Vasc Surg. 1987;5:413–20.

17. Taylor CA, Figueroa CA. Patient-specific modeling of cardiovascular mechanics. Annu Rev Biomed Eng. 2009;11:109–34.

18. Zarins CK, Taylor CA, Min JK. Computed fractional flow reserve (FFTCT) derived from coronary CT angiography. J Cardiovasc Transl Res. 2013;6:708–14.

19. Min JK, et al. Effect of image quality on diagnostic accuracy of noninvasive fractional flow reserve: results from the prospective multicenter international DISCOVER-FLOW study. J Cardiovasc Comput Tomogr. 2012;6:191–9.

20. Nørgaard BL, et al. Diagnostic performance of noninvasive fractional flow reserve derived from coronary computed tomography angiography in suspected coronary artery disease: the NXT trial (Analysis of Coronary Blood Flow Using CT Angiography: Next Steps). J Am Coll Cardiol. 2014;63:1145–55.

21. Dewey M, et al. Patient characteristics as predictors of image quality and diagnostic accuracy of MDCT compared with conventional coronary angiography for detecting coronary artery stenoses: CORE-64 Multicenter International Trial. AJR Am J Roentgenol. 2010;194:93–102.

22. Abdulla J, Pedersen KS, Budoff M, Kofoed KF. Influence of coronary calcification on the diagnostic accuracy of 64-slice computed tomography coronary angiography: a systematic review and meta-analysis. Int J Cardiovasc Imaging. 2012;28:943–53.

23. Nørgaard BL, et al. Influence of coronary calcification on the diagnostic performance of CT angiography derived FFR in coronary artery disease. A substudy of the NXT trial. JACC Cardiovasc Imaging. 2015;8(9):1045–55. https://doi.org/10.1016/j.jcmg.2015.06.003.

24. Kim K-H, et al. A novel noninvasive technology for treatment planning using virtual coronary stenting and computed tomography-derived computed fractional flow reserve. JACC Cardiovasc Interv. 2014;7:72–8.

第 8 章 急诊心脏 CTA

David Lehmkuhl，Constantino S.Pena，Ricardo C.Cury

及时、准确地诊断胸痛至今仍是急症科（ED）的一项艰巨任务。在美国，目前胸痛是导致患者就诊急诊科的主要原因之一。然而，只有一小部分胸痛患者出现显著的心电图改变，需要立即通过导管干预。因此，绝大多数患者在安全出院前都需要进行昂贵和费时的诊断检查。

目前胸痛的检查、护理标准要求连续的心电图和心肌坏死标志物监测，以及多种影像学检查。一系列的检查延长了住院时间，并增加了住院费用。针对这些问题，在急诊科，心脏 CT 血管成像已经成为有用的手段。在最近的研究中，心脏 CTA 在低风险人群中被证明可以提

D. Lehmkuhl, BS
Herbert Wertheim College of Medicine, Florida
International University, 11200 SW 8th Street,
AHC2, Miami, FL 33199, USA
e-mail: dlehm007@fiu.edu

C.S. Pena, MD (*)
Miami Cardiac and Vascular Institute, Baptist
Hospital, 8900 North Kendall Drive, Miami, FL
33176, USA
e-mail: tinopena@msn.com

R.C. Cury, MD
Department of Radiology, Miami Cardiac and
Vascular Institute, Baptist Health of South Florida,
8900 North Kendall Drive, Miami, FL 33176, USA
e-mail: rcury@baptisthealth.net

高急诊科的出院率（49.6% 对 22.7%，95%CI：21.4~32.2）[1]，缩短住院时间（比标准住院日减少 27.5%~51%）[1-4]，提高冠心病的检出率（9.0% 对 3.5%，95%CI：0~11.2）[1]，并与现行检查护理标准 [4,6] 相比，降低了费用（减少 20%~38%）[3,5]。

最近的一项系统评估和 Meta 分析确定了在急诊科患者中的心脏 CTA 检查的安全性，该评估包含 18 项 9592 例患者参加的研究，平均随访时间为 20 个月 [7]。研究结果表明，心脏 CTA 对轻度或无狭窄（0.17%，$P < 0.05$）、非梗阻性 CAD（冠状动脉直径狭窄率 < 50%）（1.41%，$P < 0.05$）和冠状动脉直径狭窄率 > 50%（8.84%，$P < 0.05$）患者的主要不良心血管事件（MACE）的联合年发生率进行比较，证明了心脏 CTA 的有效性。此外，轻度或者无狭窄组的 MACE 总的阴性似然比为 0.008（95%CI：0.003~0.21，$P=0.001$，$I^2=0\%$），阳性似然比为 1.70（95%CI：1.24~2.02，$P < 0.001$，$I^2=0\%$），敏感性为 0.99（95%CI：0.93~1.00，$P < 0.001$，$I^2=0\%$），特异性为 0.41（95%CI：0.31~0.52，$P < 0.001$）。$I^2=72\%$）。

在使用心脏 CTA 并将该技术应用于急诊科的临床工作流程之前，需要进行严密的规划并逐步实施 [8]。为了实施

这一流程,必须有一个由心脏病专家、急诊医生、临床医生、护理人员和放射科医生组成的多学科协作小组,并接受心血管 CT 培训。然后仔细挑选检查的理想人选。最适合心脏 CTA 检查的人选是那些表现为初始心肌酶阴性、正常或非特异性心电图改变的人,并且没有冠状动脉 CTA 的禁忌证或相对禁忌证。此外,应使用标准化的风险分层工具对候选人进行筛选,以防止风险极低或需要进行更多侵入性检查的患者暴露于额外的辐射。最后,应为医生提供一份标准化报告,并在检查的基础上提出具体的诊疗计划,以便进一步交流。

迈阿密 Baptist 医院和迈阿密心血管研究所(MCVI)通过多个学科的共同努力,制定了一项心脏 CTA 检查的草案并付诸实施[2, 9]。在这份草案中,对所有到急诊科的可能是心脏病因的胸痛患者进行心电图检查、心肌酶学化验并计算心肌梗死溶栓(TIMI)评分。如果患者具备以下标准之一:TIMI 评分 > 2 分、有诊断意义的心电图变化或心肌酶阳性,则被认为是 ACS 的中至高度风险。在这种情况下,患者会根据临床情况和 ACC/AHA 指南被转到导管室或进行单光子发射计算机断层心肌灌注成像(SPECT-MPI)检查[10]。如果患者不符合中至高度风险类别,则该患者被视为低风险,有指征接受以检测冠状动脉狭窄为主要目标的心脏 CTA 检查。

在这项研究之前,MCVI 的患者是根据一项协议进行检查,以便简化程序、在最短的时间内得到尽可能好的结果。首先,筛选患者禁忌证或手术的相对禁忌证。如果患者有严重的肾功能不全或碘过敏,他们将被严格禁止进行心脏 CTA 检查。如果存在相对禁忌证(妊娠、不能憋气、不能平躺、肥胖、禁忌应用 β 受体阻滞剂及硝酸盐药物、最近使用磷酸二酯酶 -5 抑制剂、既往冠状动脉钙化评分 > 1000、轻度肾功能不全或不能用 β 受体阻滞剂治疗的心律失常),应衡量手术的风险和获益。如果患者有相对禁忌证,可首选应激 MPI 检查。然后建立对比剂注射的 IV 通路并测量心率。如果心率 > 65 次 / 分、心律齐或心率 > 60 次 / 分、心律失常,则在扫描前 1 小时给予单剂量美托洛尔 100 mg。最后,在注射对比剂前几分钟给患者 400μg 硝酸甘油舌下含服。如果患者具有稳定的节律和心率 < 65 次 / 分,则优选 ECG 触发技术,使用基于 ECG 门控的球管电流控制可以减少辐射剂量。

除了制定如何选择明确受益于心脏 CTA 的患者标准,对进行心脏 CTA 检查的患者进行分层,并基于上述结果确定治疗方案也很重要。在 MCVI,冠状动脉狭窄 < 40% 的患者被认为具有轻度狭窄。这些患者可以安全地从急诊科中出院,并建议心脏病专家进行门诊随访。发现冠状动脉狭窄在 40%~70% 的患者被认为是中度狭窄,并建议在出院前进行额外的应激 MPI 检查或导管室 FFR 检查。如果发现患者冠状动脉狭窄 > 70%,则认为患者存在严重狭窄,此类患者应在出院前进行导管检查,以进一步诊断和干预治疗。

为了确保心脏 CTA 之后的适当治疗，为受试者提供的心脏 CTA 结果报告至关重要。推荐标准化的相关模板，以减少忽略报告中重要元素的可能性。此外，标准模板允许报告人清楚地将信息传达给医生，而不用考虑报告人的培训背景，从而提高不同机构之间报告的可靠性。此外，如果有任何阳性结果 [11]，报告应在 1 小时内完成，并直接与申请医生沟通。

如果临床医生怀疑是除 ACS 以外的肺栓塞（PE）或主动脉夹层，并且患者被归类为低风险（参考上文），那么患者可以被认为符合一种"胸痛三联症"（TRO）协议（胸痛三联症一站式扫描），其扫描范围可以扩展到胸部。最近的一项研究表明，TRO 方案在 201 例低至中度风险 ACS 患者中，30 天不良结局的 NPV（阴性预测值）为 99.4%[12]。这表明该方法在胸痛的鉴别诊断中是有价值的。

TRO 方案要求同时对肺动脉血管和体循环衰减处理，以便正确地显示必要的结构。由于肺动脉对比剂的峰值增强发生在全身动脉循环前 10~12 秒（循环时间），所以需要低流速（4mL/s）及大量对比剂，至少需要 130 mL 的非离子型碘对比剂。允许增加注射时间，以延长 CT 图像采集的时间。采用这种 TRO 方案具有观察心外结构的优点，但是与心脏 CTA 相比，具有辐射剂量大和敏感性低的缺点 [13]。

总之，单中心和多中心试验证明心脏 CTA 是非常有效的工具，可以降低成本、缩短住院时间和诊断时间。为了正确实施心脏 CTA，排除 ACS，医院系统必须配备适当的人员和能够证实患者获益的算法。在实施检查之前，应该通过适当的管理来精简患者就医的流程。此外，在获得结果之后，接受心脏 CTA 检查的患者也应进行进一步的管理。当然，参与患者诊治的医生应及时提交一份标准化报告。如果经过一系列的检查，临床医生不确定胸痛的病因或主动脉夹层或肺栓塞的可能性，则可进行具有较高 NPV 的 TRO 检查。

8.1 病例 1

一例 61 岁的男性患者在过去 2 周中表现为频繁发作的胸痛到急诊科。既往肌钙蛋白和心电图均为阴性。患者有高血压和心脏病家族史。TIMI 风险评分:0 分(图 8.1)。

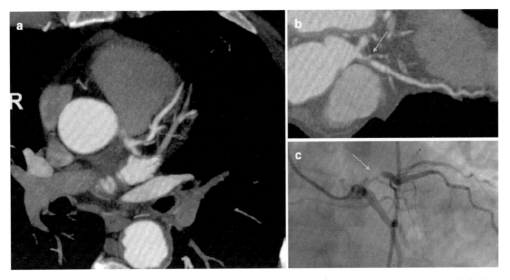

图 8.1 (a)轴位和(b)图曲面 MPR 显示左前降支近段重度狭窄病变,非钙化的"软"斑块使管腔狭窄 70% 以上。患者的左旋支 Agatston-Janowitz 钙化评分为 4 分。(c)血管造影显示左室前壁运动功能轻度减退,左前降支狭窄 95%。于狭窄部位植入药物洗脱支架,复查造影无残余狭窄,TIMI 血流为 3 级。

8.2　病例 2

一例 53 岁的男性患者在过去的一个月里出现了阵发性胸痛。胸痛与活动无关，最长可持续 2 小时。他一年前做过一次非侵入性的检查，结果为阴性。患者的危险因素为高血压、吸烟史和心脏病家族史。TIMI 风险评分：1 分（图 8.2）。

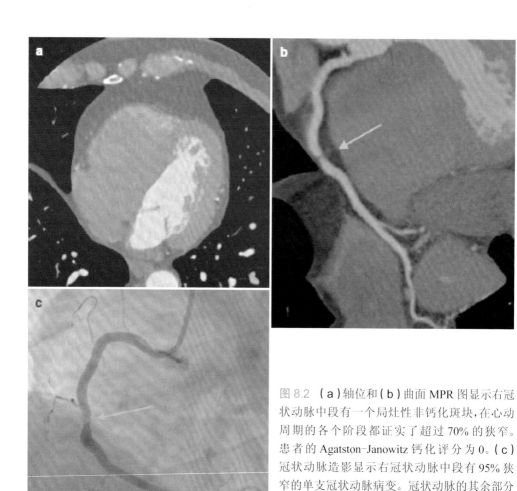

图 8.2　（a）轴位和（b）曲面 MPR 图显示右冠状动脉中段有一个局灶性非钙化斑块，在心动周期的各个阶段都证实了超过 70% 的狭窄。患者的 Agatston–Janowitz 钙化评分为 0。（c）冠状动脉造影显示右冠状动脉中段有 95% 狭窄的单支冠状动脉病变。冠状动脉的其余部分未见异常。于狭窄部位植入药物洗脱支架，复查造影无残余狭窄，TIMI 血流为 3 级。

8.3　病例 3

一例 50 岁的男性患者在过去一个月中表现为恶化型心绞痛,到达 ED 后出现严重的胸痛。患者有高血压、糖尿病、高脂血症和心脏病家族史。他在过去的一周里服用了阿司匹林。TIMI 风险评分:2 分(图 8.3)。

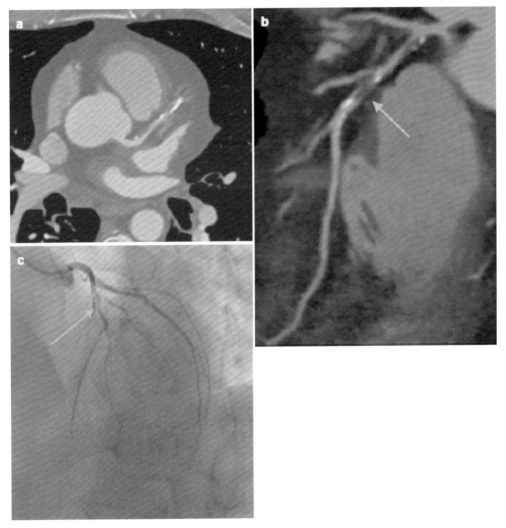

图 8.3　(a)轴位图和(b)曲面 MPR 图显示在左前降支中段有非钙化的混合斑块,血管狭窄超过 90%。患者的 Agatston-Janowitz 钙化评分为 472 分(百分位数:98%)。(c)血管造影显示单支血管病变,左前降支中段狭窄 99%,TIMI 血流为 2 级。

8.4　病例 4

一例 56 岁的男性患者在腹腔镜胆囊切除术后第 1 天出现胸痛。该患者在 4 年前曾有过心肌梗死,并在右冠状动脉放置了两个支架。有糖尿病、高血压和高脂血症病史。TIMI 风险评分:2 分(图 8.4)。

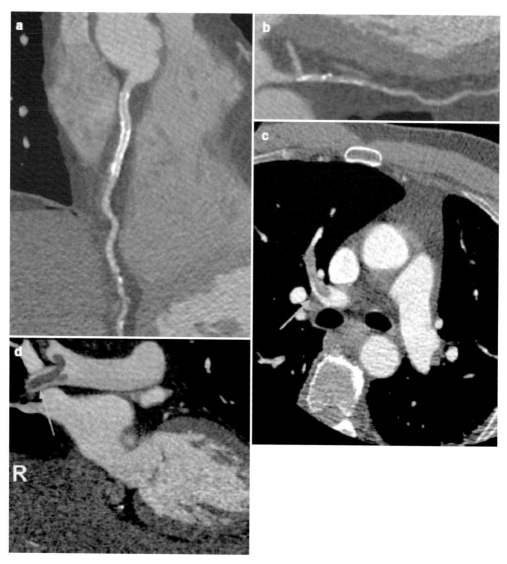

图 8.4　(a)右冠状动脉 MPR 图显示非阻塞性支架内狭窄(狭窄＜ 30%)。(b)左前降支和左主干的 MPR 显示非阻塞性疾病。(c)轴位和(d)冠状位显示源于右肺动脉主干,并延伸至右肺上叶和中叶肺动脉的血栓。

8.5　病例 5

一例 55 岁的男性患者表现为阵发性胸痛,与体力活动无关。该患者有高血压、高脂血症和糖尿病病史。TIMI 风险评分:1 分(图 8.5)。

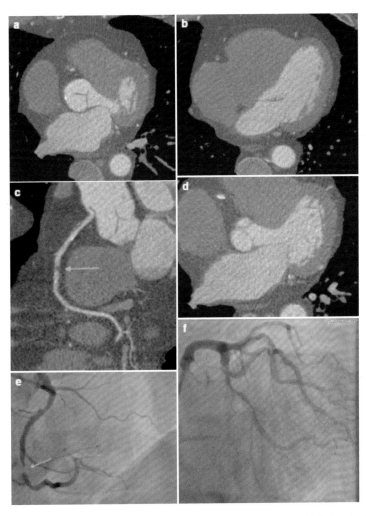

图 8.5　(a)轴位图显示右冠状动脉近段有非钙化斑块导致的超过 50% 的狭窄。(b)轴位图显示右冠状动脉中段有非钙化斑块导致的 70% 以上狭窄。(c)MPR 图显示右冠状动脉的两个病变。(d)轴位图显示左旋支非阻塞性病变(< 30%)和第一钝缘支由混合性斑块导致的 > 50% 的狭窄。患者的 Agatston-Janowitz 钙化评分为 489 分,百分位数为 96%。(e)血管造影显示右冠状动脉中段偏心狭窄 > 90%,(f)左旋支狭窄 50%~60%,第一钝缘支狭窄 80%。采用药物洗脱支架治疗右冠状动脉。测量了左旋支 FFR,未对其进行治疗。

8.6　病例6

一例53岁男性患者表现为胸痛2天，放射至后背上部。到达急诊科时，TIMI 风险评分为2分。其危险因素为糖尿病、高血压、高脂血症、吸烟史和心脏病家族史。行心脏 CTA 时的 TIMI 评分：2分。心脏 CTA 后查肌钙蛋白阳性，峰值为3.2，于 II、III、AVF 和 $V_5 \sim V_6$ 导联新出现 T 波倒置。二维超声心动图未发现室壁运动异常（图8.6）。

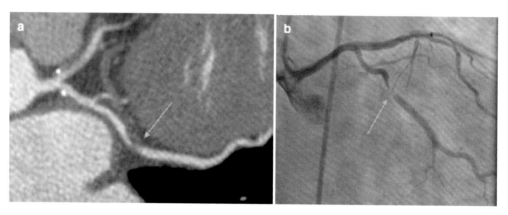

图 8.6 （a）MPR 显示左旋支中段非钙化斑块，狭窄＞70%。此外，左前降支和右冠状动脉为非阻塞性疾病（狭窄＜30%）（未显示）。患者的 Agatston-Janowitz 钙化评分为197分，百分位数为93%。（b）血管造影见左旋支中段90%狭窄。植入药物洗脱支架1枚。

8.7　病例 7

一例 48 岁女性患者表现为急性胸痛。她有外周血管疾病、心房颤动、高血压、系统性红斑狼疮、高脂血症和心脏病家族史。她在前一周服用了阿司匹林。TIMI 风险评分：2 分（图 8.7）。

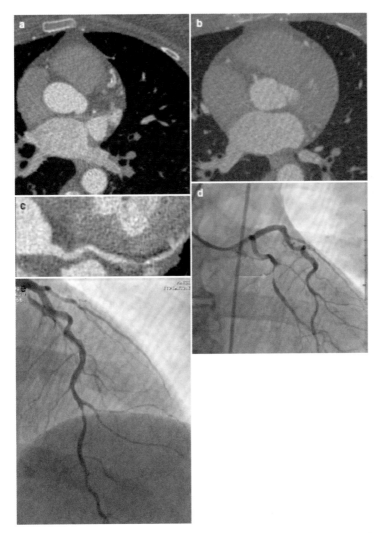

图 8.7　（a）轴位图显示左前降支内非阻塞性混合斑块（＜30%）。（b）另一轴位图显示左旋支中段狭窄超过 70%，无钙化斑块。（c）MPR 显示左旋支中段重试狭窄。患者的 Agatston-Janowitz 钙化评分为 239 分，百分位数为 99%。（d）血管造影显示左旋支 90% 狭窄，进行支架植入治疗。（e）左前降支有非阻塞性斑块。

8.8 病例 8

一例 66 岁男性患者胸痛进行性加重,考虑为不稳定型心绞痛。他有外周动脉疾病、糖尿病、高血压、高脂血症和肾病病史。他在前一周使用过阿司匹林。TIMI 风险评分:3 分(图 8.8)。

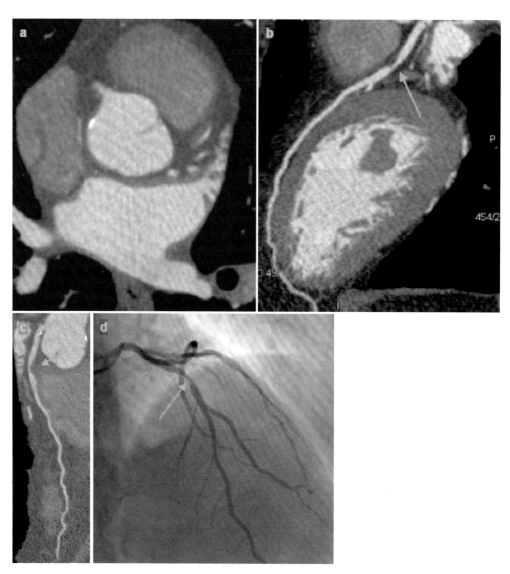

图 8.8 (a)轴位图显示左前降支近段由非钙化软斑块所致的明显局限性狭窄 70%。(b,c)MPR 图进一步显示了该软斑块。患者的 Agatston-Janowitz 钙化评分为 54 分,百分位数为 58%。(d)左前降支近段 80% 的狭窄,植入药物洗脱支架,并后扩球囊充分扩张,复查造影无残余狭窄,TIMI 血流为 3 级。

8.9　病例 9

一例 53 岁的男性患者一周前开始出现胸痛,向左上肢放射。他的危险因素是高血压、高脂血症和吸烟。TIMI 风险评分:1 分(图 8.9)。

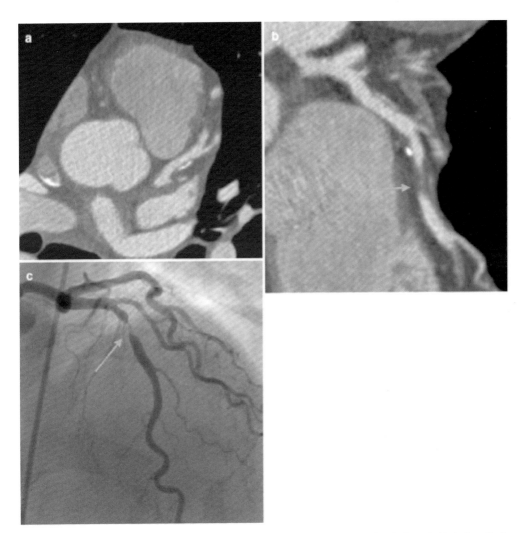

图 8.9　(a)轴位和(b)曲面 MPR 图显示左前降支近段的混合斑块,为非阻塞性病变(狭窄 ＜ 30%);然而,在左前降中段出现非钙化斑块的严重狭窄性病变。患者的 Agatston-Janowitz 钙化评分为 67 分,百分位数为 84%。(c)血管造影显示单支冠状动脉病变,左前降支中段有严重病变。在左前降支中段放置药物洗脱支架。

8.10   病例 10

一例 51 岁的男性患者因急性胸痛来到急诊室。他的主要危险因素是高血压和高脂血症。TIMI 评分：0 分（图 8.10）。

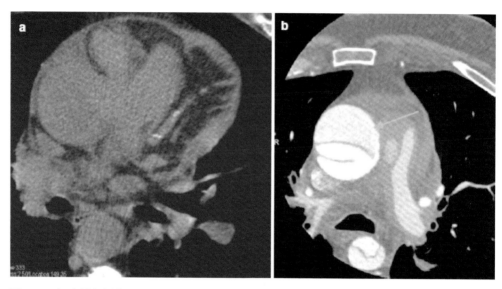

图 8.10 （a）轴位图像显示钙化灶,主动脉根部与主肺动脉之间的组织差异消失,呈高密度影。此外,还可见少量心包积液。(b) 冠状动脉 CTA 检查证实 A 型主动脉夹层,在升主动脉根部及降主动脉内可见内膜片。升主动脉内侧有一个小裂痕,与纵隔形成对比,在主动脉根部与肺动脉之间伴有渗出。

8.11　病例 11

一例 41 岁的男性患者因胸痛来到急诊室。患者有血脂异常和心脏病家族史。心脏 CTA 时 TIMI 评分：0 分（图 8.11）。

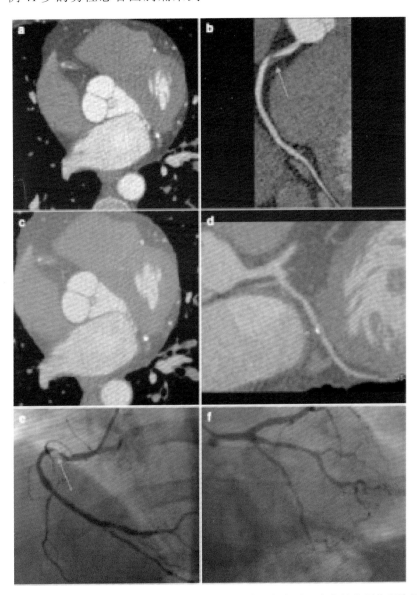

图 8.11　（a）轴位和（b）曲面 MPR 图显示在右冠状动脉近段由于一个大的非钙化斑块导致的严重狭窄。（c）轴位（d）曲面 MPR 显示，由于混合斑块导致左旋支中段 40%~70% 的中度梗狭窄。患者的 Agatston-Janowitz 钙化评分为 57 分。（e）造影显示右冠状动脉近段 95% 的阻塞性病变。（f）此外，血管造影上显示左旋支狭窄 60%。右冠状动脉成功地经皮植入药物洗脱支架。

8.12 病例 12

一例 65 岁男性患者表现为上腹部疼痛，到达急诊室时发现心肌酶处于临界升高状态。这例患者有糖尿病、高脂血症病史，并有心脏病家族史。TIMI 评分：3 分（图 8.12）。

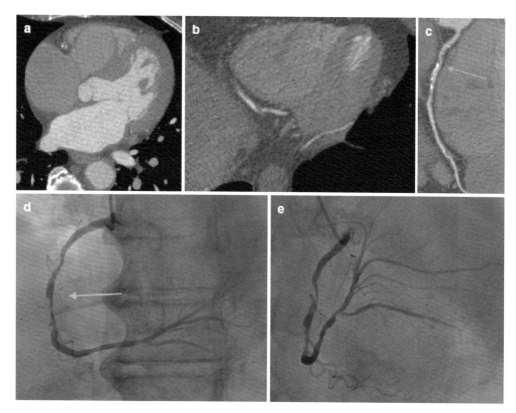

图 8.12 （a）轴位图显示，右冠状动脉近段至中段有一长的阻塞性疾病，混合斑块导致狭窄超过 70%。（b）轴位图显示另一个混合性斑块，大部分在后降支近段。（c）曲面 MPR 显示右冠状动脉病变。此外，在左前降支和左旋支内有非阻塞性中度钙化斑块（未显示）。患者的 Agatston-Janowitz 钙化评分为 490 分，百分位数为 91%。（d）右冠状动脉造影显示 80% 和 90% 的 2 处狭窄。成功植入药物洗脱支架重建右冠状动脉。（e）动脉成像显示后降支（PDA）病变 < 60%。

8.13 病例 13

一例 70 岁男性患者来到急诊室,主诉在休息时出现胸骨后压痛、全身无力。患者在到达急诊科时无症状,但在到达前有持续 3 小时的症状。该患者有冠心病史,曾因心肌梗死植入 4 枚支架。患者连续检查心肌酶和心电图阴性。TIMI 风险评分:2 分(图 8.13)。

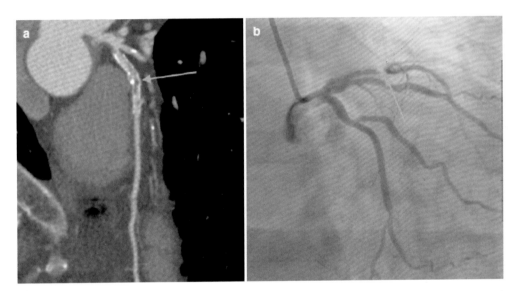

图 8.13 (a)MPR 图显示左前降支近段有一个长支架,支架内多部位低密度影,考虑支架内再狭窄。第一钝缘支和右冠状动脉远段支架内通畅(未显示)。患者的 Agatston-Janowitz 钙化评分为 80 分,百分位数为 55%。(b)血管造影显示左前降支在分叉处支架内再狭窄 90%,第一钝缘支、右冠状动脉支架通畅,无须介入治疗。于左前降支成功植入药物洗脱支架。

8.14　病例 14

一例 52 岁男性患者表现为活动后呼吸困难、胸闷伴右上肢麻木 1 个月。患者几年前曾患无痛性心肌梗死,并行支架植入术。连续检查肌钙蛋白和 ECG 均为阴性。他的高危因素有吸烟、高脂血症、心脏病家族史和高血压。TIMI 风险评分:2 分(图 8.14)。

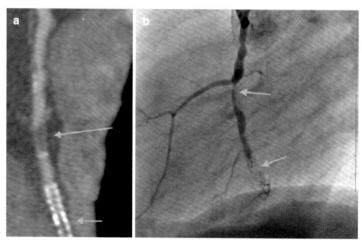

图 8.14　CTA 显示多支血管斑块和非阻塞性病变(狭窄 < 40%)。(a)曲面 MRP 显示右冠状动脉近段 1~2cm > 70% 狭窄,支架内再狭窄 > 70%。患者的 Agatston-Janowitz 钙化评分为 142 分。(b)造影显示右冠状动脉中段狭窄 90%,右冠状动脉远段支架完全闭塞。

8.15　病例 15

一例 40 岁男性患者表现为反复胸痛。患者有心脏病病史,并且右冠状动脉曾行血管成形术及支架植入术。患者的高危因素有高血压,并且有心脏病和高脂血症家族史。TIMI 风险评分:2 分(图 8.15)。

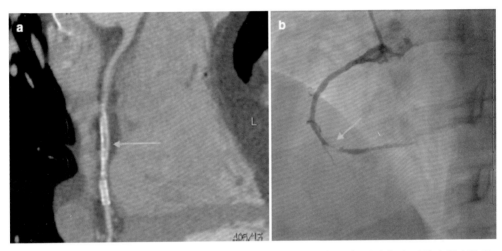

图 8.15　(a)曲面 MPR 显示右冠状动脉中段支架内存在低密度灶,提示支架内再狭窄程度较重。右冠状动脉远段通畅。左前降支近、中段狭窄无进展。患者的 Agatston-Janowitz 钙化评分为 0 分。(b)造影显示右冠状动脉支架内严重再狭窄。于右冠状动脉成功植入支架,无并发症发生。

参考文献

1. Litt HI, Gatsonis C, Snyder B, et al. CT angiography for safe discharge of patients with possible acute coronary syndromes. N Engl J Med. 2012;366(15):1393–403. https://doi.org/10.1056/NEJMoa1201163.

2. Cury RC, Feuchtner GM, Batlle JC, et al. Triage of patients presenting with chest pain to the emergency department: implementation of coronary CT angiography in a large urban health care system. AJR Am J Roentgenol. 2013;200(1):57–65. https://doi.org/10.2214/AJR.12.8808.

3. Hamilton-Craig C, Fifoot A, Hansen M, et al. Diagnostic performance and cost of CT angiography versus stress ECG—a randomized prospective study of suspected acute coronary syndrome chest pain in the emergency department (CT-COMPARE). Int J Cardiol. 2014;177(3):867–73. https://doi.org/10.1016/j.ijcard.2014.10.090.

4. Poon M, Cortegiano M, Abramowicz AJ, et al. Associations between routine coronary computed tomographic angiography and reduced unnecessary hospital admissions, length of stay, recidivism rates, and invasive coronary angiography in the emergency department triage of chest pain. J Am Coll Cardiol. 2013;62(6):543–52. https://doi.org/10.1016/j.jacc.2013.04.040.

5. Goldstein JA, Chinnaiyan KM, Abidov A, et al. The CT-STAT (Coronary Computed Tomographic Angiography for Systematic Triage of Acute Chest Pain Patients to Treatment) trial. J Am Coll Cardiol. 2011;58(14):1414–22. https://doi.org/10.1016/j.jacc.2011.03.068.

6. Hoffmann U, Bamberg F, Chae CU, et al. Coronary computed tomography angiography for early triage of patients with acute chest pain. J Am Coll Cardiol. 2009;53(18):1642–50. https://doi.org/10.1016/j.jacc.2009.01.052.

7. Hulten EA, Carbonaro S, Petrillo SP, Mitchell JD, Villines TC. Prognostic value of cardiac computed tomography angiography: a systematic review and meta-analysis. J Am Coll Cardiol. 2011;57(10):1237–47. https://doi.org/10.1016/j.jacc.2010.10.011.

8. Maroules CD, Blaha MJ, El-Haddad MA, Ferencik M, Cury RC. Establishing a successful coronary CT angiography program in the emergency department: official writing of the Fellow and Resident Leaders of the Society of Cardiovascular Computed Tomography (FiRST). J Cardiovasc Comput Tomogr. 2013;7(3):150–6. https://doi.org/10.1016/j.jcct.2013.05.001.

9. Cury RC, Feuchtner G, Mascioli C, et al. Cardiac CT in the emergency department: convincing evidence, but cautious implementation. J Nucl Cardiol. 2011;18(2):331–41. https://doi.org/10.1007/s12350-011-9356-1.

10. Amsterdam EA, Wenger NK, Brindis RG, et al. 2014 AHA/ACC guideline for the management of patients with non-ST-elevation acute coronary syndromes: executive summary: a report of the American College of Cardiology/American Heart Association Task Force on Practice Guidelines. Circulation. 2014;130(25):2354–94. https://doi.org/10.1161/CIR.0000000000000133.

11. Raff GL, Abidov A, Achenbach S, et al. SCCT guidelines for the interpretation and reporting of coronary computed tomographic angiography. J Cardiovasc Comput Tomogr. 2009;3(2):122–36. https://doi.org/10.1016/j.jcct.2009.01.001.

12. Takakuwa KM, Halpern EJ. Evaluation of a "triple rule-out" coronary CT angiography protocol: use of 64-Section CT in low-to-moderate risk emergency department patients suspected of having acute coronary syndrome. Radiology. 2008;248(2):438–46. https://doi.org/10.1148/radiol.2482072169.

13. Gruettner J, Fink C, Walter T, et al. Coronary computed tomography and triple rule out CT in patients with acute chest pain and an intermediate cardiac risk profile. Part 1: impact on patient management. Eur J Radiol. 2013;82(1):100–5. https://doi.org/10.1016/j.ejrad.2012.06.001.

第 9 章 心脏 CTA 在支架评价中的应用

Claudio Smuclovisky

9.1 病例 9.1

9.1.1 病史

女性患者，77 岁，在冠状动脉介入治疗后出现胸痛。

9.1.2 检查

RCA 中段有一个通畅的长支架（图9.1a~c）。在 RCA 近段也有一个微小的钙化非阻塞斑块（图 9.1d~f）。

9.1.3 诊断

RCA 中段药物洗脱支架（DES）通畅。

9.1.4 讨论

尽管目前 CT 对支架评价的准确性仍存在争议，但人们普遍认为 CTA 对于直径 ≥ 3mm 支架且狭窄 > 50% 时具有较高的敏感性和特异性。本质上，支架的植入是由一个收缩态的金属丝网随着病变处球囊的膨胀而膨胀。支架植入的各种技术超出了这本书的范围。

CTA 和支架的评估包括确定支架是否完全覆盖病变及支架内管腔是否还有狭窄。支架的管腔和密度应与相邻动脉相似。支架中的低密度区域表示内膜下增生或血栓，这不应与支架的金属伪影相混淆。支架内低密度区域的评估类似于我们如何评估动脉粥样硬化，用曲面重建和断层成像来确定它们的血流是否受限。另外，还应注意支架是否过膨胀或膨胀不全、断裂、成角，或是否影响分支。在支架边缘形成狭窄（餐巾环狭窄）也并不少见。当支架闭塞时，支架腔内存在弥漫性低密度影，伴远段低密度过渡带。

9.1.5 经验和教训

即使是极小的运动伪影也可能导致类似支架内再狭窄的表现。动脉重建应在 0.5~0.8mm，窗口宽度应设置为 > 1000（平均 1500），中心调整在 400~800（平均 650）。

C. Smuclovisky, MD, FACC, FSCCT
Department of Radiology, Holy Cross Hospital,
South Florida Medical Imaging Cardiovascular Institute,
Fort Lauderdale, FL, USA
e-mail: smuclovisky@gmail.com

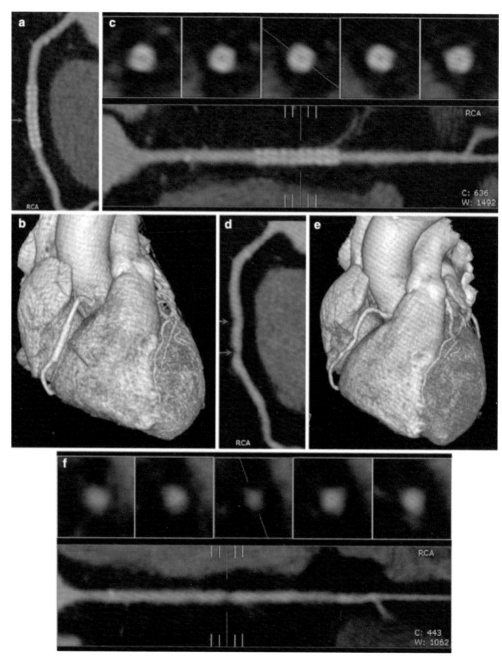

图 9.1 （a~c）cMPR，三维及拉伸图像：RCA 支架（箭头所示）。（d~f）术前 CTA：RCA 重度狭窄（箭头所示）。

9.2　病例 9.2

9.2.1　病史

女性患者，77 岁，有 PCI 病史，在 LAD 中放置了多个支架，并伴有随后的冠状动脉旁路移植术。CTA 是在核灌注成像显示左室心尖部有可疑缺血的基础上进行的。

9.2.2　检查

左前降支近段至中段有多个序贯支架闭塞，移植到 LAD 远段的左胸廓内动脉（LIMA）通畅（图 9.2）。

9.2.3　诊断

左前降支近段至中段慢性完全闭塞，远段的 LAD 没有任何病变，左胸廓内动脉桥血管通畅。

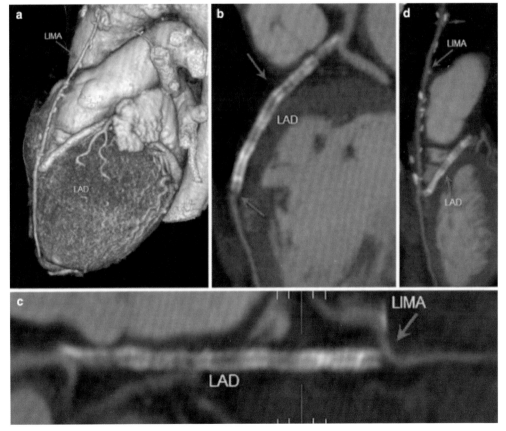

图 9.2　（a~c）VR、cMPR 和拉伸的 LAD-LIMA：左前降支近段至中段序贯支架闭塞。（a）和（b）中的下箭头显示支架远段与 LAD 之间的过渡区，指示闭塞。LAD 远段的 LIMA 桥通畅。（d）cMPR：移植于 LAD 远段 LIMA 通畅。

9.2.4　讨论

左前降支近段至中段有多个序贯支架。注意,没有证据显示支架腔内有对比剂密度,支架远段有一个过渡区,提示慢性完全闭塞。这种情况多在一次或多次冠状动脉介入治疗之后,支架随后因内膜下增生或血栓形成而闭塞,患者通常会被建议转入外科行血管重建术。

9.2.5　经验和教训

仅在支架腔内低密度并不能诊断支架闭塞。广泛的内膜下增生可以类似闭塞。需要更多的证据,例如远段较短的低密度过渡区或远段动脉缺乏对比剂,才能得出支架闭塞的结论。

9.3　病例 9.3

9.3.1　病史

女性患者, 72 岁,表现为间歇性胸痛,2 年前行 PCI 治疗及 DES 支架植入。

9.3.2　检查

在第二对角支有一个 Y 型支架,支架腔内的低密度提示了再狭窄(图 9.3a, b)。LAD 内有一个支架,在支架远段有局灶性低密度 (图 9.3c)。同时,有一个膜部瘤(MSA)向右心室膨出(图 9.3d~h)。

9.3.3　诊断

第二对角支架再狭窄, LAD 支架远段非阻塞性内膜增生,膜部瘤。

9.3.4　讨论

支架中的新生内膜增生导致内腔内的对比剂浑浊度降低,表现为低密度。显著的再狭窄是指血管成形术后血管管腔狭窄超过 50%。再狭窄是一种医源性过程,它是由血管扩张致血管损伤引起的动脉过度愈合反应。这是弹性回缩、血管重塑和内膜增生共同作用的结果。冠状动脉支架代表了一种机械装置,通过几乎消除球囊扩张后血管的弹性回缩和负性重塑来预防再狭窄。新生内膜增生是再狭窄的主要原因,其发生率从 DES 的 10%以下到无涂层或裸金属支架的 40% 不等。对于这两种支架类型,支架长度过长会增加支架内再狭窄的风险。对角支架再狭窄在血管造影上得到证实,并随后球囊扩张。左前降支支架远段内新内膜增生在血管造影上不明显。

目前有多种支架技术可应用于分叉病变,其中包括 T 型支架技术、V 型支架技术、Y 型支架技术、crush 技术和 culottes 技术。

膜部瘤是一种偶然发现,这些可能与许多先天性心脏异常有关,是心律失常和(或)三尖瓣功能障碍的原因之一。

9.3.5　经验和教训

新生内膜增生的诊断在 CT 血管成像中很常见。更大的挑战是确定其是否具有血流限制和（或）临床意义,特别是在较小口径的血管中,以及重叠的支架。患者的症状和心肌灌注显像的相关性有助于确定是否需要进一步的冠状动脉造影评估。

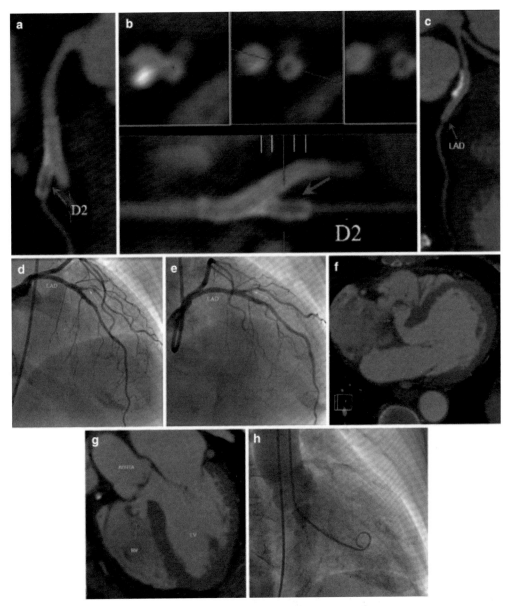

图 9.3 （a，b）cMPR 和拉伸的 D2：支架内再狭窄（箭头所示）。（c）cMPR LAD：支架远段轻度无阻塞性内膜增生（箭头所示）。（d，e）冠状动脉造影前和 D2 血管成形术（箭头所示），LAD 支架通畅。（f，g）CTA 轴位和冠状位：膜部瘤（MSA）（箭头所示）。（h）血管造影，左心室造影：膜部瘤（箭头所示）。

9.4 病例 9.4

9.4.1 病史

男性患者，73 岁，新发劳力性心绞痛，10 年前于 LAD 中段植入裸金属支架（BMS）。

9.4.2 检查

在 LAD 中段存在 90% 的重度狭窄

（图 9.4）。

9.4.3 诊断

LAD 中段重度支架内再狭窄。

9.4.4 讨论

新内膜增生掩盖了支架，导致支架难以识别。事实上，如果没有先前的 PCI 病史，就不可能在 CTA 的 LAD 中段确定支架的存在和位置。

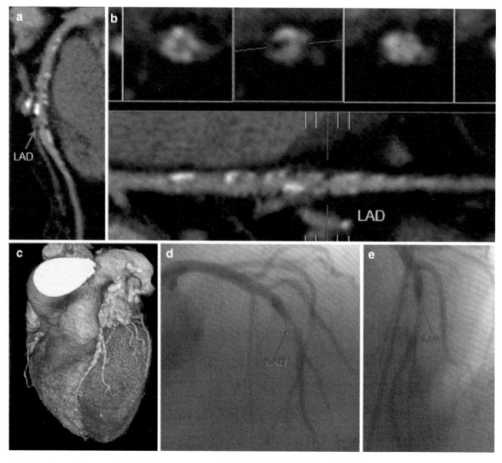

图 9.4 （a~c）cMPR 和拉伸像，VR LAD：支架中段重度再狭窄（箭头所示）。（d,e）冠状动脉造影显示 LAD 中段 90% 的狭窄（箭头所示）。

9.4.5　经验和教训

BMS 在若干年内可能会被新内膜增生所掩盖,因此不容易在 CTA 上识别。目前还不确定 DES 在多年以后是否也会出现类似的情况。

9.5　病例 9.5

9.5.1　病史

女性患者,75 岁,有呼吸困难病史,既往 3 年前于 LAD 中段和左旋支分别植入 BMS 支架。

9.5.2　检查

在 LAD 中段有两处重度狭窄,左旋支近段长支架通畅(图 9.5)。

9.5.3　诊断

LAD 中段支架内重度再狭窄和 LAD 中远段重度狭窄。

9.5.4　讨论

大量的新生内膜增生掩盖了支架,导致支架难以识别。通过支架的最小对比剂密度(线样征)和远段缺乏明显的过渡区都提示管腔未完全闭塞。左前降支远段局部重度狭窄(箭头所示)。

9.5.5　经验和教训

新生内膜增生不应与动脉腔内的血栓或斑块破裂混淆。注意,支架的远段是锐利的,似乎延伸到了自身动脉的管腔之外。这是一个很好的支架存在线索。

9.6　病例 9.6

9.6.1　病史

男性患者,53 岁,有冠心病、不典型胸痛和多支冠状动脉介入治疗病史。

9.6.2　检查

左旋支远段管腔狭窄(图 9.6)。

9.6.3　诊断

冠状动脉左旋支 DES 支架远段膨胀不足。

9.6.4　讨论

冠状动脉支架,包括 DES,必须完全覆盖病变和充分扩张且充分贴壁,以达到最好结果。膨胀不全或贴壁不良会显著增加并发症的风险,如亚急性血栓形成、靶病变血管重建术和再狭窄,从而影响介入效果。对于 DES,膨胀不全或贴壁不良也会影响药物释放到血管壁。

9.6.5　经验和教训

支架重叠的外观可能与膨胀不全的支架相似。显著增加工作站的窗口宽度 1500~3000 可能是有帮助的。

9.7　病例 9.7

9.7.1　病史

男性患者,72 岁,因加重的不典型胸痛于 2 个月前接受 RCA-PCI。

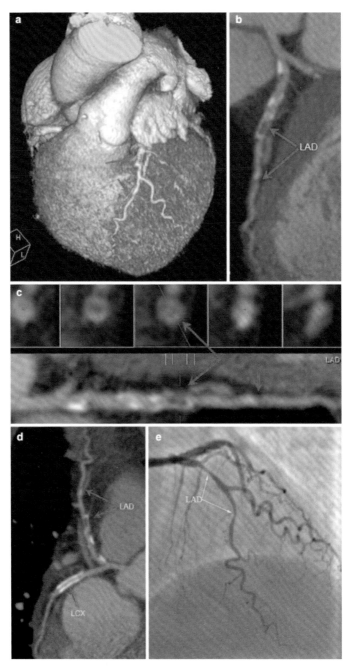

图 9.5 （a~c）VR、cMPR 和拉伸的 LAD：LAD 中段及支架远段重度再狭窄（箭头所示）。（d）合成 cMPR。近段 LCX 的支架通畅，LAD 病变（箭头所示）。（e）相关冠状动脉造影显示中段两个区域（箭头所示）重度狭窄。

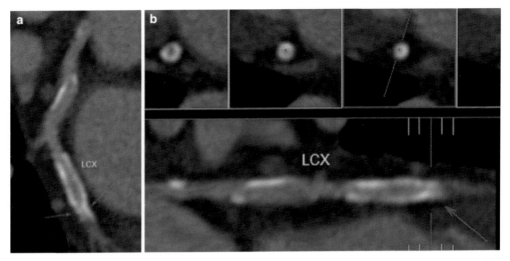

图 9.6　cMPR 和拉伸 LCX：冠状动脉支架远段膨胀不全（箭头所示）。

9.7.2　检查

RCA 近中段有一个通畅的部分重叠的 DES 支架。RCA 有弥漫性病变。RCA 远段有软组织密度影（斑块，出血？）导致重度的临界狭窄（图 9.7）。

9.7.3　诊断

右冠状动脉重叠 DES 支架通畅，RCA 远段新发重度狭窄，可能是介入治疗过程中导丝损伤所致。

9.7.4　讨论

序贯冠状动脉支架可能会重叠，导致 CTA 上的累积金属密度。在冠状动脉介入治疗期间，导丝被放置在支架远段。与导丝尖端相关的常见并发症包括冠状动脉穿孔及继发心包积液、内膜下血肿和冠状动脉夹层。这些并发症大多是在手术时发现的，或者在几个小时内就被发现。如果不进行诊断和治疗，可

能会导致慢性不稳定型心绞痛、急性冠脉综合征和猝死。患者再次做了冠状动脉造影，并且于 RCA 远段成功植入支架。一般认为其是与导丝相关的损伤，但也不能完全排除手术后斑块破裂和血管壁内膜下血肿。

9.7.5　经验和教训

在工作站上增加窗宽有助于评估支架重叠段。

9.8　病例 9.8

9.8.1　病史

男性患者，69 岁，有慢性阻塞性肺病的病史，12 年前 RCA、LCX 行 PCI，肺癌术前筛查。

9.8.2　检查

在 RCA 近段有一个金属裸支架，并

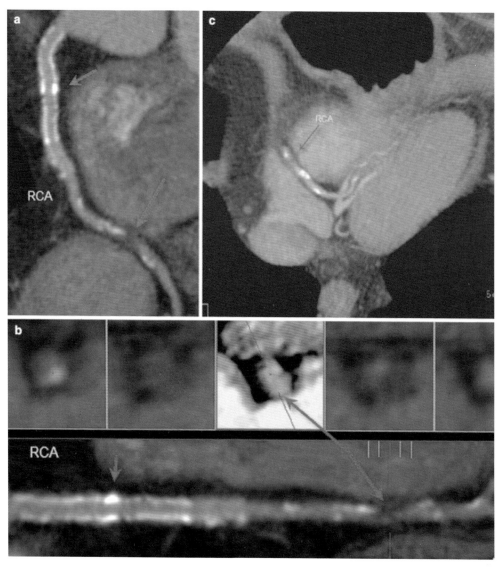

图 9.7　(a, b)cMPR 和拉伸 RCA:在 RCA 近中段的重叠支架通畅(短箭头所示)。远段 RCA 重度狭窄(长箭头所示)。(c)轴位图显示远段 RCA 重度临界狭窄(箭头所示)。

在近段边缘伴有重度狭窄。左旋中部有第二个金属裸支架,支架的近段和远段边缘有重度狭窄和支架内再狭窄（图9.8）。

9.8.3　诊断

　　冠状动脉支架邻近边缘重度狭窄及 LCX 内支架重度再狭窄。

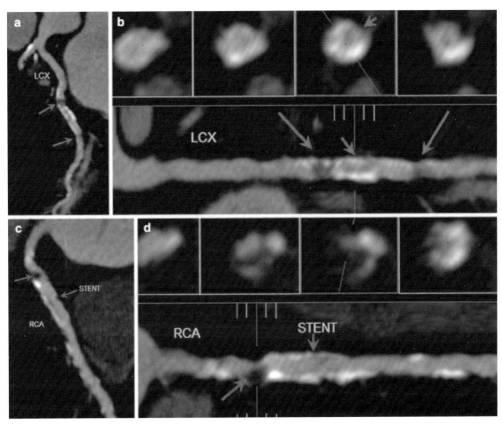

图 9.8 （a，b）cMPR 和拉伸 LCX：支架近段和远段边缘狭窄（箭头所示）。支架内低密度影显示再狭窄（短箭头示）。（c,d）cMPR 和拉伸 RCA：支架近段边缘狭窄（箭头所示）。

9.8.4　讨论

据报道，在冠状动脉支架植入后出现症状的患者中，金属裸支架边缘显著狭窄的发生率为 48%。这些狭窄中的大部分也包括支架内的狭窄（弥漫性增生和边缘现象）。DES 显著降低支架内再狭窄的发生率，但不太可能影响支架外的狭窄。支架边缘再狭窄的病因可能是多因素的。弥漫性增生性再狭窄是一种进展性的再狭窄反应，主要发生在支架内，并延伸到支架边缘及附近。其他原因包括导管球囊的损伤等。此外，Attila 等假设边缘再狭窄可能与低剪切应力有关，导致多种生长因子的表达，从而导致内膜增生和再狭窄 [1, 2]。

9.8.5　经验和教训

在 CTA 上，可能很难区分边缘狭窄，也称为"餐巾环狭窄"，由常见的 CTA 伪影引起，这会导致支架边缘密度下降。CTA 伪影通常不会超过支架边缘 1~2 mm。

9.9　病例 9.9

9.9.1　病史

女性患者，67 岁，有呼吸急促病史。LAD 中段 PCI 术后。

9.9.2　检查

LAD 中段支架走行于心肌内（心肌桥的外观）。支架的近段断裂，伴冠状动脉支架间隙（图 9.9）。

9.9.3　诊断

支架断裂。

9.9.4　讨论

支架断裂是一种不常见的并发症，导致支架的两个节段之间有无支架的间隙，随后可能发生再狭窄。支架断裂的灾难性后果包括晚期血栓或支架断裂部分迁移。支架断裂的多种机制已经被提出，包括支架的高压过度扩张、血管弯曲产生的剪应力或支架的重叠。

9.9.5　经验和教训

在没有详细的操作过程的情况下，支架断裂的线索包括支架碎片（＜5mm）短于厂家制造的支架（＞6 mm）。

9.10　病例 9.10

9.10.1　病史

男性患者，74 岁，无症状，运动试验阳性，1996 年进行 LCX 介入治疗。

9.10.2　检查

在 LCX 近段至中段有一个长的裸金属支架，支架的近段和远段有金属标志物，部分遮盖了支架的内腔；支架是通畅的（图 9.10）。

9.10.3　诊断

有一个裸金属支架，带有近段和远段金属标志物（未知品牌）。

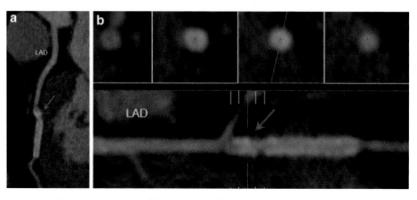

图 9.9　cMPR 和拉伸 LAD：支架的近段部分断裂（箭头所示）。

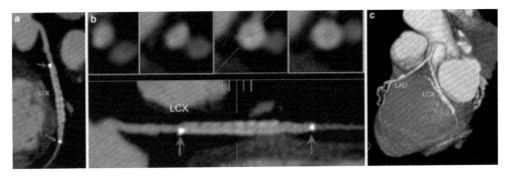

图 9.10　cMPR，拉伸 CR。LCX：在近段和远段有金属标志物的长裸金属支架（箭头所示）。

9.10.4　讨论

自从 Gruntzig 于 1977 年引进经皮冠状动脉腔内成形术以来，PCI 的临床实践取得了重大进展。在 1986 年，Puel 和 Sigwart 开展了第一个冠状动脉支架，如脚手架一样防止了 PCI 术中的血管闭塞，降低了再狭窄的发生率，其前再狭窄的发生率为 30%~40%[3, 4]。到 1999 年，支架占所有 PCI 的 84.2%。尽管这些器械得到了广泛的应用，裸金属支架的再狭窄率仍然高达 20%~30%，需要再次行介入治疗。再狭窄的发生是由于血管平滑肌细胞的增殖和迁移导致的新内膜增生——支架内瘢痕组织的生长。临床上这种现象在支架植入后的 6~9 个月最明显，是对支架相关的损伤和炎症的反应。最初设计了各种支架，包括在这个病例中看到的，通常用黄金制成金属标志物。这些标志物使得血管成像时能够在透视下识别支架的位置。

9.10.5　经验和教训

支架末端的标志物会引起大量伪影，掩盖邻近的动脉腔，因此无法评估狭窄程度。幸运的是，这些支架已不在美国应用。

9.11　病例 9.11

9.11.1　病史

男性患者，76 岁，表现为不典型胸痛和运动试验阳性。大约 5 年前行第一钝边缘支 PCI，并植入金属裸支架。

9.11.2　检查

LAD 近段呈弥漫性病变，OM1 支架内弥漫性低密度，远段无血流迹象（图 9.11）。

9.11.3　诊断

OM1 裸金属支架闭塞。

9.11.4　讨论

图像显示支架腔内弥漫性低密度，远段无血流，可诊断支架闭塞。支架是应用最广泛的冠状动脉介入治疗器械，存在两个问题：亚急性支架血栓形成（1%~2%）和再狭窄率高（5%~40%）。亚

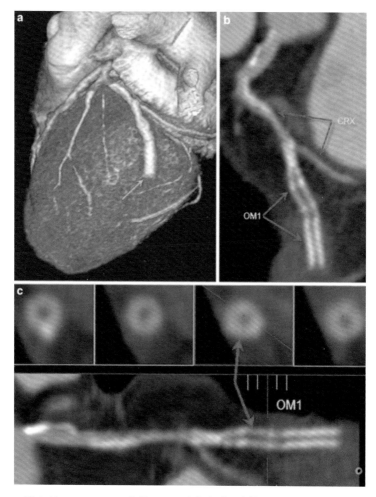

图 9.11 CR,cMPR,拉伸 OM1:支架闭塞(血栓形成)(箭头所示)。

急性支架血栓形成发生在支架植入术后的第一个月内,可用阿司匹林和氯吡格雷双重抗血小板方案预防。在使用 DES 后的第一个月,一些亚急性血栓形成的风险仍然存在, DES 需要长期抗血小板治疗。DES 是介入心脏病学最重要的创新之一。其将冠状动脉再狭窄的发生率降低到 3%~5%。然而,比较裸金属支架和 DES 的长期研究显示,主要不良心脏事件(死亡、心肌梗死)的发生率并没有显著性差异,在糖尿病分叉病变患者治疗后同样如此。

9.11.5 经验和教训

严重的支架内再狭窄可导致支架闭塞。支架远段动脉模糊,表明支架血栓形成和完全闭塞。

9.12　病例 9.12

9.12.1　病史

女性患者, 78 岁, 表现为新发不典型胸痛。她大约在 10 年前接受了冠状动脉旁路移植术, 其后至 RCA 远段的静脉桥血管闭塞, 随后在过去 5 年又行多次 PCI, 植入金属裸支架和 DES。

9.12.2　检查

RCA 开口处重度狭窄, 第一个支架近段边缘狭窄, RCA 中段怀疑狭窄 (图 9.12a, b)。整个 RCA 有多个顺次和重叠的支架 (金属支架), 在支架远段的管腔中有额外的片状低密度区域, 这些区域被认为可能是重度再狭窄。正中胸骨钢丝缝合处有相邻的金属伪影。

9.12.3　诊断

重度支架再狭窄。

9.12.4　讨论

CTA 显示第一支架近段明显重度狭窄, 而中、远段 RCA 有可疑之处。患者做了冠状动脉造影, 证实了 RCA 开口处的重度狭窄和 RCA 中段的狭窄 (图 9.12c)。在 RCA 近段和中段进行了干预, 并放置了两个支架, 效果满意 (图 9.12d)。

9.12.5　经验和教训

在临床上, CTA 是评价冠状动脉支架的一项很好的无创方法。

9.13　病例 9.13

9.13.1　病史

男性患者, 47 岁, PCI 术后 2 个月, 在 LAD 中段和 RCA 中植入了 DES 支架。患者出现新的胸痛发作。(Case courtesy of Dr. William Bugni, Tampa, FL.)

9.13.2　检查

在 LAD 支架的远段存在一短的腔内低密度影 (图 9.13a, b)。在 RCA 支架的远段也有局限性的腔内低密度影, 并延伸至支架外 (餐巾环狭窄)。同一支架的中段有不连续的支架梁, 提示支架断裂 (图 9.13c, d)。

9.13.3　诊断

LAD 和 RCA 的早发重度支架内再狭窄。

9.13.4　讨论

支架内再狭窄可累及支架的任何部分, 常累及支架的近段或远段。患者行冠状动脉造影 (图 9.13e, f), 经血管内超声证实支架远段和 RCA 支架中段的重度狭窄, 曾在心脏 CTA 上发现支架断裂。由于支架植入术后早期失败 (2 个月内), 并涉及两支主要冠状动脉, 建议行 CABG。

9.13.5　经验和教训

如果没有适当的图像窗, 局部支架内再狭窄可能难以显示。加宽的窗口宽

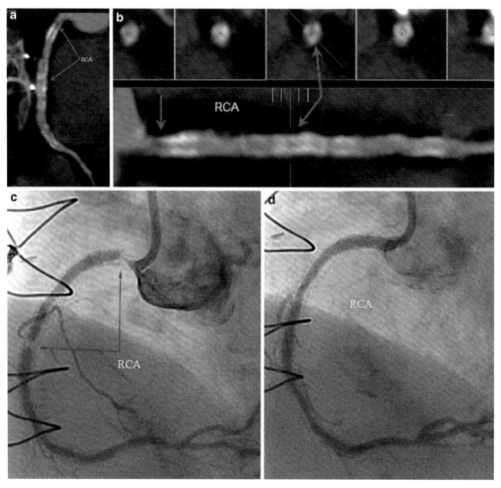

图 9.12 （a，b）cMPR，拉伸 RCA：第一个支架近段边缘的重度狭窄和可疑中段重度支架再狭窄（箭头所示）。（c）冠状动脉造影证实 RCA 开口和中段（箭头所示）重度狭窄。（d）血管成形术后的冠状动脉造影，并在 RCA 内植入两个支架，效果满意。

度远在 1000 以上，通常通过调整窗口水平以识别异常。

9.14　病例 9.14

9.14.1　病史

女性患者，62 岁，在接受 RCA-PCI 后出现不典型胸痛。

9.14.2　检查

在 RCA 远段支架边缘存在夹层。

9.14.3　诊断

RCA 支架远段夹层（图 9.14）。

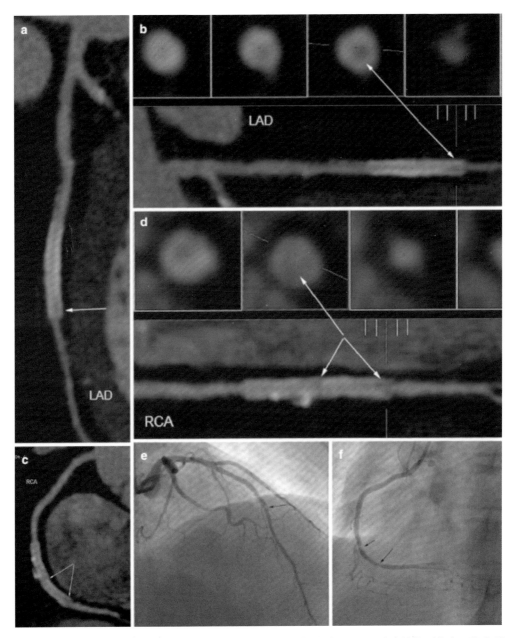

图 9.13　(a, b) cMPR，拉伸 LAD：局限性支架远段腔内低密度影，显示重度早期再狭窄（箭头所示）。(c, d) cMPR，拉伸 RCA。局限性支架远段内低密度影（餐巾环征）显示发生重度支架内再狭窄。支架中段支架梁不连续，提示支架断裂（箭头所示）。(e) 左冠状动脉造影证实支架远段狭窄（箭头所示）。(f) 右冠状动脉造影证实 RCA 内支架狭窄（箭头所示）。

9.14.4　讨论

该病例显示了 PCI 术后的并发症之一，这是动脉非支架段的夹层。这可能源于钢丝对内膜的损伤或在支架植入或球囊扩张时对血管内膜的压力损伤。

9.14.5　经验和教训

PCI 的并发症可能发生在支架节段、支架边缘和干预区域的远段。

9.15　病例 9.15

9.15.1　病史

女性患者，71 岁，突发性胸痛。RCA-PCI 术后。

9.15.2　检查

患者 8 个月前有一个心脏 CTA，显示位于 RCA 近段的支架中段断裂，但支架是通畅的（图 9.15a）。新的心脏 CTA 显示了支架在断裂部位有急性血栓形成，伴有次全闭塞（图 9.15b：箭头所示断

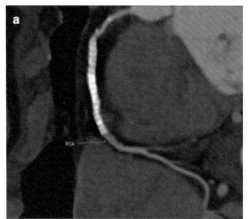

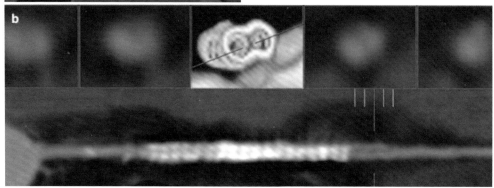

图 9.14　（a）RCA cMPR。（b）拉伸的 RCA cMPR。

裂部位）。第二天进行了冠状动脉造影，显示支架内完全血栓形成（图 9.15c）。

9.15.3　诊断

支架断裂伴急性血栓形成。

9.15.4　讨论

支架断裂是众所周知的 PCI 并发症。支架断裂会改变管段的层流，从而造成通畅率降低和并发症，如本例所示的血栓形成。

9.15.5　经验和教训

在支架的评价中，必须仔细检查支架梁的不连续性（图 9.15a），以诊断非移位的支架断裂。

9.16　病例 9.16

9.16.1　病史

男性患者，50 岁，曾有静脉药物滥用史，胸腺瘤切除和放射治疗后，以不典型胸痛住院。

9.16.2　检查

首次 CT 血管成像显示冠状动脉左优势型，左冠状动脉近段有临界狭窄（图 9.16a~c）。斑块向近侧延伸到左主干中，但左主干狭窄＜ 50%。

心脏 CTA 显示 LAD 近段有一枚支架（图 9.16d），它向近段延伸到左主干远段，并跨过 LCX 开口（图 9.16e~g）。

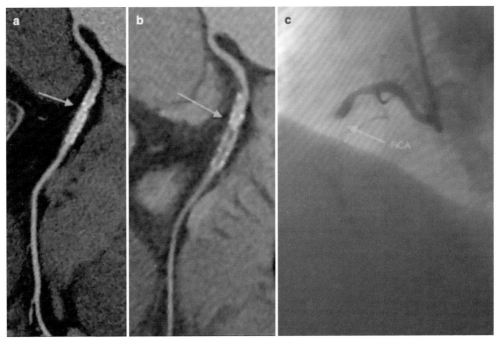

图 9.15　（a）RCA cMPR。（b）RCA cMPR 显示支架断裂（箭头所示）。（c）右冠状动脉造影。

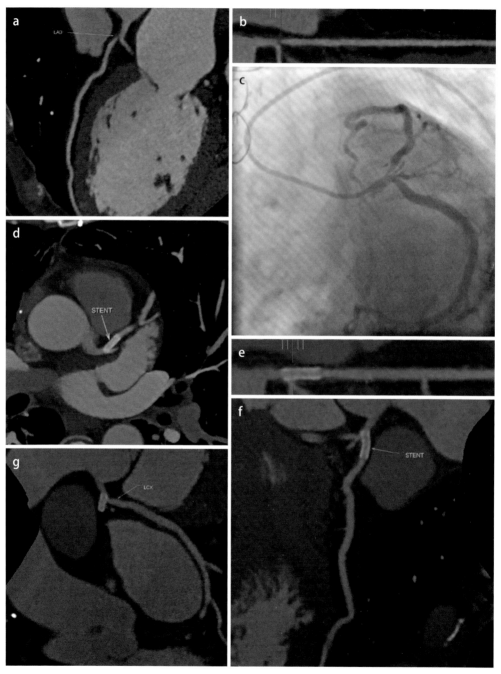

图 9.16　（a）LAD cMPR。（b）LAD 展开 cMPR。（c）左冠状动脉造影。（d）轴位。（e）植入支架的 LAD 的拉伸 cMPR。（f,g）LAD 和 LCX 的 cMPR。

9.16.3　诊断

支架置于近段 LAD 中,向近段延伸进入左主干,并跨过 LCX 开口。

9.16.4　讨论

虽然支架是通畅的,但不幸的是,它延伸到左主干,并跨过 LCX 开口。这种介入方式使患者处于急性冠脉综合征和死亡的危险之中。治疗方案包括双抗血小板治疗,密切的临床随访,在左主干和 LCX 再次放置支架和（或）外科血管重建术。患者被要求做运动试验和临床随访。

9.16.5　经验和教训

高质量的心脏 CTA 可用于评估 PCI 通畅及其他并发症。

9.17　病例 9.17

9.17.1　病史

男性患者,70 岁,过去 12 个月内有支架植入史,新的胸痛发作,类似于 PCI 之前所描述的胸痛。

9.17.2　检查

在第一对角支有一个 DES 支架,支架内再狭窄。该支架的近段进入 LAD（图 9.17a,c）。在 RCA 中有一个支架,支架远段有轻微的再狭窄和临界病变（图 9.17d,e）。左旋支中段支架通畅（图 9.17b）。

9.17.3　诊断

D1 支架重度再狭窄,该支架延伸到 LAD 内。RCA 支架的远段重度狭窄。

9.17.4　讨论

病例显示 LAD 分支内的支架有再狭窄。不幸的是,支架放置不当并且影响了 LAD 的血流。

建议患者进行手术血运重建,但他选择了再次介入,随后发生了一次大面积的心肌梗死,成了等待心脏移植的心脏残废者。

9.17.5　经验和教训

这个案例显示了一个支架放置不当时会对两个血管区域产生不利的影响。

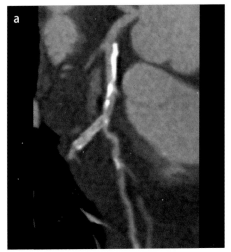

图 9.17　（a）LAD cMPR。（b）未注射对比剂时的左冠状动脉。（c）左冠状动脉造影早期充盈。（d）RCA cMPR。（e）右冠状动脉造影。（待续）

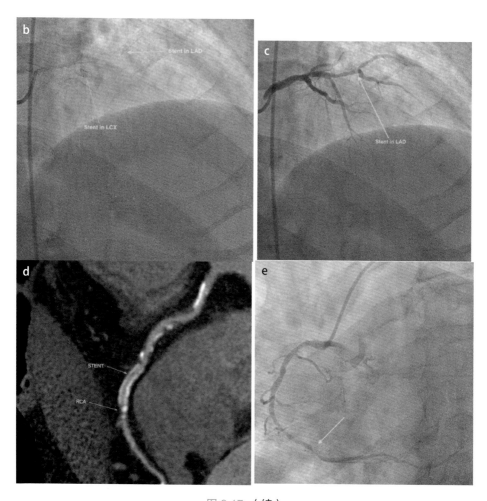

图 9.17 （续）

参考文献

1. Schweiger MJ, Ansari E, Giugliano GR, et al. Morphology and location of restenosis following bare metal coronary stenting. J Invasive Cardiol. 2006;18(4):165–8. http://www.invasivecardiology.com/article/5455
2. Thury A, Wentzel JJ, Vinke RV, et al. Images in cardiovascular medicine. Focal in-stent restenosis near step-up: roles of low and oscillating shear stress? Circulation. 2002;105:e185–7.
3. Newsome LT, Kutcher MA, Gandhi SK. A protocol for the perioperative management of patients with intracoronary drug-eluting stents. http://www.apsf.org/resource_center/newsletter/2007/winter/12_protocol.htm
4. Sigwart U, Puel J, Mirkovitch V, Joffre F, Kappenberger L. Intravascular stents to prevent occlusion and restenosis after transluminal angioplasty. N Engl J Med. 1987;316:701–6.

推荐阅读

Boulmier D, Heautot JH, Garreau M, et al. Clinical and angiographic parameters affecting the quality of 16 slice spiral CT in the diagnosis of restenosis after stenting the left main coronary artery. Arch Mal Coeur Vaiss. 2007;100(4):257–63.

Cademartiri F, Palumbo A, Maffei E, et al. Diagnostic accuracy of 64-slice CT in the assessment of coronary stents. Radiol Med. 2007a;112(4):526–37.

Cademartiri F, Palumbo A, Maffei E, et al. Follow-up of internal mammary artery stent with 64-slice CT. Int J Cardiovasc Imaging. 2007b;23(4):537–9.

Chabbert V, Carrie D, Bennaceur M, et al. Evaluation of in-stent restenosis in proximal coronary arteries with multidetector computed tomography (MDCT). Eur Radiol. 2007;17(6):1452–63.

Das KM, El-Menyar AA, Salam AM, et al. Contrast-enhanced 64-section coronary multidetector CT angiography versus conventional coronary angiography for stent assessment. Radiology. 2007;245(2):424–32.

Ebersberger U, et al. CT evaluation of coronary artery stents with iterative image reconstruction: improvements in image quality and potential for radiation dose reduction. Eur Radiol. 2013;23(1):125–32.

Foussas SG, Zairis MN, Patsourakos NG, et al. The impact of oral antiplatelet responsiveness on the long-term prognosis after coronary stenting. Am Heart J. 2007;154(4):676–81.

Gil RJ, Pawłowski T, Dudek D, et al. Investigators of Direct Stenting vs Optimal Angioplasty Trial (DIPOL). Comparison of angiographically guided direct stenting technique with direct stenting and optimal balloon angioplasty guided with intravascular ultrasound. The multicenter, randomized trial results. Am Heart J. 2007;154(4):669–75.

Goldstein JA. CT imaging of coronary stent patency. Catheter Cardiovasc Interv. 2007;69(7):939.

Groen JM, Greuter MJ, van Ooijen PM, et al. Initial results on visualization of coronary artery stents at multiple heart rates on a moving heart phantom using 64-MDCT. J Comput Assist Tomogr. 2006;30(5):812–7.

Kefer JM, Coche E, Vanoverschelde JL, et al. Diagnostic accuracy of 16-slice multidetector-row CT for detection of in-stent restenosis vs detection of stenosis in nonstented coronary arteries. Eur Radiol. 2007;17(1):87–96.

Kinohira Y, Akutsu Y, Li HL, et al. Coronary arterial plaque characterized by multislice computed tomography predicts complications following coronary intervention. Int Heart J. 2007;48(1):25–33.

Kulick D. Coronary balloon angioplasty and stents (Percutaneous coronary intervention, PCI). http://www.medicinenet.com/coronary_angioplasty/article.htm

Larchez C, Daoud B, Ghostine S, et al. Visualization of the intra-stent lumen in the coronary arteries and detection of restenosis with 64-slices tomography scanners with cardiac synchronization: first experience. Arch Mal Coeur Vaiss. 2006;99(12):1184–90.

Leipsic J, Heilbron BG, Hague C. Iterative reconstruction for coronary CT angiography: finding its way. Int J Cardiovasc Imaging. 2012;28(3):613–20.

Lell MM, Panknin C, Saleh R, et al. Evaluation of coronary stents and stenoses at different heart rates with dual source spiral CT (DSCT). Invest Radiol. 2007;42(7):536–41.

Mahnken AH, Mühlenbruch G, Seyfarth T, et al. 64-slice computed tomography assessment of coronary artery stents: a phantom study. Acta Radiol. 2006;47(1):36–42.

Maintz D, Burg MC, Seifarth H, et al. Update on multidetector coronary CT angiography of coronary stents: in vitro evaluation of 29 different stent types with dual-source CT. Eur Radiol. 2009;19(1):42–9.

Nakamura K, Funabashi N, Uehara M, et al. Impairment factors for evaluating the patency of drug-eluting stents and bare metal stents in coronary arteries by 64-slice computed tomography versus conventional coronary angiography. Int J Cardiol. 2008;130(3):349–56.

Nieman K, et al. Multislice computed tomography angiography for noninvasive assessment of the 18-month performance of a novel radiolucent bioresorbable vascular scaffolding device: the ABSORB trial (a clinical evaluation of the bioabsorbable everolimus eluting coronary stent system in the treatment of patients with de novo native coronary artery lesions). J Am Coll Cardiol. 2013;62(19):1813–4.

Oncel D, Oncel G, Karaca M. Coronary stent patency and in-stent restenosis: determination with 64-section multidetector CT coronary angiography—initial experience. Radiology. 2007;242(2):403–9.

Oncel D, Oncel G, Tastan A, et al. Evaluation of coronary

stent patency and in-stent restenosis with dual-source CT coronary angiography without heart rate control. AJR Am J Roentgenol. 2008;191(1):56–63.

Otsuka M, Sugahara S, Umeda K, et al. Utility of multislice computed tomography as a strategic tool for complex percutaneous coronary intervention. Int J Cardiovasc Imaging. 2008;24(2):201–10.

Pan J, et al. Angiographic patterns of in-stent restenosis classified by computed tomography in patients with drug-eluting stents: correlation with invasive coronary angiography. Eur Radiol. 2013;23(1):101–7.

Piers LH, Dikkers R, Willems TP, et al. Computed tomographic angiography or conventional coronary angiography in therapeutic decision-making. Eur Heart J. 2008;29(23):2902–7.

Pinto IM, Sousa AG, Ishikama W, et al. Late outcome of sirolimus-eluting stents: comparison of multidetector computed tomography with quantitative coronary angiography and intravascular ultrasound. Arq Bras Cardiol. 2006;87(5):575–82.

Pugliese F, Cademartiri F, van Mieghem C, et al. Multidetector CT for visualization of coronary stents. Radiographics. 2006;26(3):887–904.

Pugliese F, Weustink AC, Van Mieghem C, et al. Dual source coronary computed tomography angiography for detecting in-stent restenosis. Heart. 2008;94(7):848–54.

Schepis T, Koepfli P, Leschka S, et al. Coronary artery stent geometry and in-stent contrast attenuation with 64-slice computed tomography. Eur Radiol. 2007;17(6):1464–73.

Schlosser T, Scheuermann T, Ulzheimer S, et al. In-vitro evaluation of coronary stents and 64-detector-row computed tomography using a newly developed model of coronary artery stenosis. Acta Radiol. 2008;49(1):56–64.

Schuijf JD, Pundziute G, Jukema JW, et al. Evaluation of patients with previous coronary stent implantation with 64-section CT. Radiology. 2007;245(2):416–23.

Schweiger MJ, Ansari E, Giugliano GR, et al. Morphology and location of restenosis following bare metal coronary stenting. J Invasive Cardiol. 2006;18(4):165–8.

Sheiban I, Meliga E, Moretti C, et al. Long-term clinical and angiographic outcomes of treatment of unprotected left main coronary artery stenosis with sirolimus-eluting stents. Am J Cardiol. 2007;100(3):431–5.

Sheth T, Dodd JD, Hoffmann U, et al. Coronary stent assessability by 64 slice multi-detector computed tomography. Catheter Cardiovasc Interv. 2007;69(7):933–8.

Soon KH, Cox N, Chaitowitz I, et al. Non-invasive computed tomography angiography in the assessment of coronary stent patency: an Australian experience. Intern Med J. 2007;37(6):360–4.

Soon KH, Cox N, Wong A, et al. CT coronary angiography predicts the outcome of percutaneous coronary intervention of chronic total occlusion. J Interv Cardiol. 2007;20(5):359–66.

Soon KH, Farouque HM, Chaitowitz I, et al. Discrepancy between computed tomography coronary angiography and selective coronary angiography in the pre-stenting assessment of coronary lesion length. Australas Radiol. 2007;51(5):440–5.

Sun Z, Davidson R, Lin CH. Multi-detector row CT angiography in the assessment of coronary in-stent restenosis: a systematic review. Eur J Radiol. 2009;69(3):489–95.

Suzuki S, Furui S, Kuwahara S, et al. Assessment of coronary stent in vitro on multislice computed tomography angiography: improved in-stent visibility by the use of 140-kV tube voltage. J Comput Assist Tomogr. 2007;31(3):414–21.

Togni M, Eber S, Widmer J, et al. Impact of vessel size on outcome after implantation of sirolimus-eluting and paclitaxel eluting stents: a subgroup analysis of the SIRTAX trial. J Am Coll Cardiol. 2007;50(12):1123–31.

Trabattoni D, De Martini S, Galli S, et al. CT-scan heralded left main catheter-induced dissection, successfully treated with PCI. Int J Cardiol. 2008;124(3):e56–7.

Yamamura J, van Stevendaal U, Köster R, et al. Experimental 16-row CT evaluation of in-stent restenosis using new stationary and moving cardiac stent phantoms: experimental examination. Rofo. 2006;178(11):1079–85.

第10章 心脏 CTA 在冠状动脉旁路移植术评估中的应用

Claudio Smuclovisky

10.1 引言

外科冠状动脉血运重建的目的是运用自身的动脉或静脉嫁接到闭塞的冠状动脉上,业已证明 CTA 在冠状动脉血运重建的评价上有重要的价值。移植血管通常比自身冠状动脉更容易评价,因其比较固定,对时间分辨率相关的运动伪影不敏感。但心外膜血管远段吻合口是例外,因为有手术夹伪影的影响。

冠状动脉旁路移植术最常见的手术方法是胸骨正中切开术。近年来,使用微型开胸手术(微孔手术)和机器人辅助手术技术已在几个中心进行。在不使用体外循环和心脏停搏的情况下,CABG 是否优于常规体外循环和心脏停搏的标准 CABG 还不清楚。如果体外循环下手术,要在升主动脉上插 1 或 2 根导管,其

后这些插孔愈合,通常呈长方形的小块突起(褶皱),在 CTA 上显示为升主动脉上的一个方形褶皱,注意这些不要与闭塞的桥血管残端混淆。该褶皱具有不连续性(图 10.1a, b),且不与升主动脉腔相通。

手术方式的选择取决于患者的冠状动脉解剖结构和外科医生的经验和训练。需要注意的是,唯一不能直接进行旁路移植术的冠状动脉是左主干和左旋支近段,因为手术无法达到此部位。

移植物可以为动脉或静脉。它由 3 个重要的节段来描述,分别是近段吻合部分、移植血管体部和远段吻合部分(图 10.1c)。

在移植物的 CTA 评估中,仔细评估和评价这 3 个节段以及远段固有冠状动脉血流是否存在障碍是非常重要的。没有血流限制性狭窄的移植物称为良好的移植血管。靠近远段吻合口的本身冠状动脉通常有严重的疾病,往往伴有严重的阻塞性病变或闭塞(图 10.1d)。

C. Smuclovisky, MD, FACC, FSCCT
Department of Radiology, Holy Cross Hospital,
South Florida Medical Imaging Cardiovascular Institute,
Fort Lauderdale, FL, USA
e-mail: smuclovisky@gmail.com

233

10.1.1 动脉移植

最常见的动脉移植是胸廓内动脉（IMA）。这些动脉起源于锁骨下动脉，位于两侧，与胸壁胸骨外侧平行（图10.1e）。最常见的方法是从胸壁仔细分离动脉，将远段缝合到冠状动脉。IMA分支被金属夹闭塞，以避免出血和至胸壁的竞争性血流。这些金属夹也作为移植位置和移植血管走行过程的标志。左胸廓内动脉通常称为 LIMA，而右侧称为 RIMA。通常，动脉移植只有一个远段吻合口；然而，它可能被用来旁路移植一个以上的动脉，称为序贯桥。这方面的一个病例是一个 LIMA 先搭到对角支（DX），再到左前降支远段。

LIMA 移植到 LAD 是首选的旁路手术，因为它具有较高的通畅率。其移植 10 年以上的通畅率为 95%，而静脉桥的通畅率仅为 50%~60%。正因如此，LIMA 通常是旁路移植到 LAD 中或远段，或在较少的情况下，搭到对角支。RIMA 通常被旁路移植到右冠状动脉的分布区域，或移植至钝缘支。当动脉移植血管发生病变时，它的直径会变得弥漫性缩小或闭塞。在评估 IMA 时，其直径应与认为正常的对侧非移植动脉直径相似（图 10.1f）。但它的直径也可能更大，我们称为肥厚型动脉移植。

如果移植血管闭塞，CTA 上唯一的线索是沿动脉走向的血管夹和胸壁 IMA 的缺失。

最重要的评估段是远段吻合口，这是最常见的狭窄部位。沿着动脉移植血管走行的金属夹可能导致 CTA 上的金属伪影（图 10.1g）。然而，在外科手术夹处发生狭窄是很罕见的，尽管评估了成千上万根移植血管，我个人仍然没有遇到过。因此，如果近段和远段吻合口正常，尽管动脉移植血管存在金属夹伪影，我将报告该移植血管是正常的。

动脉移植是游离移植物，它可以从胸壁游离出来，然后通过外科手术进行移植。其他常用的移植动脉是桡动脉。游离移植血管可与另一移植血管做 Y 型血管吻合。另一种不太常用的动脉是胃网膜动脉，它从胃中游离出来，穿过横膈膜，原位移植到心脏下面的冠状动脉。

10.1.2 静脉移植

大隐静脉通常被用作移植血管（图 10.1h, i）。这些血管通常从升主动脉移植到冠状动脉。序贯性或跨越性移植到一个或多个冠状动脉。由于静脉瓣的存在，静脉移植血管应反向移植。

当升主动脉近段有多个吻合血管时，它们在头 - 足序列的分布如下：靠上面的移植到左旋支，其次是左前降支 - 对角支，中线右侧最下面的移植血管到右冠状动脉。很少有静脉是从降主动脉经左侧开胸手术移植的。静脉移植物也可以用两段静脉吻合为 Y 形，或很少使用自然的 Y 形血管（静脉分支），如此可以连接一个或多个血管。临床观察包括对近段吻合口、移植物体部、远段吻合口和自身冠状动脉血流的评估。

随着时间的推移，静脉血管动脉化会导致动脉硬化，血管壁会出现钙化和

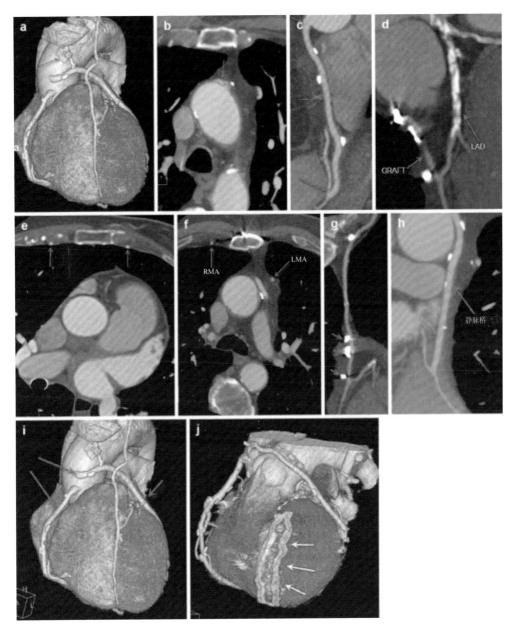

图 10.1　(a, b)外科手术时插管修补处(箭头所示),不要与移植血管闭塞残端相混淆。(c)移植血管近段、中段、远段吻合口 (箭头所示)。(d)LAD 近段重度病变直到吻合口。(e)正常胸廓内动脉位置 (箭头所示)。(f)正常 RIMA 及 LIMA 的直径 (箭头所示)。(g)LIMA 桥血管的金属夹 (箭头所示)。(h, i)静脉桥 (箭头所示)。(j)LAD 分布区域没有桥血管,因为缺乏存活的心肌。室壁瘤切除术后(箭头所示)。

软斑块,从而导致血流限制性的狭窄和闭塞。这些通常通过冠状动脉介入治疗（支架植入术）进行治疗。在手术后,移植血管也可能由于手术并发症而导致狭窄,也可随着假性动脉瘤的发生导致缝合线断裂、主动脉夹层等技术错误。

10.1.3　技术考虑

为了全面评估移植血管,需要将视野扩大,以评估源自主动脉的移植血管,并将其延伸至锁骨下动脉,以评估胸廓内动脉的开口（如果使用的话）。于右侧肘窝静脉注射对比剂,总量为 100 mL,密度为 320~400 mg/mL。我们实验室的扫描触发设置为将感兴趣区域（ROI）放置于降主动脉 130Hu 处,扫描延迟 4~6 秒。

10.1.4　冠状动脉血运重建术后的临床 CTA 评估

CTA 对外科血运重建心脏的评估包括对冠状动脉解剖结构、移植血管和冠状动脉外结构的评估。CTA 在多维 MPR、曲面 MPR（MPRc）和三维图像上进行评估。一种典型的方法是首先评估冠状动脉外结构,然后进行观察冠状动脉解剖。观察冠状动脉自身病变的目的是了解哪些动脉病变需要旁路移植。这有助于预计几个血管需要移植,然后继续寻找桥血管。这一系统的方法允许得出以下结论:血管解剖学上与临床相关。例如,一例患者左心室功能未受损伤,冠状动脉呈右优势型,在左主干和 RCA 有重度狭窄,预计至少要移植 3 根桥血管。

在一个类似的病例中,由于梗死的心肌可能不需要血运重建,因在 LAD 区域有陈旧的大面积心肌梗死,可能只需要两根桥血管。因此,至少两根血管需要移植物（图 10.1j）。

不幸的是,很多时候情况并非如此简单,因为手术技术可能会有一些变量,如冠状动脉远段病变、冠状动脉解剖变异、主动脉病变、联合 PCI 和既往手术。无论如何,重要的是要尝试从解剖学上理解心肌血液的供应,如它是否受到损害,以及与其他非侵入性检测和患者症状的关系。

近段冠状动脉通常与移植血管无关,因移植血管已取代它供应远段血管血液。并且,近段固有血管一般病变进展迅速,通常伴有严重钙化和闭塞。这些移植物的起源、目标冠状动脉情况,以及两者是否有病变,都应报告。移植血管狭窄程度的描述可以用狭窄百分比或程度来量化。

移植血管壁未引起阻塞的病变可称为非阻塞性病变。重度狭窄指狭窄程度 > 70%。中度狭窄为 50%~70% 狭窄,轻度狭窄为 < 50% 狭窄。同样重要的是,要报告远段吻合口和远段冠状动脉是否存在病变。

移植血管数量是根据远段吻合口的数量来计数的。例如, LIMA 至 LAD 远段被视为 CABG×1。LIMA 序贯到 LAD 远段及第二对角支的被视为 CABG×2,加上静脉桥序贯到 3 个钝缘支上被视为 CABG×5,虽然只有两根移植血管。

SVG 和 VG 这两个术语都用于指大隐静脉移植血管。

10.2　病例 1

10.2.1　病史

一例 78 岁无症状男性患者,心肌灌注成像显示前壁有可疑缺血,5 年前行冠状动脉旁路移植术(CABG×3)。

10.2.2　检查

左胸廓内动脉(LIMA)搭在远段 LAD 上,在第二钝缘支(SVG-OM2)和后降支(SVG-PDA)上也有两个未闭静脉桥(图 10.2)。

10.2.3　诊断

多支血管移植。

10.2.4　讨论

CT 是评价冠状动脉血运重建术后的一项优秀的无创方法。移植物的分析包括对近段吻合口、移植物体、远段吻合口和血流的评估。移植物的管腔直径一般相等。移植物通常有邻近的金属手术夹,可能造成重要的金属伪影,使移植物有金属夹的一段无法评估。移植物在轴位、cMPR 和 VR 中进行评估。

10.2.5　经验和教训

除非对移植物的全程进行了评估,否则不能认为移植物是畅通的。在我们的经验中,因胸廓内动脉金属手术夹伪影,易误认为胸廓内动脉桥病变,因而不

同于静脉桥,要了解更多信息,请参考本章的引言。

10.3　病例 2

10.3.1　病史

男性患者,77 岁,有二尖瓣反流病史、陈旧性下壁心肌梗死病史,10 年前行冠状动脉旁路移植术(CABG×4)。患者抱怨有不断加重的气短。心肌核素应激试验未发现可逆性缺血。

10.3.2　检查

一个序贯静脉(VG)移植至 OM1 和 OM2 上。桥血管中部病变,次全闭塞。桥血管远段也有严重的狭窄(图 10.3 a~c)。至后降支的 SVG 有轻度病变,血流无限制性狭窄(图 10.3d)。畅通的 LIMA 至第一对角支(图 10.3 e)。而左前降支较短且闭塞。一个大范围慢性透壁性心肌梗死累及左心室下侧壁和后壁。后乳头肌也有慢性缺血性改变(图 10.3e)。

10.3.3　诊断

序贯至 OM 的 SVG 严重狭窄。

10.3.4　讨论

CTA 清楚地显示了至 OM 的 SVG 次全闭塞。患者进行了冠状动脉造影(图 10.3g),随后成功 PCI,并于次全闭塞处以及移植血管中远段重度狭窄区域处植入支架(图 10.3h)。最初的血管造影图像显示,在次全闭塞的移植血管血

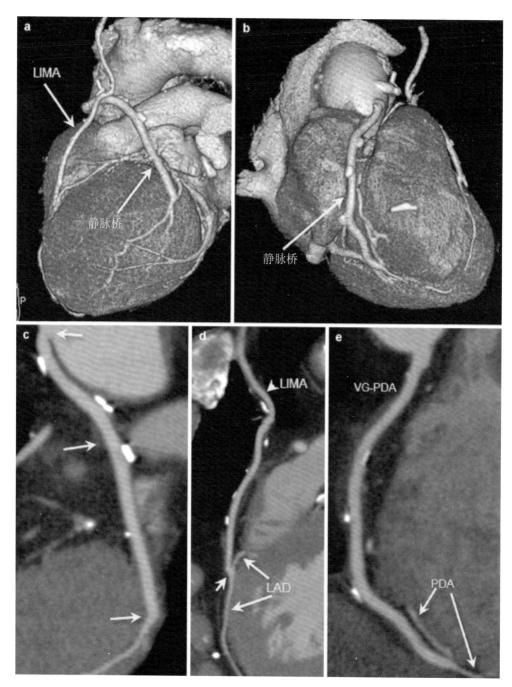

图 10.2 （a，b）VR 示：通畅的 LIMA 至 LAD 远段，SVG 至 OM2 及 PDA（箭头所示）。（c）cMPR：SVG–OM2，近段、中部及吻合口（箭头所示）。邻近的金属夹并未导致明显的伪影。（d）cMPR：通畅的 LIMA 至 LAD 末端（箭头所示）。邻近的金属夹并未导致明显的伪影。（e）cMPR：SVG–PDA. 金属夹并未导致明显的伪影。

流非常差,第一个吻合口无法显影。支架植入术后血流通畅,OM1 及远段吻合口显影良好(图 10.3i, j)。

10.3.5 经验和教训

虽然在 SVG 的严重狭窄区 CTA 上没有很好地显影,但我们的结论是,由于移植血管显示不清,CTA 提示几乎完全闭塞。当静脉移植血管血栓形成时,CTA 和冠状动脉造影最常见的发现是升主动脉近段短残端,无远段血流。

10.4 病例 3

10.4.1 病史

一例 50 岁男性患者,5 年前有非典型胸痛及做冠状动脉旁路移植术。心肌核素应激试验可疑缺血。

10.4.2 检查

Y 型移植血管包括未闭 LIMA 至 LAD 远段和起源于 LIMA 的未闭桡动脉移植血管,桡动脉移植血管与 OM 连接(图 10.4a~d)。RCA 为优势动脉,近段有局限性重度狭窄性钙化斑块(图 10.4e~g)。

10.4.3 诊断

未闭动脉移植桥,RCA 近段重度狭窄。

10.4.4 讨论

该病例显示唯一使用的动脉桥和手术创造了一个桡动脉从 LIMA 吻出呈 Y 形结构的血管。选择 LIMA 到 LAD 考虑的是其 10 年的通畅率 > 95%。桡动脉有时被用作移植血管,可以通过外科手术从升主动脉吻合。静脉桥或如本例也可从 LIMA 吻合。有些外科医生不选择做这种 Y 型手术,因为它在技术上是有挑战性的,可能手术时会损害 LIMA。

10.4.5 经验和教训

在轴位,有可能很难识别动脉移植血管吻合口,而 VR 上可能是有帮助的。LIMA 不能作为一个单一的序贯到 LAD 及 OM 的桥血管,因为它长度不够。

10.5 病例 4

10.5.1 病史

一例 72 岁男性患者,15 年前有非典型胸痛和 CABG×2 病史。心肌核素应激试验结果为阴性。

10.5.2 检查

畅通的 LIMA 至 LAD 远段。SVG(VG-OM)有弥漫性病变。伴 3 个重度局限性狭窄性病变(图 10.5a~d)。

10.5.3 诊断

静脉桥血管(SVG)弥漫性病变,伴严重狭窄。

10.5.4 讨论

到钝缘支动脉的 SVG 存在以钙化斑块为主的混合性斑块,表现为弥漫性病变。在移植血管中,有 3 个重度狭窄和

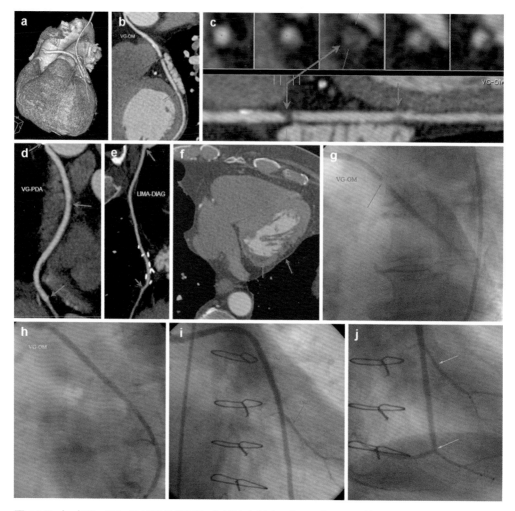

图 10.3 （a）VR：VG-OM（箭头所示）中部次全闭塞。（b，c）cMPR，伸展 cMPR：SVG-OM，桥血管中部次全闭塞（近段箭头所示）。远段桥血管重度狭窄（下箭头所示）。第一个狭窄处的近段，移植血管壁有钙化。（d）cMPR：至 PDA 的 VG 轻度病变。近段吻合口有邻近的金属手术夹伪影（上箭头所示）。移植血管中部有轻度非阻塞性病变（中箭头所示）。远段吻合良好，无病变（下箭头所示）。（e）cMPR：LIMA-D1。畅通的胸廓内动脉移植至第一对角支，移植血管开口（上箭头所示）和远段吻合口（下箭头所示）。（f）轴位：慢性透壁性外侧壁和后壁心肌梗死，累及后乳头肌（箭头所示），导致二尖瓣功能障碍和二尖瓣反流。（g）SVG 狭窄处的冠状动脉造影（CAG，箭头所示）。由于桥血管次全闭塞，移植血管对比剂浓度降低、血流缓慢。（h）CAG：支架植入后显示移植血管内血流明显改善。（i，j）CAG：OM1 随后充盈良好，远段吻合口（箭头所示）。

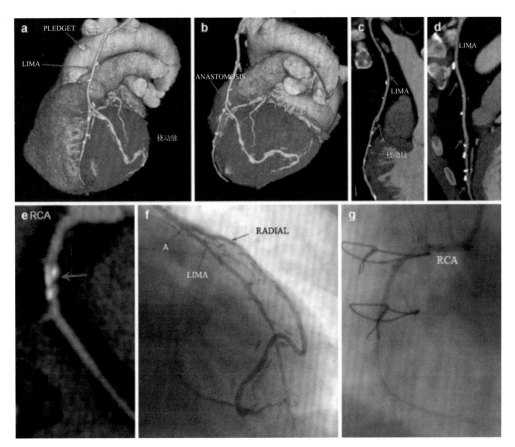

图 10.4　（a，b）VR：LIMA 和桡动脉构成的 Y 型移植血管。（c）cMPR：LIMA- 桡动脉吻合口（A）。（d）cMPR：上箭头；LIMA：中箭头；桡动脉吻合口；下箭头；远段 LIMA-LAD 吻合口。（e）cMPR、RCA：RCA 近段钙化斑块导致重度狭窄（箭头所示）。（f）血管造影：LIMA 和桡动脉吻合呈 Y 型移植血管（A）。（g）血管造影：RCA 近段重度狭窄（箭头所示）。

临界狭窄性病变。近段和远段吻合无明显狭窄（图 10.5a~c）。患者行冠状动脉造影，在桥血管狭窄处进行了支架治疗（图 10.5e，f）并取得了良好的效果。

静脉移植桥血管的 10 年通畅率估计为 50%~60%，这些动脉硬化性疾病在血管壁的表现与天然动脉相似，最终可能形成血栓和闭塞。CTA 可以很容易地显示出血流受影响可以做支架的狭窄病变。

10.5.5　经验和教训

静脉移植血管通常（不总是）从近段到远段口径相似。

10.6　病例 5

10.6.1　病史

男性患者，70 岁，有房颤病史，前列腺

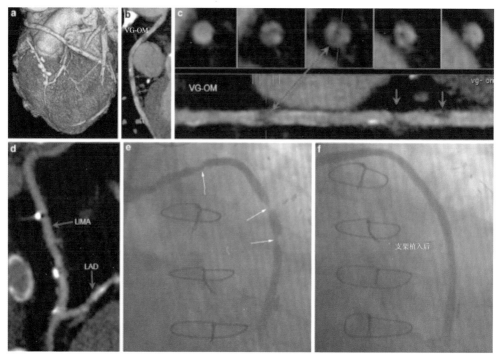

图 10.5 （a~c）VR、cMPR 和展开 SVG-OM：静脉桥弥漫性病变，有 3 个重度狭窄性病变（箭头所示）。（d）cMPR：畅通的 LIMA-LAD。（e,f）血管造影：支架植入前、后效果良好。

癌,呼吸急促,既往心肌梗死和旁路移植史(CABG×3)。

10.6.2 检查

LIMA 序贯至 D1 和 LAD 远段。至 OM1 的 RIMA 上有一个轻度狭窄病变（图 10.6a~d）。左心房和左心室轻度增大,有透壁性慢性左室前间壁和心尖部心肌梗死。左心耳有一个充盈缺损,考虑为血栓。此外,还有大量的双侧胸腔积液和广泛地向胸椎、胸腔和胸骨转移的病变（图 10.6f）。

10.6.3 诊断

通畅的胸廓内动脉桥,左心衰竭,前列腺癌伴广泛的骨转移。

10.6.4 讨论

LIMA 桥血管通常移植到左前降支区域,RIMA 通常走行于主动脉后面移植到 LCA 区域,如本例。RIMA 走行于主动脉后方,因为它是到左旋支区域的最短距离,并避免在手术中对动脉造成损伤。由于患者患有心房颤动（图 10.6e）,本扫描在 RR 间期的 40% 时相时采集重建,获得了理想的诊断图像和移植血管图像。

10.6.5 经验和教训

应检查胸廓内动脉的固有位置。在

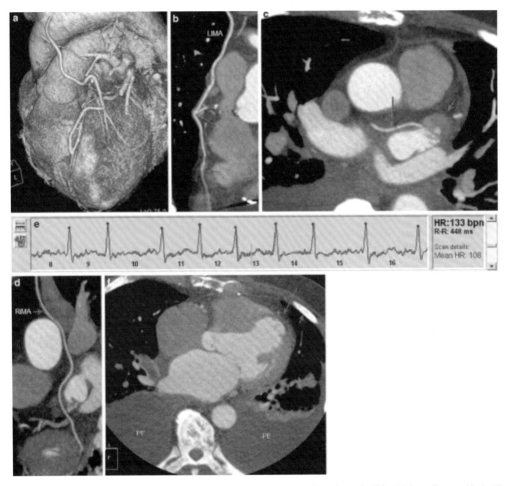

图 10.6　（a，b）VR、cMPR：序贯 LIMA 至 D1 和 LAD 远段。左心室前间隔和心尖 MI（箭头所示）。（c，d）轴位和 cMPR：轻度狭窄的 RIMA 至 OM1。RIMA 走行于主动脉后方。左心房有充盈缺损，考虑有血栓（箭头所示）。（e）心房颤动。（f）左室前间隔和心尖心肌梗死（长箭头所示）。双侧胸腔积液（PE）。已知前列腺癌广泛骨转移性疾病（短箭头所示）。

预期位置没有 IMA 提示动脉可能是手术移植了。在我们的实验室心房颤动并不是 CTA 的禁忌证，因为我们使用了一种自适应多周期重建算法来校正拍间变异性。

10.7　病例 6

10.7.1　病史

男性患者，84 岁，有非典型胸痛病史，心肌核素应激灌注显像显示左室心尖部缺血，2 年前 CABG×4。

10.7.2 检查

通畅的 LIMA 至 LAD 远段,静脉桥至后降支,有一个序贯 SVG 至 D1 和 OM2,桥血管近段严重狭窄 (图 10.7a~e)。

10.7.3 诊断

SVG 近段重度狭窄。

10.7.4 讨论

随着时间的推移,静脉桥会发生病变,并可能出现阻塞。这个病例中,在术后第二年内发生了狭窄。值得注意的是,CTA 显示移植血管其余部分并无病变,狭窄区域除局灶性腔内狭窄外无钙化或其他疾病,这可能提示手术并发症。当静脉被取出用于移植时,妥善处理移植血管是很重要的,以免造成日后可能发展为狭窄的损伤。压迫损伤、侧支结扎不良、静脉扭曲或迂曲可导致狭窄。患者行冠状动脉造影,证实了 CTA 上的信息,随后进行了支架植入术,效果良好(图 10.7f~h)。

10.7.5 经验和教训

当静脉移植血管有局灶性狭窄而血管壁无病变时,应考虑围术期并发症,尤其是在术后第一个 5 年内。

10.8 病例 7

10.8.1 病史

一例 59 岁男性患者,有胸痛史, 10年前行 CABG×2,其后于大隐静脉桥接受过 PCI。

10.8.2 检查

远段 LAD 未见明显的 LIMA 桥血管 (未图示),至 D2 的之前已植入支架的 SVG 近段闭塞(图 10.8a, b)。

10.8.3 诊断

至 LAD 远段的 LIMA 通畅(未图示),至第二对角支的 SVG 近段闭塞,支架术后(10.8 a, b)。

10.8.4 讨论

CTA 显示从升主动脉近段发出的闭塞的静脉移植桥血管,只有近段吻合口,显示模糊,称为残端。其余的移植血管内血栓形成,整个血管密度较低、模糊,但可以看到血管影(图 10.8b)。有时候,闭塞的移植血管因血流不通而不可见。

病变的静脉移植血管通常通过球囊血管成形术和支架植入术进行干预。在冠状动脉、胸廓内动脉和 SVG 中,初始介入干预的成功率相似。然而,有报道称, SVG 介入治疗后的通畅率明显低于自身冠状动脉。

10.8.5 经验和教训

通常难于定位闭塞移植血管,仔细评估冠状动脉解剖和其他移植血管,以及手术夹的位置,可以提供足够的线索来确定移植血管以前是在哪里吻合的。

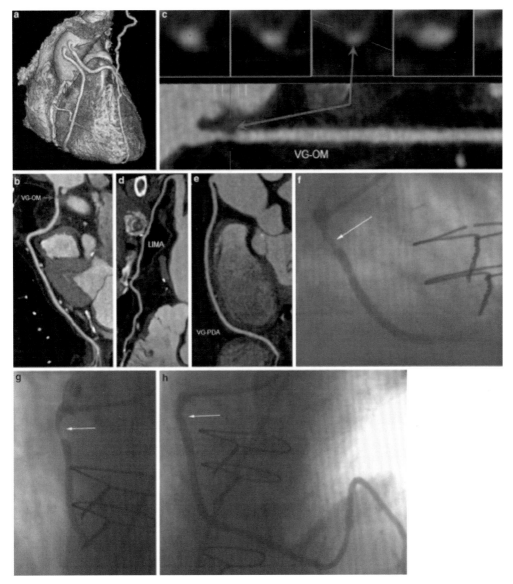

图 10.7　(a~c)VR、cMPR,展开图:SVG 近段重度狭窄(箭头所示)。注意,其余部分没有病变。(d,e)cMPR:通畅的 LIMA 至 LAD 远段,静脉桥至 PDA。胸廓内动脉远段吻合口及体部有轻度伪影。(f,g)冠状动脉造影:SVG 近段重度狭窄(箭头所示)。(h)冠状动脉造影:支架植入后效果良好(箭头所示)。

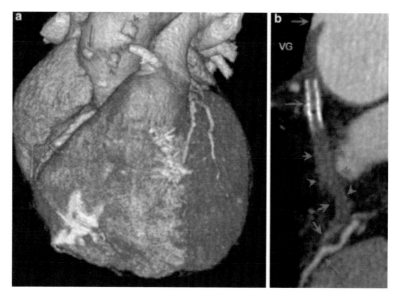

图 10.8　(a)VR: SVG 近段残端和支架闭塞（长箭头所示）。外科插管部位修复影（短箭头所示）。(b)cMPR。SVG-D2: SVG 近段残端闭塞（近段箭头所示）。SVG 中的支架闭塞（中箭头所示）。移植血管影（短箭头所示）。自身对角支冠状动脉（下箭头所示）。

10.9　病例 8

10.9.1　病史

一例 70 岁女性患者,有非典型胸痛病史, 8 年前行 CABG×5, 2 年前行 PCI 术。

10.9.2　检查

有一个通畅的序贯 SVG 至 PDA 和 PLV。桥血管支架通畅,周围有大部分是机化血栓的血肿。还有一个小的假性动脉瘤(图 10.9)。

10.9.3　诊断

通畅的序贯 SVG 至 PDA 和 PLV,支架通畅,邻近支架处有小假性动脉瘤形成。

10.9.4　讨论

该研究显示围绕 SVG 中部有一个血栓形成的血肿,有一个先前未被诊断的微小的假性动脉瘤,这一结果被认为没有临床意义,因此决定进行后续观察。假性动脉瘤作为一个并发症,可继发于球囊血管成形术或钢丝穿孔。

10.9.5　经验和教训

评估移植血管的腔、壁和邻近的软组织是很重要的。

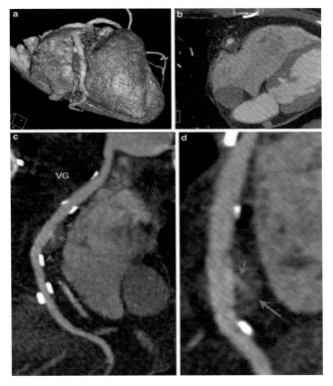

图 10.9　(a) VR: SVG 三维 VR 图像显示了围绕桥血管中部的血肿 (箭头所示)。(b~d) 轴位和 cMPR: SVG,围绕着移植血管中部支架腔外慢性血肿(短箭头所示)和小假性动脉瘤(长箭头所示)。

10.10　病例 9

10.10.1　病史

71 岁 男 性 患 者,在 12 个 月 前 行 CABG×4,反复发生右胸腔积液。

10.10.2　检查

胸骨后有明显对比剂密度聚集,右侧胸腔积液伴右下肺叶压缩性肺不张 (图 10.10a)。至对角支及 OM 的 Y 型大隐静脉桥血管通畅,有对比剂从 SVG 渗漏到前纵隔 (图 10.10b, c)。至 RCA 的另一个 SVG 闭塞。LIMA 至 LAD 远段桥血管通畅(未图示)。

10.10.3　诊断

假性动脉瘤发自外科 Y 型静脉桥血管手术吻合口。

10.10.4　讨论

前纵隔有对比剂聚集,提示假性动脉瘤。图 10.10(b, c) 显示了至 OM 的 SVG 通畅,其末端吻合口有一个微小的渗漏。假性动脉瘤是否导致右胸腔积液复发尚不清楚。如果没有详细的手术史,就不可能确定从手术 Y 型吻合口是

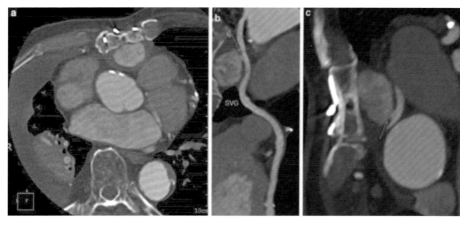

图 10.10 （a）轴位。前纵隔有包含对比剂的高密度影聚集,提示假性动脉瘤（长箭头所示）。右胸腔积液伴右下肺压缩性肺不张（短箭头所示）。（b, c）cMPR 和斜矢状位 MPR: SVG 显示对比剂从移植血管渗漏入假性动脉瘤（箭头所示）。

否存在渗漏并伴至 RCA 的 SVG 闭塞。这可能只是怀疑,因为 RCA 慢性完全闭塞,但没有看到移植血管或在主动脉壁上闭塞的残端。

10.10.5　经验和教训

假性动脉瘤最常见的原因是技术原因或吻合口缝合处破裂。

10.11　病例 10

10.11.1　病史

一例 71 岁男性患者, 15 年前行 CABG×4,在 3 个月前有劳力性胸痛并行大隐静脉支架植入。

10.11.2　检查

在至 OM2 的 SVG 近段有一个支架伴重度狭窄。移植血管有弥漫性疾病,

在支架和远段吻合口之间也有重度狭窄（图 10.11a~c）。至 LAD 远段的 LIMA 通畅,至 RCA 的 SVG 闭塞（未图示）。

10.11.3　诊断

SVG 弥漫性病变,包括近段支架再狭窄和远段吻合口重度狭窄。

10.11.4　讨论

患者行冠状动脉造影,桥血管近段成功植入支架,远段吻合口球囊成形术成功（图 10.11d~f）,胸部疼痛解决。

10.11.5　经验和教训

虽然 CTA 支架腔内没有明显的对比剂,但血管其余部分显影提示 SVG 没有闭塞。

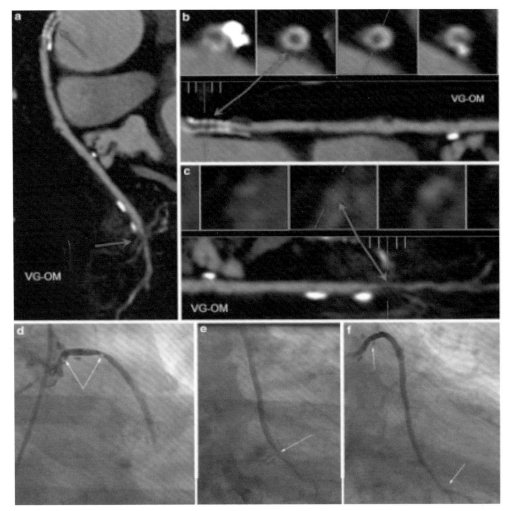

图 10.11　(a~c)cMPR 和展开像，SVG。SVG 近段支架内（上箭头所示）重度再狭窄和支架远段重度狭窄。远段吻合口有重度狭窄（下箭头所示）。(d, e) 冠状动脉造影。SVG 近段和远段重度狭窄（箭头所示）。(f) 冠状动脉造影：成功进行了干预。

10.12　病例 11

10.12.1　病史

81 岁女性患者，12 个月前有非典型胸痛病史，接受了 CABG×2 及 LV 室壁瘤切除术。

10.12.2　检查

SVG 从升主动脉发出呈 Y 型至 LAD 和 LCX，移植血管近段闭塞。其余部分无病变，可见逆向血流（图 10.12a~c）。

10.12.3   诊断

Y 型 SVG 近段闭塞,左心室壁瘤切除术后。

10.12.4   讨论

CTA 清晰地显示从升主动脉发出的 Y 型移植血管近段闭塞,近段吻合端有残端（图 10.12a）。注意,桥血管没有病变,这表明近段闭塞可能与手术并发症有关（图 10.12d~e）。患者病情稳定,未行冠状动脉造影。虽然 CTA 不能确定血流的方向,但由于 LCX 存在未阻塞的

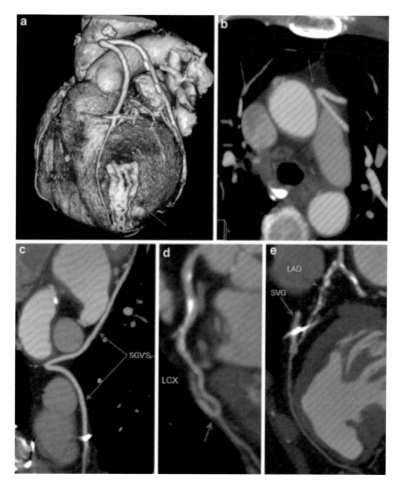

图 10.12 （a）VR:上箭头示 Y 型 SVG 近段闭塞和升主动脉残端。室壁瘤切除术后改变（下箭头所示）。（b）轴位:桥血管近段闭塞（箭头所示）。（c）cMPR。近段闭塞（短箭头所示）,移植血管是通畅的（双箭头所示）。图上桥血管至 LCX,图下桥血管至 LAD。（d）cMPR LCX:LCX 非阻塞性钙化斑块。移植血管吻合口（箭头所示）。（e）cMPR LAD:LAD 近段与 SVG 吻合口严重狭窄（箭头所示）。

钙化斑块（图 10.12d），LAD 近段存在严重狭窄性病变（图 10.12e），推测可能从 LCX 到 LAD 为逆向血流。注意左心室室壁瘤切除术后的改变。室壁瘤切除后，常用垫片修补心肌。

10.12.5　经验和教训

如果桥血管未被完整地显示出来，与主动脉吻合的桥血管就不能被认为是通畅的。

10.13　病例 12

10.13.1　病史

一例 65 岁男性患者，多年来有多处心肌梗死病史。30 年前行 CABG，并且在 3 年前再次行 CABG ×1。

10.13.2　检查

至 LAD 的大隐静脉桥血管虽然存在弥漫性病变，但血管是通畅的。从降主动脉发出的至 LCX 的 SVG 是通畅的。左心室发生多次慢性心肌梗死，心尖部有血栓（图 10.13a~e）。

10.13.3　诊断

从降主动脉发出的通畅的 SVG。

10.13.4　讨论

大隐静脉最常从升主动脉移植，很少的情况下，如本例，从降主动脉移植（图 10.13b~d）。最常见的外科方法是通过左胸廓切开术将移植血管与降主动脉吻合。这种外科技术偶尔被用于再次心

脏手术的血运重建到 LCX 区域的病例，而无须进行胸骨正中切开术。患者既往有大面积心肌梗死，累及 LAD 和 LCX。左心室心尖部有一个小血栓（图 10.13e）。

10.13.5　经验和教训

由于在解释 CTA 时，不可能总能得到完整的外科病史，因此，仔细检查自身的冠状动脉解剖结构和整个胸主动脉是很重要的，以避免遗漏其他桥血管情况的发生。

10.14　病例 13

10.14.1　病史

一例 74 岁男性患者，10 年前因呼吸困难和慢性缺血性心肌病行 CABG×4。

10.14.2　检查

冠状动脉右优势型。通畅的 LIMA 至 LAD，SVG 至 D2。另一通畅的 SVG 至 PDA，并伴有远段慢性闭塞。SVG 从升主动脉发出后有一个残端，然后闭塞的 SVG 至 LCX（图 10.14）。

10.14.3　诊断

有 3 个通畅的桥血管和一个闭塞的桥血管。SVG 至 PDA，PDA 存在慢性完全闭塞。

10.14.4　讨论

在对移植桥血管进行评价时，重要的是对近段吻合口、体部、远段吻合口和

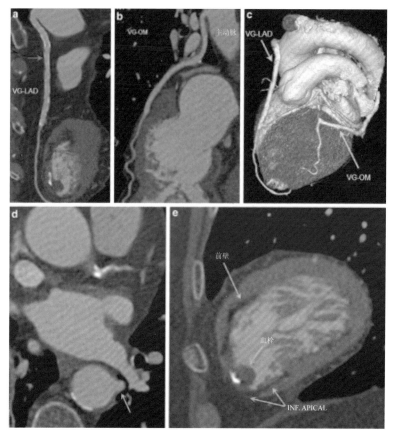

图 10.13 （a）cMPR SVG：SVG 至 LAD 有弥漫性病变,但其是通畅的（上箭头所示）,广泛的前壁和心尖部陈旧性心梗（中箭头所示）,左室心尖部血栓形成（下箭头所示）。（b,c）cMPR 和 VR:从降主动脉发出的 SVG 至 LCX 末端。（d）轴位:从降主动脉发出的 SVG 近段吻合口（箭头所示）。（e）矢状位 MPR LV:广泛的心肌梗死及心尖部血栓。

血流的评价。尽管 SVG 到 PDA 是通畅的,但靶动脉刚好在吻合口远段闭塞,逆向血流进入近段 PDA（图 10.14b~d）。

10.14.5　经验和教训

移植冠状动脉靶血管在吻合口后存在病变,其通畅率明显低于无病变的冠状动脉。

10.15　病例 14

10.15.1　病史

一例 86 岁男性患者,心肌核素灌注显像上曾有下壁固定缺损,分别于 30 年前及 12 年前两次进行冠状动脉旁路移植术。

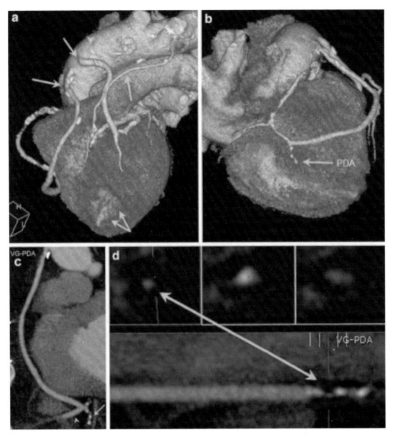

图 10.14　(a)VR：多个通畅的桥血管（长箭头所示）。升主动脉上有一个残端,闭塞的 SVG 至 LCX（短箭头所示）。慢性左室心梗（双箭头所示）。(b~d)VR、cMPR、展开像：在远段吻合口后闭塞的 PDA（箭头所示）。有逆向血流到 PDA（c,短箭头所示）。

10.15.2　检查

通畅的 LIMA 至 LAD 远段,通畅的 RIMA 至 RCA 远段。有一个通畅的续贯的右胃网膜动脉（GEA）至 LCX 分支。第一次 CABG 时升主动脉存在慢性闭塞性的 SVG（图 10.15）。

10.15.3　诊断

再次 CABG 显示通畅的胸廓内动脉和右胃网膜动脉。

10.15.4　讨论

胸廓内动脉常用于直接冠状动脉血运重建术,但胸廓内动脉可能无法到达心脏的后面。1974 年, Edwards 首次将右胃网膜动脉作为直接旁路移植,偶尔移植右冠状动脉远段和后降支,在本例中也用于远段左旋支的移植 [1, 2]。这是一项技术困难的手术,尚未成为一种普遍的旁路移植术,但在适当的情况下使用时,具有良好的长期通畅性,而且在一

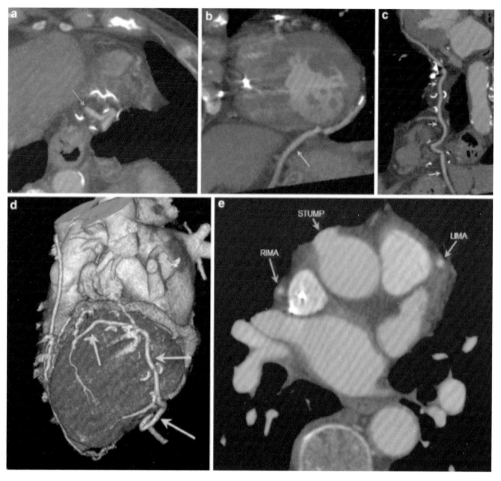

图 10.15 （a~d）轴位、斜位 MIP、cMPR、VR。续贯的 GEA 至 LCX（箭头所示）。（e）轴位。IMA 及升主动脉上闭塞的第一次 CABG 时 SVG 盲端（箭头所示）。

些患者中比静脉移植具有明显的优势。右胃网膜动脉的获取，需要胸骨切口向腹部延伸，这可能导致术后额外的疼痛，可能是疝气和（或）粘连形成的潜在部位。其他可能的并发症包括术后肠梗阻、胰腺炎和腹腔内出血。此外，还有一个陈旧下壁心肌梗死（未图示）解释了心肌核素报告的异常。

10.15.5　经验和教训

重要的是要查看膈膜下面，以确定是否看到了右胃网膜动脉。

10.16　病例 15

10.16.1　病史

一例 84 岁无症状男性患者，在 15

年前有升主动脉动脉瘤及冠状动脉旁路移植史。

10.16.2　检查

有一个 6.8cm 大小的升主动脉动脉瘤,右侧壁存在局部夹层。一支通畅的大隐静脉移植桥血管与旋支相连。至 D1 的 LIMA 闭塞,至 RCA 远段的 SVG 闭塞。此外,在右肺上叶有轻度纵隔腺病和一个新的 4.5 cm 大小、外周有分叶的软组织肿块(图 10.16)。

10.16.3　诊断

升主动脉瘤伴有局限性夹层;闭塞的 SVG 至 RCA 远段和 LIMA 至 D1;通畅的静脉桥血管至 LAD 和 LCX,新发的轻度纵隔腺病和右上肺叶周围肿块。活检证实为结节病。

10.16.4　讨论

主动脉夹层可由心脏手术引起,包括主动脉和二尖瓣置换、CABG 手术或经皮导管植入（如心导管检查术和冠状动脉介入治疗期间）。在主动脉插管或主动脉切开术过程中,内膜发生撕裂导致主动脉夹层。

由于 SVG 至 RCA 的近段吻合口无法确定,因此有理由认为,这种情况下的夹层可能继发于先前的主动脉切开部位。12 个月前的胸部 CT 扫描没有显示当前的肿块或腺病区域有任何异常。尽管肿块的 CT 表现与原发性癌一致,但肿瘤在一年内从无法检测到长到 4.5cm 是非常罕见的。CT 引导的活检证实了结

节病的诊断。

10.16.5　经验和教训

重要的是检查升主动脉瘤是否存在夹层,以及整个视野中是否存在有额外的心外异常。

10.17　病例 16

10.17.1　病史

一例 75 岁男性患者,有慢性缺血性心脏病病史,曾 3 次行冠状动脉血运重建,第一次是在 20 世纪 60 年代,最后一次是在 18 年前。

10.17.2　检查

纵隔前外侧可见一个大的低密度卵圆形肿块,周围的金属伪影延伸至升主动脉的残端（图 10.17a）。肺动脉主干有一个夹层（图 10.17b,c）。主动脉上有 3 个陈旧的闭塞移植血管的残端（图 10.17d）。LAD、LCX、RCA 慢性完全闭塞（未图示）。序贯 LIMA 桥至 LAD 远段,可以看到大量的手术金属夹伪影。远段吻合口有一个支架,但不能充分评估(图 10.17e)。有一个大隐静脉桥,近段与降主动脉吻合,远段与左旋支吻合（图 10.17f,g）。桥血管似乎是畅通的,但是由于手术夹伪影而不能被充分评估。RIMA 是闭塞的,远段植入右心室游离壁（图 10.17h~k）。左心室存在多发慢性心肌梗死（图 10.17l)和慢性阻塞性肺病（COPD）（图 10.17m）。

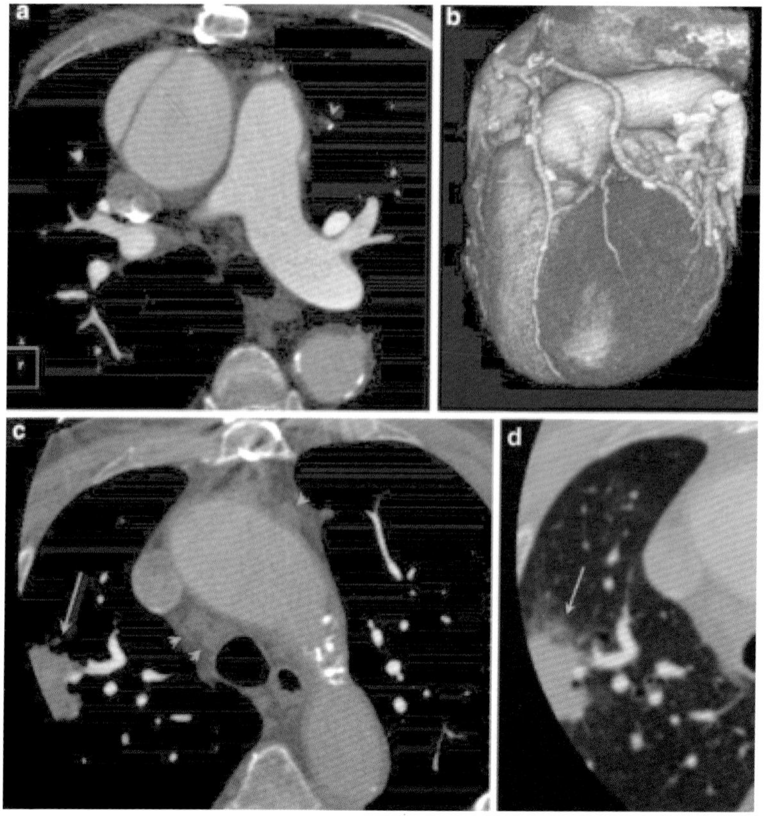

图 10.16 （a）轴位。升主动脉瘤及右侧壁局限性夹层（长箭头所示），闭塞的 LIMA 桥血管（短箭头示）。（b）VR。通畅的 SVG 分两支分别到 LAD 及 LCX（箭头所示）。（c,d）结节病。轴位：纵隔和肺窗,在右肺上叶有软组织肿块（长箭头所示），轻度纵隔腺病（短箭头所示）。

10.17.3 诊断

（1）SVG 假性动脉瘤弹簧圈栓塞术后。

（2）慢性肺动脉主干夹层,伴有慢性阻塞性肺病和慢性肺动脉高血压。

（3）升主动脉上多个桥血管闭塞。

（4）序贯 LIMA 至 LAD 末端,从升主动脉发出的 SVG 至 LCX。

（5）Vineberg 术后。

（6）左心室多发慢性梗死。

10.17.4 讨论

这一复杂病例证实了 40 年来多次心脏外科手术再血管化和介入治疗相关的病变。由于手术时间较长,手术史不完整,但 CTA 的发现是引人注目的,值得回顾。

这例患者患有不稳定的心绞痛,在 20 世纪 60 年代接受了 Vineberg 术。Arthur M.Vineberg（加拿大胸外科医生）发明了一种直接将胸廓内动脉植入心室以

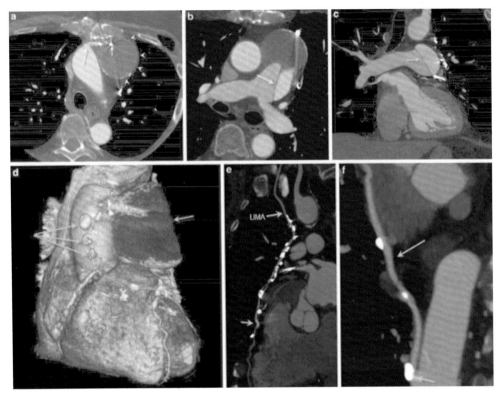

图 10.17　（a）轴位及冠状位：SVG 近段闭塞（长箭头所示），可见栓塞弹簧圈（短箭头所示）。血栓化的假性动脉瘤（箭头所示）。（b，c）轴位及冠状位：慢性肺动脉主干夹层（箭头所示）。（d）VR：升主动脉壁上移植血管闭塞盲端（三箭头所示）。血栓化的假性动脉瘤（单箭头所示）。（e）cMPR。LIMA–LAD。大量的手术金属夹伪影，末端支架未显示清楚（下箭头所示）。（f，g）SVG 自降主动脉发出至 LCX（箭头所示）。（h~k）轴位和 cMPR. 闭塞的 RIMA 移植至右心室游离壁，20 世纪 60 年代进行的 Vineberg 术（箭头所示）。（l）斜矢状位：左心室多发慢性梗死（箭头所示）。（m）肺窗：进展的 COPD。（待续）

缓解心肌缺血的手术。尽管这项手术很有价值，但从未得到过医学界和外科界的广泛认可。手术过程包括从胸壁游离 IMA，并穿入浅表心肌。他认为心肌含有相对较大的静脉窦，可以接受胸廓内动脉血管的血流，改善心肌灌注，从而建立了这一手术。数千例患者接受了这项手术，尽管结果喜忧参半，但当时被认为是最佳的替代方案，并使许多患者受益。

在这个手术中，主要是 LIMA 穿入左心室壁，RIMA 穿入右心室游离壁。目前尚不清楚在本例中 LIMA 是否曾被植入左室，并作为序贯桥血管再次使用。

患者仍有不稳定的心绞痛，随后再次手术，移植多个序贯大隐静脉血管。其中一个移植血管瘤发展成假性动脉瘤，随后经皮介入并放置线圈成功栓塞。值得注意的是，该患者 20 年前已知患肺

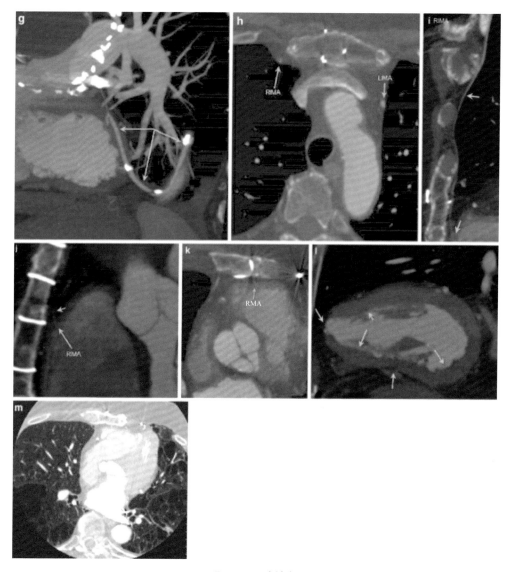

图 10.17 （续）

动脉夹层。肺动脉夹层通常是先天性（如艾森曼格综合征）或获得性慢性肺动脉高压的致命并发症。这种情况通常表现为心源性休克、猝死,通常是死后尸检诊断。有个别病例报告,如本例肺动脉夹层患者存活。

假性动脉瘤作为外科血管重建的并发症在文献中有很多记载,最常见的原因是由吻合口的缝合线断裂引起的。在获得覆盖支架之前,通常需要经皮线圈栓塞或再次手术。

10.17.5　经验和教训

复杂的解剖需要患者有组织地一步一步完整和准确地进行评估,同时还要做好长时间的准备工作。

10.18　病例 17

10.18.1　病史

一例 78 岁的女性患者,心肌核素灌注结果不详,15 年前行 CABG。

10.18.2　检查

患者呈右位心（图 10.18a）。通畅的 RIMA 至 LAD,SVG 至中间支。LCX 较小而没有桥血管。闭塞的 SVG 至 RCA 远段（图 10.18b~d）。自身 RCA 占优势,有散在的钙化性非阻塞斑块（图 10.18e）。

10.18.3　诊断

右位心,CABG 术后。通畅的 RIMA 至 LAD,SVG 至中间支,自身 RCA 通畅。至 RCA 的 SVG 可能由于 RCA 自身血管的竞争血流导致闭塞。

10.18.4　讨论

位置可用于描述心脏心房和内脏的位置。内脏转位的患病率估计为总人口的 0.01%。内脏正位为正常位置,内脏转位为正位的镜像。心脏位置由心房位置决定。内脏转位时,形态学上的右心房在左侧,形态学上的左心房在右侧。正常的肺解剖结构也是相反的,左肺有 3 个肺叶,右肺有两个肺叶。此外,肝脏和胆囊位于左侧,而脾胃位于右侧。其余的内部脏器也是正常的镜像。完全型内脏转位 20% 伴呼吸道原发性纤毛运动障碍（容易导致肺炎等）,称为 Kartagener 综合征（本例并非如此）。Kartagener 综合征由支气管扩张、鼻窦炎和内脏转位三联症构成。

由于右位心的原因,RIMA 代替 LIMA 移植至 LAD。通常情况下,冠状动脉移植后,自身冠状动脉吻合口近段的病变会加速发展。如果移植的自身固有动脉保持通畅,竞争性血流可能导致移植血管失败和早期闭塞。

10.18.5　经验和教训

内脏转位的识别对于预防由于不能识别反向解剖结构而导致的外科事故是很重要的。自体冠状动脉与移植血管之间的竞争性血流可能导致移植血管早期闭塞。

10.19　病例 18

10.19.1　病史

一例 75 岁男性患者,出现非典型胸痛。

10.19.2　检查

在左前降支近中段有一个严重的狭窄,采用微创直接冠状动脉旁路移植术（MIDCAB）对左前降支中部进行了 LIMA 移植（图 10.19）。

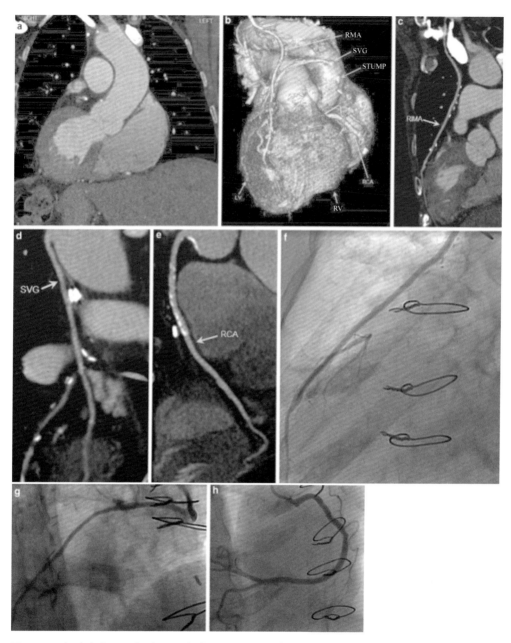

图 10.18 （a）右位心。（b）VR。右位心及 CABG 术。（c，d）cMPR。通畅的 RIMA 至 LAD，SVG 至中间支。（e）cMPR。优势型 RCA 近段钙化的非阻塞性斑块。（f~h）冠状动脉造影：通畅的 RIMA 至 LAD，SVG 至中间支，自身 RCA 通畅。

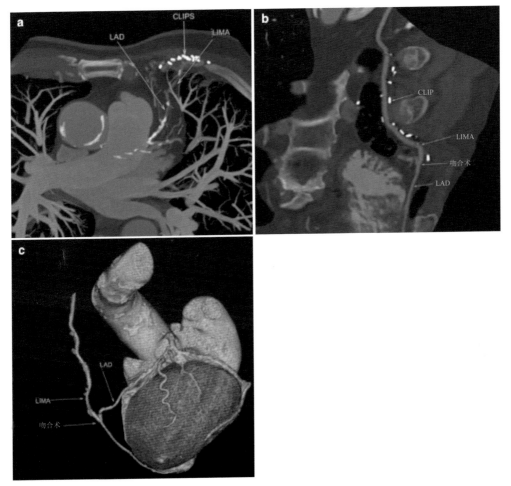

图 10.19 （a）MIP。（b）cMPR。（c）VR。

10.19.3 诊断

LAD 微创直接冠状动脉旁路移植术。

10.19.4 讨论

与传统的开放式胸骨切开术相比，MIDCAB 是一种侵入性较小的手术，也称为"微创手术"。胸骨保留，手术可以通过第五肋间开胸 4~6cm 进行。手术是"非体外循环"。尽管所有心肌区域都可以进行，但 MIDCAB 通常只用于单根阻塞或双根阻塞的左冠状动脉病变，通常单根 LIMA 吻合于一个或多个 LAD 分支。

10.19.5 经验和教训

进行 MIDCAB，不用胸骨切开缝合，在左胸骨旁胸壁上只有一个小孔，通过 LIMA 的走行来评估手术吻合情况。

参考文献

1. Mills NL, Everson CT. Right gastroepiploic artery: a third arterial conduit for coronary bypass. Ann Thorac Surg. 1989;47:706–11.
2. Suma H, Isomura T. The right gastroepiploic artery graft. Multimedia manual of cardiovascular surgery. http://mmcts.ctsnetjournals.org/cgi/reprint/2005/0425/mmcts.2004.000802.pdf

推荐阅读

Alter P, Herzum M, Maisch B. Development of a saphenous vein coronary artery bypass graft pseudoaneurysm. Interact Cardiovasc Thorac Surg. 2004;3:171–3.

Anders K, Baum U, Schmid M, et al. Coronary artery bypass graft (CABG) patency: assessment with high-resolution submillimeter 16-slice multidetector-row computed tomography (MDCT) versus coronary angiography. Eur J Radiol. 2006;57(3):336–44.

Atalay MK. Evaluation of the cardiac surgery patient by MRI and CT imaging: the state of the art. Med Health R I. 2006;89(1):14–9.

Bates ER, Holmes DR, Holmes DR Jr. Saphenous vein bypass graft disease. London: Informa Health Care; 1998.

Celebi M. Cardiomyopathy, dilated. http://www.emedicine.com/med/TOPIC289.HTM

Chaosuwannakit N, et al. Diagnostic accuracy of coronary CT angiography in patients after coronary bypass surgery: evaluation of grafts and native coronary arteries. J Med Assoc Thai. 2014;97(2):211–9.

Chiappini B, Poncelet A, Noirhomme P, et al. Giant aneurysm of aortocoronary saphenous vein graft compressing the left pulmonary artery. J Card Surg. 2006;21(4):425–7.

Cohn LA. Minimally invasive mitral valve repair surgery through a lower mini-sternotomy. http://www.ctsnet.org/sections/clinicalresources/adultcardiac/expert_tech-13.html

Cooley DA. Bypass grafting with bilateral internal thoracic arteries and the right gastroepiploic artery. Circulation. 1998;97:2384–5.

Cosgrove-Edwards A. Annuloplasty system. http://www.edwards.com/products/rings/cosgrove.htm

Crusco F, Antoniella A, Papa V, et al. Evidence based medicine: role of multidetector CT in the follow-up of patients receiving coronary artery bypass graft. Radiol Med. 2007a;112(4):509–25.

Crusco F, Antoniella A, Papa V, et al. Midterm follow-up of patients receiving radial artery as coronary artery bypass grafts using 16-detector-row CT coronary angiography. Radiol Med. 2007b;112(4):538–49.

Desbiolles L, Leschka S, Plass A, et al. Evaluation of temporal windows for coronary artery bypass graft imaging with 64-slice CT. Eur Radiol. 2007;17(11):2819–28.

Dhadwal AK, Abrol S, Zisbrod Z, et al. Pseudoaneurysms of the ascending aorta following coronary artery bypass surgery. J Card Surg. 2006;21(3):221–4.

Feied CF. Pulmonary embolism. http://www.emedicine.com/emerg/topic490.htm

Feuchtner GM, Schachner T, Bonatti J, et al. Diagnostic performance of 64-slice computed tomography in evaluation of coronary artery bypass grafts. AJR Am J Roentgenol. 2007;189(3):574–80.

Frauenfelder T, Boutsianis E, Schertler T, et al. Flow and wall shear stress in end-to-side and side-to-side anastomosis of venous coronary artery bypass grafts. Biomed Eng Online. 2007;6:35.

Gilkeson RC, Markowitz AH. Multislice CT evaluation of coronary artery bypass graft patients. J Thorac Imaging. 2007;22(1):56–62.

Hermann F, Martinoff S, Meyer T, et al. Reduction of radiation dose estimates in cardiac 64-slice CT angiography in patients after coronary artery bypass graft surgery. Invest Radiol. 2008;43(4):253–60.

Houslay ES, Lawton T, Sengupta A, et al. Non-invasive assessment of coronary artery bypass graft patency using 16-slice computed tomography angiography. J Cardiothorac Surg. 2007;2:27.

Huang MP, Yu DQ, Liang CH, et al. Diagnostic value of 64-slice spiral CT coronary angiography for restenosis after bypass surgery. Nan Fang Yi Ke Da Xue Xue Bao. 2007;27(12):1863–5.

Kamada T, Imanaka K, Ohuchi H. Mid-term results of aortoplasty for dilated ascending aorta associated with aortic valve disease. Ann Thorac Cardiovasc Surg. 2003;9(4):253–6.

Khattar RS, Fox DJ, Alty JE, et al. Pulmonary artery dissection: an emerging cardiovascular complication in surviving patients with chronic pulmonary hypertension. Heart. 2005;91:142–5.

Kobayashi T, Ikeda Y, Murakami M, et al. Computed tomographic angiography to evaluate the right gastroepiploic artery for coronary artery bypass grafting. Ann Thorac Cardiovasc Surg. 2008;14(3):166–71.

Kon ZN, White C, Kwon MH, et al. The role of preexisting pathology in the development of neointimal hyperplasia in coronary artery bypass grafts. J Surg Res. 2007;142(2):351–6.

Lau GT, Ridley LJ, Bannon PG, et al. Lumen loss in the first year in saphenous vein grafts is predominantly a result of negative remodeling of the whole vessel rather than a result of changes in wall thickness. Circulation. 2006;114(1 Suppl):I435–40.

Liu ZY, Gao CQ, Li BJ, et al. Diagnostic study on the coronary artery bypass grafts lesions using 64 multi-slice computed tomography angiography. Zhonghua Wai Ke Za Zhi. 2008;46(4):245–7.

Malagutti P, Nieman K, Meijboom WB, et al. Use of 64-slice CT in symptomatic patients after coronary bypass surgery: evaluation of grafts and coronary arteries. Eur Heart J. 2007;28(15):1879–85.

Mandegar MH, Roshanali F. Surgery of saphenous vein graft aneurysm based on 64-slice computed tomography (CT) diagnostic assessment. Eur J Cardiothorac Surg. 2007;31(6):1137.

Moro J, Almenar L, Igual B, et al. Multislice CT in graft vascular disease. A pilot study. Transplant Proc. 2006;38(8):2563–5.

Mueller J, Jeudy J, Poston R, et al. Cardiac CT angiography after coronary bypass surgery: prevalence of incidental findings. AJR Am J Roentgenol. 2007;189(2):414–9.

Murai S, Hamada S, Yamamoto S, et al. Evaluation of coronary artery bypass grafts using multidetector-row CT with Japanese patients. Radiat Med. 2006;24(1):72–6.

Nikolaou K, Saam T, Rist C, et al. Pre- and postsurgical diagnostics with dual-source computed tomography in cardiac surgery. Radiologe. 2007;47(4):310–8.

Nölke L, McGovern E, Wood AE. Saphenous vein graft aneurysms; the true, false and ugly! Interact Cardiovasc Thorac Surg. 2004;3(4):631–3.

Pache G, Saueressig U, Frydrychowicz A, et al. Initial experience with 64-slice cardiac CT: non-invasive visualization of coronary artery bypass grafts. Eur Heart J. 2006;27(8):976–80.

Peterman MA, Hamman BL, Schussler JM. 64-Slice CT angiography of saphenous vein graft anastomoses fashioned with interrupted nitinol clips. Ann Thorac Surg. 2007;83(3):1204.

Plass A, Grünenfelder J, Leschka S, et al. Coronary artery imaging with 64-slice computed tomography from cardiac surgical perspective. Eur J Cardiothorac Surg. 2006;30(1):109–16.

Pym J, Brown PM, Charrette EJ, et al. Gastroepiploic-coronary anastomosis: a viable alternative bypass graft. J Thorac Cardiovasc Surg. 1987;94(2):256–9.

Robicsek F, Cook JW, Reames MK. Size reduction ascending aortoplasty: is it dead or alive? J Thorac Cardiovasc Surg. 2004;128(4):562–70.

Sadigh G, et al. Impact of coronary CT angiography on surgical decision-making for coronary artery bypass graft surgery. Acad Radiol. 2013;20(9):1083–90.

Senbaklavaci O, Kaneko Y, Bartunek A. Rupture and dissection in pulmonary artery aneurysms: incidence, cause, and treatment—review and case report. J Thorac Cardiovasc Surg. 2001;121:1006–8.

Shrestha M, Khaladj N, Bara C, et al. Quality control after total arterial revascularisation: multislice computer tomography cannot replace coronary angiography. Clin Res Cardiol. 2008;97(6):371–5.

Simon AR, Baraki H, Weidemann J, et al. High-resolution 64-slice helical-computer-assisted-tomographical-angiography as a diagnostic tool before CABG surgery: the dawn of a new era? Eur J Cardiothorac Surg. 2007;32(6):896–901.

Thomas JL. The Vineberg legacy: internal mammary artery implantation from inception to obsolescence. Tex Heart Inst J. 1999;26(2):107–13.

van de Wal RM, van Werkum JW, le Cocq d'Armandville MC, et al. Giant aneurysm of an aortocoronary venous bypass graft compressing the right ventricle. Neth Heart J. 2007;15(7–8):252–4.

Vermeersch P, Agostoni P, Verheye S, et al. Randomized double-blind comparison of sirolimus-eluting stent versus bare-metal stent implantation in diseased saphenous vein grafts: six-month angiographic, intravascular ultrasound, and clinical follow-up of the RRISC Trial. J Am Coll Cardiol. 2006;48(12):2423–31.

Vermeersch P, Agostoni P, Verheye S, et al. DELAYED RRISC (Death and Events at Long-term follow-up AnalYsis: extended duration of the reduction of restenosis in saphenous vein grafts with cypher stent) Investigators. Increased late mortality after sirolimus-eluting stents versus bare-metal stents in diseased saphenous vein grafts: results from the randomized DELAYED RRISC Trial. J Am Coll Cardiol. 2007;50(3):261–7.

Wiesenfarth JM. Dissection, aortic. http://www.emedicine.com/emerg/topic28.htm

Wilhelm A. SITUS INVERSUS. HTTP://WWW.EMEDICINE.COM/RADIO/TOPIC639.HTM

第11章 心脏CTA的心脏外发现

Christopher Brown, Charles S. White

11.1 引言

心脏CTA是评估冠状动脉解剖结构、斑块形态和狭窄面积的高效、非侵入性手段。随着技术进步,心脏CTA的诊断能力已接近目前仍然是金标准的有创性冠状动脉造影。心脏CTA常用于门诊评估冠状动脉以及冠状动脉旁路移植术后桥血管的通畅性。最近的研究表明,心脏CTA能为中低危可疑胸痛的患者有效排除急性冠脉综合征的诊断。随着心脏CTA的广泛应用,认识到其不仅对冠状动脉及心脏,而且对心脏外结构相关疾病的诊断有重要价值。

在心脏CTA上完全显示冠状血管须在Z轴由上纵隔延伸扫描至上腹部。据所需视野范围的大小,要包括肺、纵隔、胸壁、胸椎和腹部等不同部位。意外的发现可能有价值或根本无临床意义,

C. Brown, MD
Department of Radiology, Hahnemann University
Hospital, Drexel University School of Medicine,
Philadelphia, PA, USA

C.S. White, MD (✉)
Department of Diagnostic Radiology, University of
Maryland Medical Center, 22 S Greene St, Baltimore,
MD 21201, USA
e-mail: cwhite@umm.edu

有意义的发现是指需要进一步的放射学评估或治疗性干预的发现。

接受心脏成像的患者不能代表一般人群。罹患心脏疾病史以及相关危险因素及持续的症状等因素,会对有临床意义的这类意外发现的发生率和类型产生影响。

在一项早期心脏电子束CT评价钙化积分的大型临床研究中发现,53%的病例有1个或多个意外发现[1]。大多数意外发现局限于心脏或心包(38%)。心外意外发现包括肺炎(1.7%)、肺恶性肿瘤(0.1%)、胸膜疾病(8.9%)、食管癌(0.06%)、淋巴结病(4%)、裂孔疝(1%)、肝肿瘤(2%)和脊柱退行性疾病(5.4%)。其中9%的意外发现需要进一步评估,仅1%的意外发现需要治疗性干预。

最近的多排螺旋CT扫描仪研究的系列结果差异不大,有意义发现的检出率高至23%。一个重要差别是心脏CTA应用对比剂后提高对肺栓塞和主动脉夹层的检出能力。例如,在一个评估冠状动脉旁路移植术后患者的心脏CTA研究中,术后即刻肺栓塞的检出率为1.9%。

发现和报告意外发现的必要性一直存在相当的争论。许多研究证实,意外发现不仅常见,并可能影响治疗。辨识

这些发现应被列入影像判读之内。

11.2　病例 11.1

11.2.1　病史

接受冠心病筛检的 56 岁男性患者。有高血压、高脂血症及冠心病家族史。

11.2.2　检查

左肺上叶有一个直径约 1cm 的孤立性肺结节，不伴淋巴结病变或钙化（图 11.1）。

11.2.3　诊断

偶发的孤立性肺结节。

11.2.4　讨论

肺内孤立性结节（SPN）是相对常见的发现，因其可能为恶性肿瘤，临床不允许忽略。这些病变多为偶然检出，或在高危人群肺癌筛查中发现，绝大多数患者无症状。

肺结节定义为是单一的、影像不透明的、直径 < 3cm 的病变。 > 3cm 的病变则称为肿块。SPN 的鉴别诊断范围广，可分为良性和恶性两类。良性包括感染或脓肿、炎性疾病（如结节病）、血管异常（如动静脉畸形、动脉瘤）和良性肿瘤（如错构瘤、脂肪瘤、纤维瘤）。恶性包括原发性肺癌或转移。

一些特定的放射学特征有助于鉴别良、恶性 SPN。几种类型的钙化与良性 SPN 相关，包括完全钙化、层状钙化、爆米花样钙化和靶心样钙化。光滑和清晰边缘的 SNP 倾向于良性来源。SPN 的生长速度对判别良、恶性原因有很高的预测价值。SPN 在不到一个月的时间内倍增生长通常为感染性病因。稳定 2 年

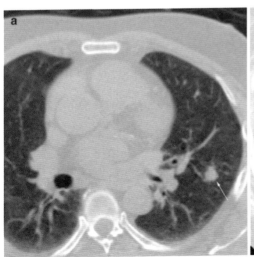
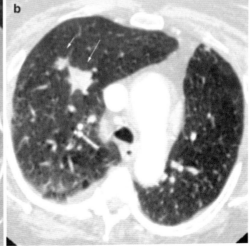

图 11.1 （ a ）轴位。左上肺叶孤立肺结节（箭头所示）。（ b ）轴位。另一例患者，其结节呈分叶状，怀疑为恶性肿瘤（长箭头所示），伴发卫星结节（短箭头所示）。

以上的 SPN 多为良性,磨玻璃样结节的倍增时间可能更长。倍增时间在 2 年之内(＞1 个月)的 SPN 通常是恶性的。

SPN 的管理可能比较困难,医生须考虑随访影像增加的辐射风险、可能的组织活检风险,来平衡肺癌的可能诊断和漏诊风险。肺结节随访的 Fleischner 学会建议对良、恶性 SPN 可预测增长率进行评价[2]。建议概述了根据 SPN 大小和患者的风险分层所做出的 CT 随访、PET 成像和(或)活检安排。

11.2.5　经验和教训

如有可能,应仔细研究先前的影像学检查,以评估任何结节的大小或形态变化。实性结节稳定 2 年以上或完全钙化为良性 SPN。

11.3　病例 11.2　（由 J.Lee 和 C. Smuclovisky 提供）

11.3.1　病史

75 岁男性患者,表现为新出现的左侧胸痛。

11.3.2　检查

左侧肺上叶肿块,浸润邻近的纵隔,并伴有淋巴结肿大(图 11.2)。

11.3.3　诊断

肺腺癌。

11.3.4　讨论

肺癌是男、女性癌症相关死亡的主要原因。肺癌发病率在男性中仅次于前列腺癌,在女性中仅次于乳腺癌。非小细胞肺癌（NSCLC）约占所有肺癌的 75%。NSCLC 进一步分为腺癌、鳞状细胞癌和大细胞癌。

肺癌患者在心脏 CTA 检查时经常发现心外征象。原发性肺癌的典型表现为非钙化性软组织肿块,边界不规则或分叶样。肿瘤大小不一,可位于胸腔的任何部位。

11.3.5　经验和教训

为了不遗漏视野内的肿瘤,仔细观察心脏外结构至关重要。

11.4　病例 11.3

11.4.1　病史

40 岁男性患者,吸食可卡因后出现胸痛。

11.4.2　检查

右肺中叶局灶性肺实变(图 11.3)。

11.4.3　诊断

肺炎,鉴于患者有药物滥用史,可能继发于误吸。

11.4.4　讨论

病原体侵入肺实质,启动宿主免疫

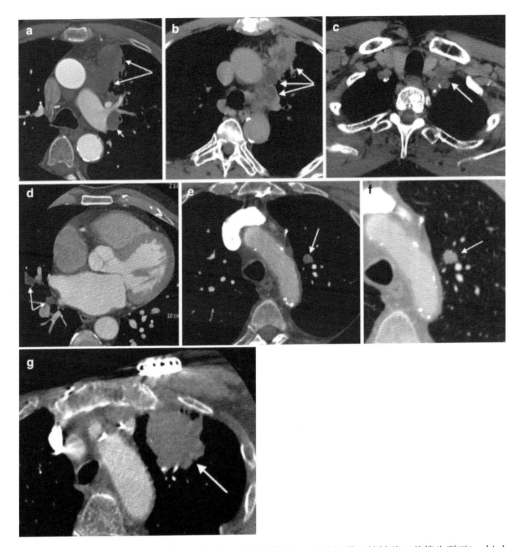

图 11.2　（a）轴位。左上叶腺癌浸润纵隔（双箭头所示）。左肺门淋巴结转移（单箭头所示）。（b）轴位。延迟图像再次显示浸润性肿瘤（箭头所示）。（c）轴位。左锁骨下动脉和静脉附近的淋巴结转移（箭头所示）。（d）轴位。偶然发现的小肺癌（不同患者），邻近右肺门，有淋巴结转移（箭头所示）。（e，f）轴位。13 mm 肺癌（不同患者）发生在主动脉弓附近的左上叶。肺窗（f）显示肿瘤边缘分叶样（箭头所示）。（g）轴位。偶然在心脏 CTA 上发现的 5.5 cm 左上肺叶肺癌（不同患者），而此前 3 年间 X 线片都未被发现。注意：肿瘤位于心脏起搏器后方，在普通 X 线片上难以察觉（墨菲定律）。

应答，并进展为肺炎。其表现为气腔内的炎性渗出，影像学可见实变影。病原通过吸气或误吸在呼吸道传播，或经血管系统（血行）传播，经感染邻近组织如纵隔或腹部后行接触传播。肺炎由细菌、病毒、真菌及寄生虫引起。免疫系统

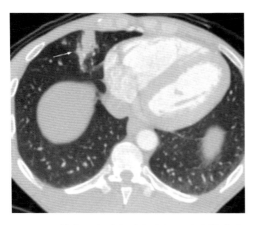

图 11.3　轴位。右肺中叶实变提示肺泡性病变（箭头所示）。

是否完整,在机体对各类微生物的感染易感性中起重要作用。

肺炎影像学分型有 3 类:大叶型、小叶型或支气管肺炎和间质性肺炎。通常,大叶性肺炎首先表现为远段气管的炎症,随后扩散至近段并累及整个肺叶。肺炎链球菌和肺炎克雷伯杆菌常引起大叶性肺炎。

小叶性肺炎或支气管肺炎由支气管炎症引起,继而向远段扩散累及肺小叶。金黄色葡萄球菌和流感嗜血杆菌常引起支气管肺炎。

间质性肺炎由细支气管和肺间质的炎症引起,影像学表现为气管增厚和网织结节状影。病毒感染和支原体常引起间质性肺炎。

每种病原体均有其特定的影像学表现,但也有重叠表现。各种感染所致肺炎均可引起脓肿和脓胸的并发症。

11.4.5　经验和教训

直立状态下发生的吸入性肺炎多见于右肺中叶或双侧下叶,因为右支气管走向更趋于垂直。

肺炎后的胸部 X 线片改变可能需4~6 周才能恢复正常。

11.5　病例 11.4

11.5.1　病史

59 岁女性患者,因"胸痛、气短"到急诊科就诊。

11.5.2　检查

可见肺栓塞、双侧主肺动脉和分支动脉栓塞。伴有右心室劳损（图 11.4 和图 11.5）。

11.5.3　诊断

广泛肺动脉栓塞伴右心室损伤。

11.5.4　讨论

肺栓塞是一常见、致命性疾病。在美国,每年有 10 万人死于肺栓塞。PE的危险因素与 DVT 相似,包括恶性肿瘤、手术、关节置换、长时间制动、怀孕和高凝倾向。PE 的常见症状为呼吸困难、胸痛和咳嗽。体检最常见的表现为心动过速。由于很多患者无症状,对有高危因素的人群须保持高度警惕。PE 是一种致命性疾病,如果不予以干预,高达30% 的患者可因心律失常或心源性休克引起右心衰竭并致死。经典治疗是立即抗凝和支持治疗,对血流动力学障碍患者可能须行侵入性治疗。

右心室张力升高表现为右心室扩大

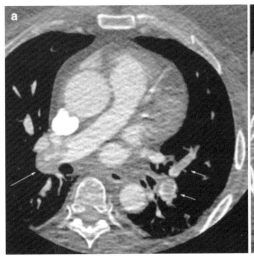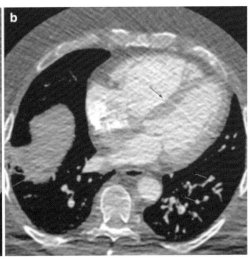

图 11.4　（a）轴位。右主肺动脉血栓（长箭头所示）和左肺段肺动脉血栓（短箭头所示）。（b）轴位。室间隔扁平（箭头所示）提示右心室劳损。正常情况下，室间隔从左心室向外弯曲。

和室间隔平坦，这也是 PE 患者预后不良的指标。

以前诊断 PE 的金标准是肺动脉造影，但现在 CT 血管成像的诊断价值与肺动脉造影不相上下。

11.5.5　经验和教训

对比剂注射的时机至关重要。如要可靠地排除 PE，从大的肺动脉一直到亚段肺动脉必须全部显影。

11.6　病例 11.5

11.6.1　病史

65 岁男性患者，进行主动脉瓣置换术前评估，有冠心病史，曾行冠状动脉旁路移植术。

11.6.2　检查

可见右侧胸腔积液伴肺内间质增厚和双肺基底磨玻璃影（图 11.6）。

11.6.3　诊断

容积超负荷所致的胸腔积液。

11.6.4　讨论

胸腔积液可分为漏出液或渗出液。漏出液由血浆静水压增加、血浆胶体渗透压降低或两者共同引起。漏出液最常见的原因是左心衰竭，由血管充血引起血浆静水压升高所致。其他原因包括能引起容积负荷和低钠血症的疾病，如肝病或肾病综合征。渗出液由感染、炎症和恶性肿瘤引起。

容积超负荷或充血性心力衰竭可发展为肺水肿。影像学上表现为胸腔积液增加所致的间隔线，肺泡内液体增加产

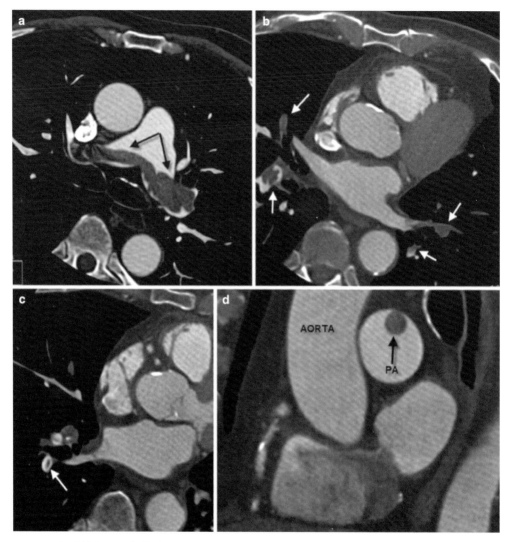

图 11.5 （a）轴位。巨大的肺动脉栓塞，主肺动脉内有一个大的鞍形栓子（箭头所示）。（b）轴位。 近段肺动脉广泛的双侧血栓（箭头所示）。（c，d）轴位和矢状位：右下叶（c）和右肺动脉近段 （d）的动脉分支中的部分充盈缺损（箭头所示），有时会出现眼球样充盈缺损。（Contributed by J. Lee & C. Smuclovisky）

生磨玻璃影。可行胸腔穿刺抽取胸腔积液分析以区分漏出液和渗出液。典型的漏出液胸腔积液 / 人血清白蛋白的比值 < 0.5，胸 腔 积 液 / 血 清 LDH 的 比 值 < 0.6，胸腔积液 LDH < 200IU/L。

11.6.5　经验和教训

CT 上漏出液密度多为 0~20Hu。渗出液密度往往 > 20Hu。

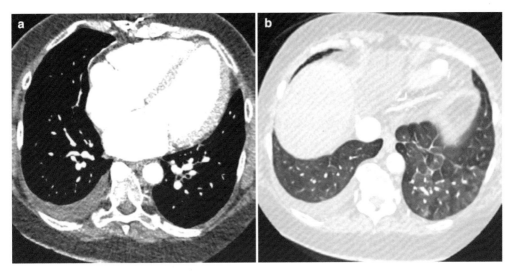

图 11.6　（a）轴位。软组织窗示右侧胸腔积液，单纯性液体密度。（b）轴位。肺窗显示两肺基底间质增厚和磨砂玻璃混浊。

11.7　病例 11.6(由 J.Lee 和 C. Smuclovisky 提供)

11.7.1　病史

89 岁男性患者，临床表现为进行性呼吸困难和非典型性胸痛。

11.7.2　检查

可见心包积液（图 11.7a，b）。患者的冠状动脉血管中多支血管存在非阻塞性钙化斑块。

11.7.3　诊断

心包积液。

11.7.4　讨论

正常状况下心包腔内含不超过 50 mL 液体，为脏层和壁层心包提供润滑。心包积液指心包内液体量异常或密度异常。病因为感染性、非感染性和自身免疫性。此患者为特发性心包积液。液体量增加的原因取决于潜在的病因。心包腔液体回流受阻、淋巴通路回流障碍可引起漏出性积液。继发于心包的炎症及感染性、恶性肿瘤或自身免疫反应，产生渗出性心包积液。心包积液的临床表现取决于心包内积液的增长速度。心包积液快速增长至 80mL 即可引起心包内压升高（产生症状），缓慢进展的积液可多达 2L 而无症状或症状轻微。文献报道，CT 可检出少到 50mL 的少量心包积液。心包炎可引起心包纤维化和钙化（图 11.7c，d），从而发展为缩窄性心包炎（图 11.7e），限制心脏舒张充盈。

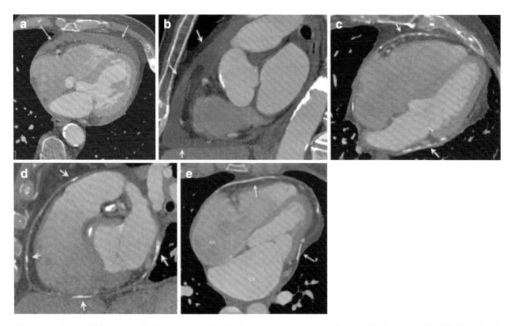

图 11.7 （a,b）轴位和矢状位：心包积液（箭头所示）。（c,d）轴位和矢状位：心包增厚伴散在钙化斑（箭头所示）。（e）轴位：缩窄性心包炎（箭头所示）。增厚和部分钙化的心包造成心室受压和心房继发性扩张（LA，左心房；RA，右心房）。

11.7.5　经验和教训

无症状患者心包下隐窝常可见少量液体。当心包积液时，液体向上延伸至心脏的前壁和后壁。

11.8　病例 11.7（由 J. Lee 和 C. Smuclovisky 提供）

11.8.1　病史

81 岁男性患者，无明显自觉症状，核素心肌应激试验阳性伴无症状性心肌梗死。

11.8.2　检查

心膈角部右心房游离壁处附着一个 3.9 cm 水样密度团块（图 11.8a, b）。

11.8.3　诊断

心包囊肿。

11.8.4　讨论

大多数心包囊肿为先天性，此病例被偶然检出。其次常见炎性心包囊肿，包括包裹性和局限性心包积液引起的假性囊肿。心包瘢痕可包裹部分渗出液或出血形成囊袋或囊样结构（图 11.8c）。囊肿可发生于心包的任何部位，最常见于右心膈角部位。心包囊肿直径一般

＜ 3cm，多为单房性，边缘光滑，内为清亮囊液。囊壁源于心包壁层，由单层间皮细胞组成。极少数情况下，比如继发邻近组织受压和侵袭，囊肿可引起胸痛、呼吸困难、咳嗽和明显的心律失常。

根据 CT 上所发现的部位、外形呈卵圆或三角形、薄壁及均质水样密度影可诊断心包囊肿。在外观和组织学上心包囊肿与支气管遗传性囊肿相似（图 11.8d）。心包囊肿在 CT 上可表现为高密度影像，如包含黏液样或蛋白样物质或两者兼有时，CT 表现类似实性团块。

11.8.5　经验和教训

心包囊肿的鉴别诊断包括凸入或邻近心包的支气管源性囊肿、淋巴管瘤和坏死性肿瘤。心包憩室与心包囊肿表现相似但并不常见，是心包发育异常所形成并与心包腔相连通的结构。

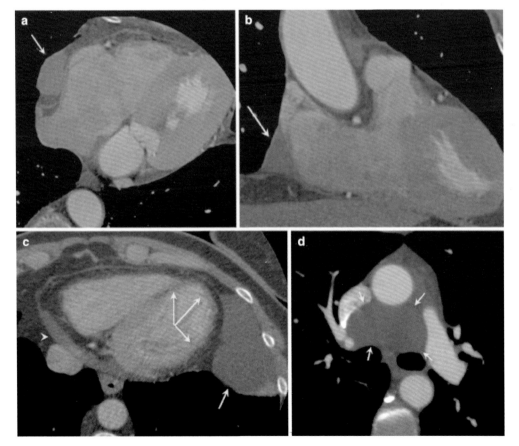

图 11.8　（a，b）轴位和冠状位。心包囊肿位于右心膈角（箭头所示）。（c）轴位。不同的患者，左前降支供血区域内一片大面积的陈旧性心肌梗死（三角箭头所示），左心膈角包裹性积液（单箭头所示）。心包内有少量液体（箭头所示）。（d）轴位。不同患者的支气管源性囊肿（箭头所示）。

11.9 病例 11.8（由 J. Lee 和 C. Smuclovisky 提供）

11.9.1 病史

79 岁男性患者,临床表现为慢性呼吸困难和心房颤动。

11.9.2 检查

可见左心耳有充盈缺损(图 11.9a)。

11.9.3 诊断

慢性非瓣膜性心房颤动合并左心耳(LAA)血栓。

11.9.4 讨论

心脏 CT 上易识别左心耳,它是左心房向前、上部的延续,并位于肺主动脉左侧。左心耳血栓常为三角形,可被静脉注射的对比剂均匀增强(图 11.9b)。左心耳顶端内面常见条纹影。LAA 的解剖变异多见,可呈冗长型或顶端与左 Valsalva 窦毗邻(图 11.9c)。心房颤动是左心耳血栓形成的最常见原因。其他原因包括二尖瓣疾病、心肌病和血小板功能障碍。心房颤动是一种常见的心律失常,在 60 岁以上人群中的患病率为 1%,在 69 岁以上人群中的患病率 > 5%。非瓣膜性心房颤动是与脑栓塞相关的最常见的心脏疾病。在美国,近一半的心源性栓塞患者有非瓣膜性心房颤动。总体上,20%~25% 的缺血性卒中源于心源性栓子。

经胸超声心动图识别左心耳血栓困难。目前应用最广的检出手段是经食管超声心动图(TEE)。然而,TEE 为半侵入性检查,心脏 CTA 已显示出其作为非侵入性手段诊断 LAA 血栓的潜力。不过目前尚无确定的研究表明 TEE 可被 CTA 所取代。

11.9.5 经验和教训

心脏收缩末期对比剂充盈 LAA 最明显。通常是心脏 CTA 成像期的 30%~40% 相位。左心房扩大(左心房 ≥ 4.0cm)患者可能会有微小 LAA 血栓,需要引起重视。心脏 CTA 时,对比剂充盈初期可形成 LAA 显影迟缓,可能得出血栓假阳性结果(图 11.9d)。初步研究表明,延迟心脏成像的时间可避免这类误判。

11.10 病例 11.9（由 J.Lee 和 C. Smuclovisky 提供）

11.10.1 病史

51 岁男性患者,筛查冠状动脉疾病。

11.10.2 检查

左心房近后壁处可见一个 3.5cm 大小的分叶状团块(图 11.10)。

11.10.3 诊断

左心房黏液瘤。

11.10.4 讨论

黏液瘤可由手术切除并经病理证实。黏液瘤为良性,是最常见的原发性心脏肿瘤。近 90% 的黏液瘤孤立、有蒂。

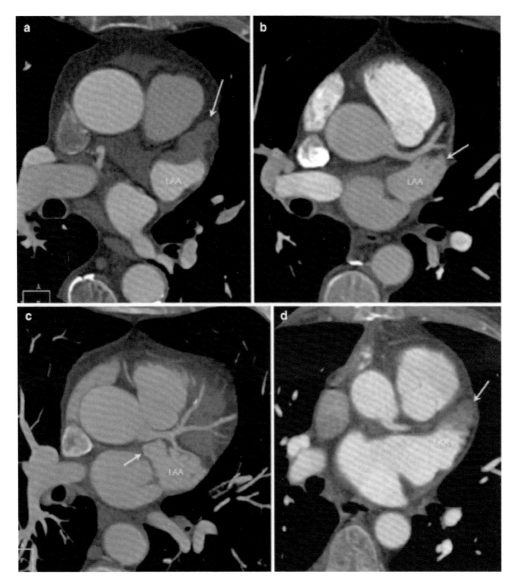

图 11.9　（a）轴位。左心耳（LAA）散在的低密度血栓影（箭头所示），已被经食管超声心动图（TEE）所证实。（b）轴位。另外的患者，正常的典型的三角形 LAA（箭头所示）。（c）轴位。顶端向左 Valsalva 窦走行的解剖学变异型 LAA（箭头所示）。（d）轴位。CTA 的假阳性结果。一例慢性扩张型心肌病无血栓患者，CTA 显示 LAA 充盈缺损（箭头所示），次日行 TEE 提示 LAA 显影迟缓。

75%~85% 位于左心房内，患者的平均年龄为 56 岁。左心房黏液瘤常附着于卵圆窝，也可起自右心房或任一心室。有时可见源于左心房后壁或左心耳的黏液瘤，如本病例。肿瘤的活动性取决于与心脏附着部的范围大小及蒂部长度。临

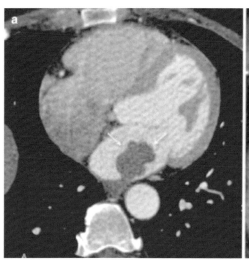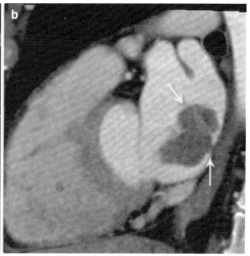

图 11.10　轴位和矢状斜位。 左心房内有 3.5cm 大小的团块，并与后壁相连，即左心房黏液瘤（箭头所示）。（Courtesy of Dr. Constantino Pena，Miami，FL.）

床症状包括栓塞和其对心功能产生机械性的影响。黏液瘤可经瓣口脱垂造成瓣环或瓣叶的损伤。

　　家族性心脏黏液瘤约占所有黏液瘤的 10%。其可能与黏液瘤综合征（Carney 综合征）相关。该综合征有其他部位黏液瘤（乳房或皮肤），伴有斑点样色素沉着和内分泌功能障碍。

11.10.5　经验和教训

　　从上腔静脉进入右心房的对比剂与下腔静脉的无对比剂血液混合，可形成右心房内漩涡样伪影，影像上拟似血栓或肿瘤。

11.11　病例 11.10

11.11.1　病史

　　71 岁男性患者，因主动脉瓣狭窄行

瓣膜置换术前检查。

11.11.2　检查

　　可见老年性主动脉瓣钙化沉积（图 11.11a，b）。

11.11.3　诊断

　　主动脉瓣狭窄。

11.11.4　讨论

　　CTA 能很好地识别主动脉瓣狭窄。正常主动脉瓣的瓣叶薄，无增厚或钙化沉积（图 11.11c）。正常主动脉瓣口面积为 $3.0\sim4.0cm^2$，瓣口面积在离 $1.0\sim1.5cm^2$ 为中度狭窄，$1.5\sim2.0cm^2$ 为轻度狭窄，$< 1.0cm^2$ 为重度狭窄。心输出量正常时，左室流出道重度狭窄的特征表现为收缩期峰值压差 $> 50mmHg$。

　　主动脉瓣狭窄的临床症状包括气

短、晕厥、胸痛,最终出现心力衰竭。主
动脉瓣狭窄指血液流经主动脉瓣时受
阻。单纯主动脉瓣狭窄常见为先天性或

退行性变,先天性主动脉瓣畸形可能是
单叶瓣、二叶瓣 (图 11.11d) 或三叶瓣。
瓣膜结构异常产生血液湍流并损伤瓣

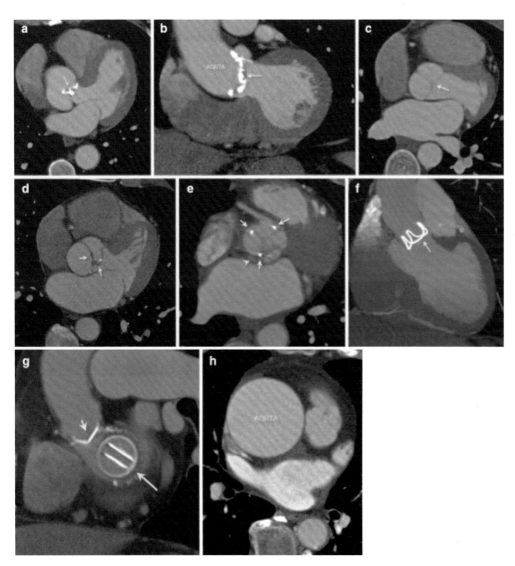

图 11.11 (a , b) 轴位与冠状位。重度主动脉瓣狭窄的瓣叶上可见大量钙化病变 (箭头所示)。
(c) 轴位。另一例患者正常的主动脉瓣瓣叶 (箭头所示)。(d) 轴位。主动脉瓣二叶瓣并轻度狭窄
患者的主动脉瓣瓣叶变形、增厚和轻度钙化沉积 (箭头所示)。(e,f) 轴位和冠状位 (最大厚度强化
投照)。主动脉瓣置换的人工生物瓣膜 (箭头所示)。(g) 斜矢状位。人工机械瓣显影位,主动脉
瓣 (短箭头所示) 和二尖瓣 (长箭头所示)。(h) 轴位:重度主动脉瓣狭窄患者扩张的升主动脉。

叶,引起瓣叶纤维化、僵硬、钙化及瓣口狭窄,随之出现主动脉瓣狭窄。

年龄老化引起的退行性钙化性变是成人主动脉瓣狭窄及瓣膜置换的最常见原因(图 11.11e~g)。获得性主动脉瓣狭窄或主动脉瓣硬化的其他原因有感染后、类风湿及褐黄病。

主动脉瓣狭窄引起左心室肥大及随之出现左心室扩大。主动脉瓣狭窄后的升主动脉扩张可能与主动脉瓣狭窄有关(图 11.11h)。评估主动脉瓣狭窄的非侵入性检查是经胸超声心动图。常用的侵入性检查有经食管超声心动图和血管造影。

11.11.5　经验和教训

初步研究显示心脏 CTA 能精准评估主动脉瓣狭窄的严重程度。

11.12　病例 11.11(由 J. Lee 和 C. Smuclovisky 提供)

11.12.1　病史

44 岁男性患者,有马方综合征病史。

11.12.2　检查

主动脉根部重度扩张,测量直径为 7.0cm,未见夹层。主动脉瓣反流相关的左心室扩大(图 11.12a, b)。可见三尖瓣反流引起的肝上静脉及下腔静脉扩张(图 11.12c, d)。

11.12.3　诊断

马方综合征继发主动脉根部动脉瘤。

11.12.4　讨论

马方综合征是一种引起结缔组织缺陷的常染色体显性遗传病。患者的遗传缺陷位于 15 号染色体的 FBN1 链,编码结缔组织的肌原纤维蛋白。这种蛋白异常可引起一系列临床异常,常累及肌肉骨骼、心脏和视觉系统。

心血管受累是马方综合征最严重的临床问题。70%~80% 的马方综合征患者合并主动脉扩张并累及主动脉窦。主动脉夹层是该病的常见、致命性并发症。二尖瓣脱垂的发生率为 55%~69%,马方综合征还可合并三尖瓣脱垂、主肺动脉扩张、降主动脉和(或)腹主动脉扩张或夹层。主动脉根部扩张可牵拉主动脉瓣瓣叶而不造成反流。

11.12.5　经验和教训

正常成人在窦管交界处测量的主动脉根部直径< 3.7cm。

11.13　病例 11.12

11.13.1　病史

59 岁男性患者,肾脏捐献术前的冠状动脉造影评估。患者有高血压和高脂血症病史。

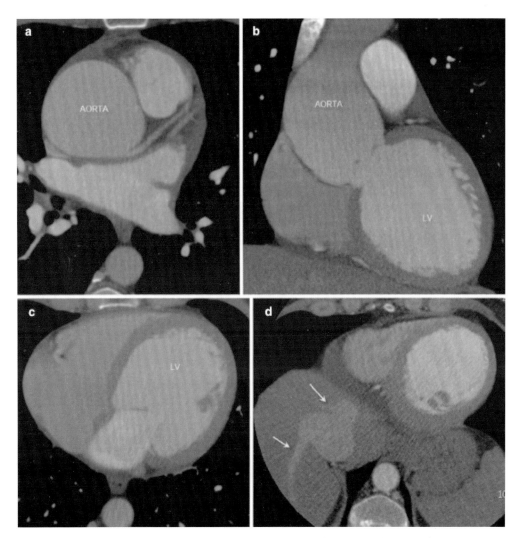

图 11.12 （a~c）轴位和冠状位。主动脉根部瘤样扩张合并主动脉瓣反流及左心室扩大。（d）轴位。继发于三尖瓣关闭不全的肝上静脉扩张（箭头所示）。

11.13.2 检查

可见纵隔、肺门和支气管血管周围淋巴结病变（图 11.13）。

11.13.3 诊断

结节病引起的淋巴结病。

11.13.4 讨论

淋巴结病是描述异常淋巴结的术语，指淋巴结肿大、淋巴结数目增加或淋巴结结构异常。淋巴结病是一种可能与局部或全身病变有关的非特异表现。常

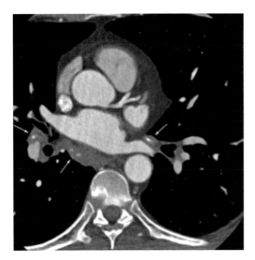

图 11.13　轴位。软组织窗显示钙化淋巴结病（箭头所示）。

见的原因有感染，如肺结核、自身免疫性疾病和恶性病变，如淋巴瘤或肿瘤转移。反应性淋巴结病是机体对抗原刺激的健康免疫反应，影像学表现为一良性实体。在某些情况下，反应性淋巴结病与恶性肿瘤类似，并行活检以明确诊断。

结节病是一种肉芽肿性疾病，特征是累及多个器官的非干酪性肉芽肿改变。受累器官包括肺、皮肤、关节、眼睛、肝脏和心脏。此病在美国常见于年轻的非洲裔人群，他们在一生中罹患结节病的风险为2.4%。半数病例是在胸部 X 线片检查中偶然被发现。其确诊须经支气管活检肺部病变或经皮行其他受累器官的活检。

绝大多数结节病患者有肺部受累。有症状的患者常有咳嗽、呼吸困难和胸痛。影像学表现为双侧肺门淋巴结病。本病晚期可累及肺实质，影像学特征为支气管血管周围结节、磨玻璃影、囊肿和伴随牵引性支气管扩张的肺纤维化。

11.13.5　经验和教训

如患者无法做活检，应排除淋巴结病的其他病因。结核引起的结节病和肉芽肿性疾病常致淋巴结钙化。在未经治疗的淋巴瘤和转移性疾病患者中，肿大的淋巴结很少钙化。

11.14　病例 11.13（由 J.Lee 和 C. Smuclovisky 提供）

11.14.1　病史

54 岁男性心律失常患者，心脏除颤器（ICD）植入前行冠状静脉检查。

11.14.2　检查

纵隔和双侧肺门可见广泛淋巴结病变伴散在钙化（图 11.14a）。有肺门周围浸润（图 11.14b）。左心室明显扩大伴左心室壁弥漫性变薄。侧壁和下外侧壁可见异常密度影伴钙化（图 11.14c）。心包后外侧可见灶性增厚伴钙化（图 11.14d）。可见右心房电极线的金属伪影。

11.14.3　诊断

肉芽肿性心肌病，结节病。

11.14.4　讨论

心肌病通常分为扩张型或非扩张型。两组心肌病中，心肌可能肥大或不肥大，可伴有限制性（舒张性心室功能障碍）和（或）充血性（收缩性心室功能障碍）生理改变。这种根据主要临床表

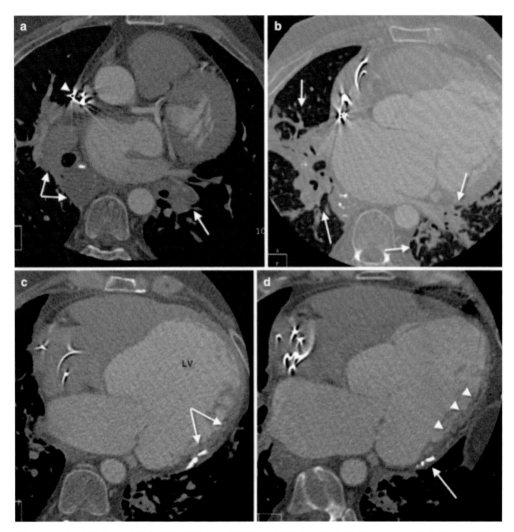

图 11.14 （a）轴位。结节病引起的肺门和纵隔淋巴结肿大（箭头所示）。SVC（箭头所示）内电极导丝的金属伪影。（b）轴位。肺门周围结节状浸润（箭头所示）。（c）轴位。左心室室壁弥漫变薄，左心室扩张和侧壁异常密度影，心肌结节病导致的心外膜钙化（箭头所示）。（d）轴位。心包增厚伴钙化（箭头所示）。心肌结节样浸润（箭头所示）。

现的分类有助于确定心肌病的病因。

　　结节病累及心脏，被归于肉芽肿性心肌病亚型。心脏显著受累的结节病在临床上并不常见，占结节病患者的2%~7%。文献报道，临床无症状型心脏受累在结节病患者中的比例超过20%。

　　心脏受累可发生在疾病过程中的任何节点，可出现在肺部或全身受累之前。结节病可累及心脏的任何部位，包括心肌、心内膜和心包。心脏结节病是结节病患者死亡的主要原因,在尸检系列死亡病例中,心脏受累致死者高达 50%~85%。

心律失常或传导障碍是最常见的死亡原因;然而,大量肉芽肿性心肌浸润所致的进行性心力衰竭至少占死亡病例的 25%。结节病可表现为快速进行性和致死性充血性心力衰竭。复发性大量心包积液或缩窄性心包炎占心脏性死亡病例不到 3%。

传导系统或心室壁肉芽肿浸润的最常见的心脏表现为传导障碍和心律失常。临床可见不同程度的房室阻滞、束支阻滞、非特异性室内传导延迟、室性期前收缩、室性心动过速和其他心律失常。

结节病弥漫性心肌受累可致扩张型心肌病和心力衰竭。心肌结节病诊断困难,可能需要活检。常用辅助诊断有超声心动图、Holter 监测及铊、焦磷酸锝和镓放射性核素扫描。有时须行 MRI 和 PET 检查。冠状动脉造影可以排除阻塞性冠状动脉疾病。

11.14.5 经验和教训

心脏 CTA 评价心肌结节病的准确性尚不确定。对无明显狭窄或闭塞的冠状动脉病变患者,如有心律失常和 CTA 显示心肌和(或)心包异常密度影和钙化,应疑诊肉芽肿性心肌病。

11.15 病例 11.14

11.15.1 病史

44 岁男性患者,因胸痛到急诊科就诊,有高血压病史。

11.15.2 检查

可见前纵隔软组织病变,初步考虑为胸腺瘤或胸腺增生(图 11.15)。

11.15.3 诊断

胸腺增生。

11.15.4 讨论

前纵隔是指胸骨后、心包前和锁骨以下的所有结构。前纵隔肿物的鉴别诊断可用字母 "4T" 记忆,即甲状腺(thyroid)、胸腺(thymus)、畸胎瘤(teretoma)和 "糟糕的"(terrible)淋巴瘤。也有 "5T" 鉴别诊断,第五个 "T" 代表胸主动脉瘤(thoracic aorta aneurysm)。

胸腺瘤约占纵隔肿瘤的 20%,是成人中仅次于淋巴瘤的第二常见纵隔肿瘤。大多数患者年龄在 40~60 岁,男性略占优势。大多数胸腺肿瘤是偶然发现的,或由副肿瘤综合征(如重症肌无力)

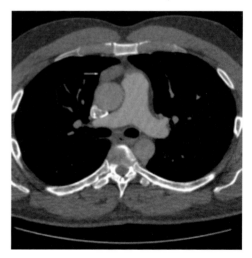

图 11.15 轴位。软组织窗显示前纵隔肿块(箭头所示)。

及肿块压迫效应引起（如上腔静脉综合征）症状并受检所发现。

多达半数的胸腺瘤患者罹患重症肌无力，而在胸腺癌中不常见。也可发生其他副肿瘤综合征并影响神经系统或肌肉。胸腺切除术对胸腺瘤相关的副肿瘤综合征有效，对胸腺增生患者也有帮助。

11.15.5　经验和教训

40 岁以上的患者中发现的前纵隔病变可能是淋巴瘤或胸腺起源的。

11.16　病例 11.15

11.16.1　病史

75 岁女性患者，因"胸痛"于急诊科就诊。

11.16.2　检查

心脏后方可见一软组织包块，内有多个含气病灶（图 11.16）。

11.16.3　诊断

食管裂孔疝。

11.16.4　讨论

胃的一部分向上凸入胸腔时会发生裂孔疝。

食管裂孔疝包括两类：滑动疝和食管旁疝。胃 - 食管交界向上凸出超过食管裂孔 1cm 时形成滑动型食管裂孔疝。滑疝是引起胃反流疾病的主要原因，很多患者并无症状。食管旁疝少见（约占食

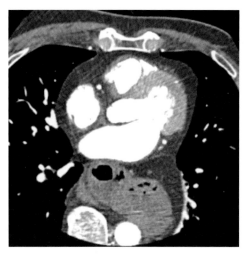

图 11.16　轴位。软组织窗显示后纵隔肿物伴多发空气灶。

管裂孔疝的 1%），为胃体疝底部超出膈肌所形成。食管旁疝可引起严重的并发症如梗阻或扭转。

11.16.5　经验和教训

裂孔疝很常见，表现为心脏后方充满空气的软组织密度，可与胃相连。

11.17　病例 11.16

11.17.1　病史

74 岁男性患者，评估冠状动脉，既往行 4 支冠状动脉旁路移植术。

11.17.2　检查

主动脉可见从锁骨下动脉远段延伸到膈肌裂孔上方的内膜片。假腔部分形成血栓（图 11.17 和图 11.18）。

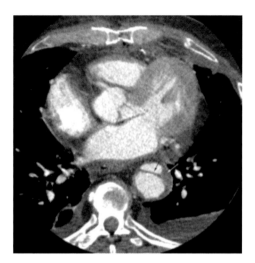

图 11.17　轴位。降主动脉内膜片(短箭头所示)。假腔内可见部分血栓形成(长箭头所示)。

11.17.3　诊断

胸主动脉夹层,Stanford B 型。

11.17.4　讨论

主动脉夹层是一种潜在的危及生命的疾病,须及时发现并予相应治疗降低死亡风险。急性主动脉夹层患者常有突发的胸痛或背痛。临床医生必须对主动脉夹层高度警惕,因为它相对少见,而且大多数急诊就诊的胸痛患者症状是非心血管来源的。

主动脉夹层的危险因素有高血压、血管疾病、二尖瓣主动脉瓣疾病、心脏手术史和创伤。主动脉夹层最常见于老年男性。

目前最常用的分类是 Stanford 分型。升主动脉受累为 Stanford A 型,其他主动脉夹层归为 B 型。升主动脉夹层(A 型)预后差,因逆行剥离可致冠状动脉阻塞、重度主动脉反流和心脏压塞。主动脉夹层并发症还包括血胸、肢体缺血、缺血性卒中或脊髓缺血引起的神经功能丧失和腹腔脏器缺血。

11.17.5　经验和教训

如在心脏 CTA 上观察到降主动脉内膜片,要评估已有的升主动脉层面影像。有升主动脉内破片者诊断为更严重的 A 型夹层。

成人主动脉根部在窦管交界上测量 < 3.7cm。推荐心电门控 CTA 评价估胸主动脉,以免将搏动伪影误诊为近段夹层。

11.18　病例 11.17(由 J. Lee 和 C. Smuclovisky 提供)

11.18.1　病史

82 岁男性患者,有陈旧性心肌梗死、冠状动脉旁路移植术和主动脉瘤修复术史。

11.18.2　检查

可见大片陈旧透壁心肌梗死区,累及左室前间隔和心尖。冠状动脉旁路移植术和升主动脉动脉瘤修复术后表现(图 11.19a~c)。

11.18.3　诊断

陈旧性透壁性左心室心肌梗死。

11.18.4　讨论

CTA 可很好地明确陈旧性透壁性左室心肌梗死,透壁心肌瘢痕和心内膜下瘢痕均可识别。透壁性心肌梗死的典型表现是室壁变薄、瘢痕低密度影,瘢痕内可有钙化。功能学 CTA 可显示

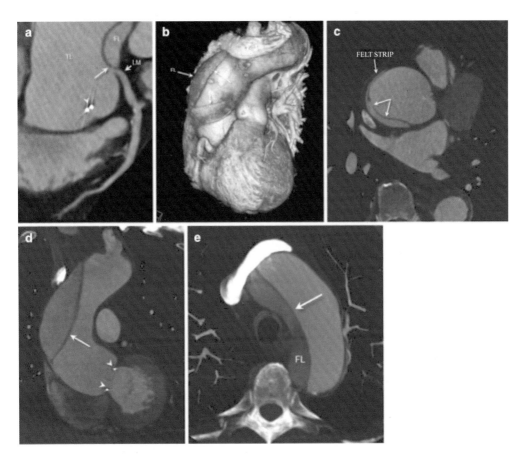

图 11.18　(a)cMPR。A 型主动脉夹层（长箭头所示）近段至主动脉根部,毗邻左冠状动脉主干（LM）口部。主动脉瓣人工生物瓣的金属伪影（箭头所示）。TL,真腔；FL,假腔。(b)VR。假腔（FL）的三维容积重建显影强度较低。在主动脉近段的垫片（短箭头所示）,先前主动脉瓣置换术用于加强缝线。(c~e)轴位和冠状位：A 型主动脉夹层。(Contributed by J. Lee and C. Smuclovisky)

梗死区域的室壁运动减弱或无运动。心内膜下瘢痕可由心内膜下低密度影确诊。

　　透壁性心肌梗死可发展为室壁瘤样扩张,并导致左心室内血栓形成（图 11.19d,e）。左心室破裂常直接致死,如偶有患者存活,是因为形成了假性室壁瘤。

11.18.5　经验和教训

　　正常的左心室心尖较薄与心肌梗死的影像学表现相似。左心室收缩功能正

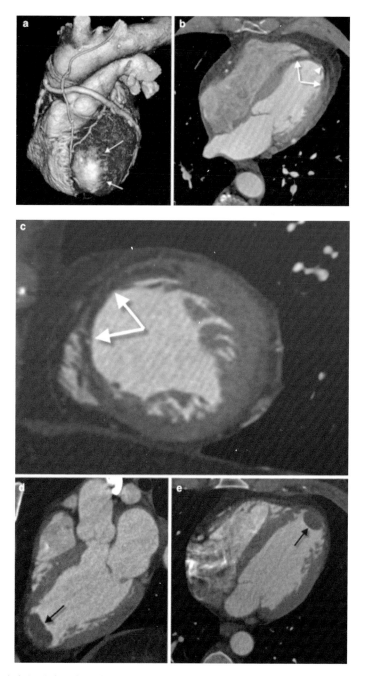

图 11.19 （a）容积重建。大片前间隔和心尖部心肌梗死（箭头所示）。冠状动脉旁路移植术和升主动脉瘤修复术后的状态。（b，c）轴位、矢状位。透壁心肌梗死。整个瘢痕变薄、低密度（箭头所示）。梗死室壁局灶性钙化（箭头所示）。（d，e）斜矢状位和轴位。另一例患者的左室室壁瘤合并血栓（箭头所示）。

常、收缩期心尖部增厚和左前降支无明显病变,有助于证实这一正常变异。

11.19　病例 11.18(由 J. Lee 和 C. Smuclovisky 提供)

11.19.1　病史

51 岁女性患者,有扩张型心肌病史,曾因二尖瓣和三尖瓣反流而行外科修补术。

11.19.2　检查

二尖瓣和三尖瓣环上高密度的 CE 形环(图 11.20a~c)。

11.19.3　诊断

二尖瓣和三尖瓣修补 Cosgrove-Edwards(CE)环成形术后。

11.19.4　讨论

2 年前患者罹患病毒性心肌炎并进展为扩张型心肌病,出现重度二尖瓣和三尖瓣反流。因为她不符合心脏移植适应证,遂仅行瓣膜修复术治疗。病变瓣膜可能做了置换或修复。CE 环成形术常用于二尖瓣和三尖瓣的修复。

11.19.5　经验和教训

在 CTA 上, CE 表现为瓣环上的薄而高密度的环形带。

11.20　病例 11.19

11.20.1　病史

62 岁女性患者,因胸骨后疼痛、气短于急诊科就诊。

11.20.2　检查

肝脏可见一个边界清楚、直径 7cm 的低密度影。病变外周结节样强化 (图 11.21)。

11.20.3　诊断

肝血管瘤。

11.20.4　讨论

成人肝脏肿块的鉴别诊断包括多种良、恶性疾病。常见的良性病有肝血管瘤 (也称为海绵状血管瘤)、局灶性结节增生(FNH)、肝腺瘤和特发性非肝硬化门静脉高压。恶性病为肝细胞癌、胆管癌和转移癌。寄生虫感染和脓肿少见。通常可由非侵入性检查的特异性影像学特征,结合患者病史、危险因素诊断。肝脏良性肿瘤中肝血管瘤最常见,据估计,人群患病率约为 20%。女性中常见,与男性比例为 3 : 1。肝血管瘤可单发,抑或多发于肝脏多个叶区。大多数患者无症状,但 > 4cm 的病变可引起腹痛、恶心或早期饱腹感。肝血管瘤内出血和血栓形成少见,但可引起急性右上腹痛。

增强 CT 下肝血管瘤表现为早期外周结节样强化和向心型延迟显影。CT 影像可做出诊断。病变活检有出血风

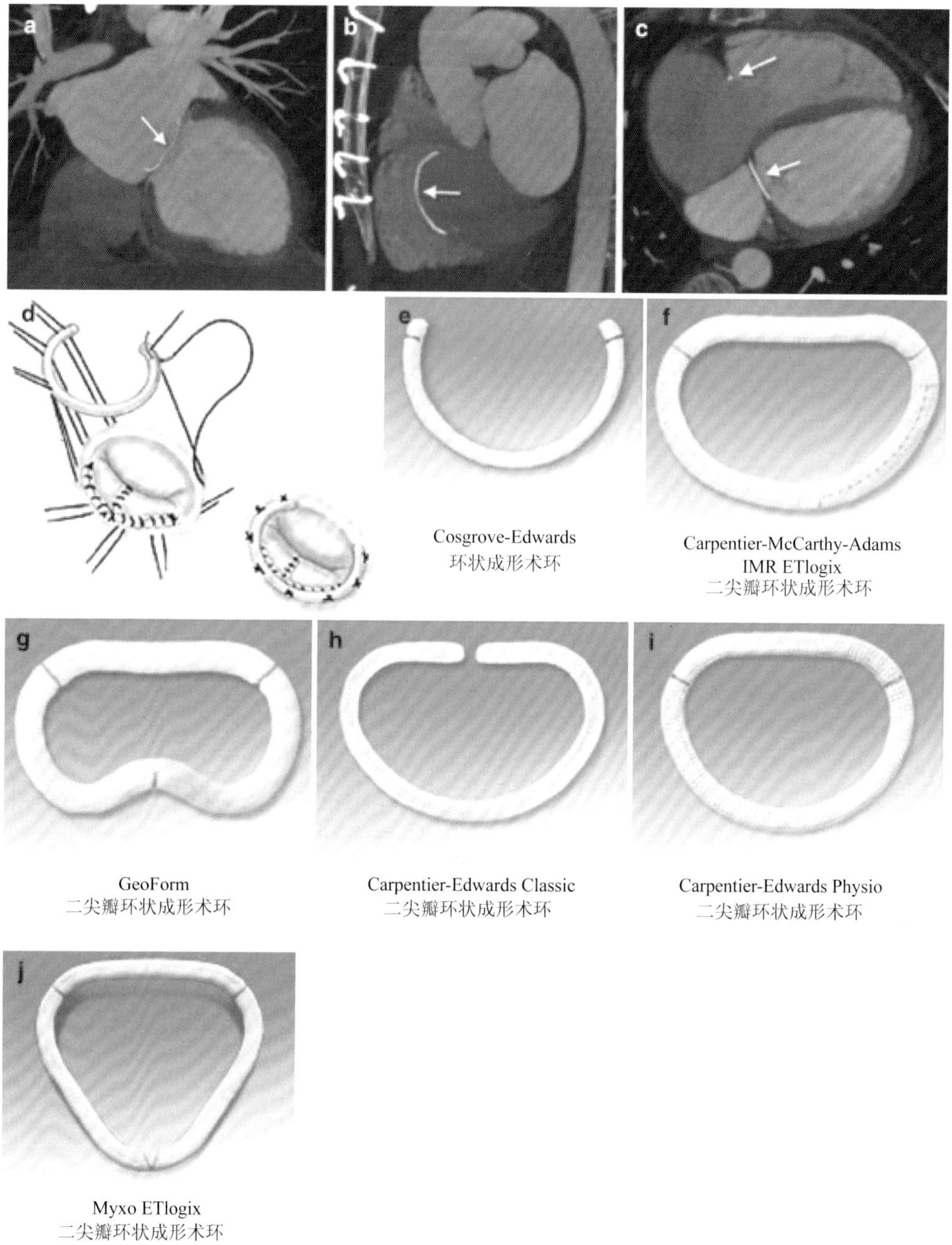
a
b
c
d
e
f
Cosgrove-Edwards
环状成形术环
Carpentier-McCarthy-Adams
IMR ETlogix
二尖瓣环状成形术环
g
h
i
GeoForm
二尖瓣环状成形术环
Carpentier-Edwards Classic
二尖瓣环状成形术环
Carpentier-Edwards Physio
二尖瓣环状成形术环
j
Myxo ETlogix
二尖瓣环状成形术环

图 11.20 （a）冠状位。二尖瓣环成形术中的 CE 瓣环（箭头所示）。（b）矢状位。三尖瓣环成形术中的 CE 瓣环（箭头所示）。（c）轴位。二尖瓣和三尖瓣环处部分可见 CE 环（箭头所示）。（d~j）瓣膜修复手术示意图和 6 种不同的手术器械。（d~j，courtesy of Edwards Life sciences，Irvine，CA）

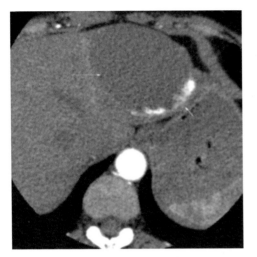

图 11.21　轴位。软组织窗显示大的低密度肿块（大箭头所示），周围结节性强化（短箭头所示）。

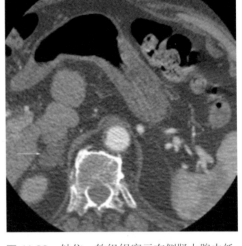

图 11.22　轴位。软组织窗示右侧肾上腺内低密度肿块（箭头所示）。

险,通常非确诊所必需。

11.20.5　经验和教训

MRI 和超声有助于鉴别肝血管瘤与其他更严重的疾病,如转移癌。

11.21　病例 11.20

11.21.1　病史

84 岁男性患者,曾因左前降支病变行冠状动脉旁路移植术治疗,为评估冠状动脉就诊。

11.21.2　检查

右侧肾上腺可见一边界清楚的 2cm 病灶。其密度略低于软组织(图 11.22)。

11.21.3　诊断

肾上腺腺瘤。

11.21.4　讨论

先进的成像技术如多层螺旋 CT 常能发现肾上腺腺瘤,多个研究显示其在人群中的发病率高于 5%。肾上腺腺瘤大多单发、无功能。一项研究显示,仅有 1% 的肾上腺病变被证实为肾上腺癌。其他重要的鉴别诊断有转移癌、嗜铬细胞瘤、囊肿和出血。

影像学上有一些特征表现用以区分肾上腺良、恶性病变。< 3cm 的病变多为良性,> 5cm 的病变多为恶性。CT 平扫下密度 < 10Hu 的病灶富含脂质,大多为良性。增强 CT 上良性病变的对比剂排空快,恶性病变的对比剂排空慢。此外,影像学随访无生长进展的病变通常为良性。

11.21.5　经验和教训

典型的肾上腺腺瘤在影像学上密度

略低于软组织。无论如何，意外发现了肾上腺病变都应专门做腹部 CT 或 MRI 以明确病变特征。

11.22　病例 11.21

11.22.1　病史

81 岁女性患者，运动试验阳性后接受冠状动脉造影检查。

11.22.2　检查

腹主动脉异常增宽（4.3cm），可见附壁血栓（图 11.23）。

11.22.3　诊断

腹主动脉瘤（AAA）。

11.22.4　讨论

AAA 破裂是一种危及生命的紧急

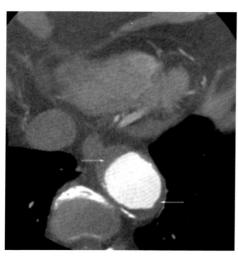

图 11.23　轴位。腹主动脉增宽伴血管壁上血栓形成（箭头所示）。

情况，所以早期发现和治疗对其预后十分重要。据估计，美国每年约有 1.5 万人死于 AAA。

腹主动脉瘤指腹主动脉局部扩张超过正常大小的 50% 以上。大多数男性和女性的腹主动脉直径＜ 2cm；因此，正常的上限被认为是 3cm。

AAA 的危险因素有吸烟、年龄增长、男性、动脉粥样硬化和 AAA 家族史。在 65 岁以上的男性中，AAA 的患病率高达 8%。一项研究发现，男性 AAA 的患病率在 80 岁时达到顶峰，而女性的患病率随年龄的增长而不断上升。50 岁以下的患者很少发现有临床意义的 AAA。

无症状、未破裂 AAA 的治疗取决于动脉瘤的大小。动脉瘤＞ 5.5cm 或生长速度大于每年 1cm 时建议择期手术治疗。未达到该指征的患者，手术的风险高于动脉瘤破裂风险，建议连续监测和随访。

11.22.5　经验和教训

美国预防服务特别工作组建议对所有 65~75 岁有吸烟史的男性进行一次超声筛查检测有无 AAA。

11.23　病例 11.22

11.23.1　病史

35 岁男性患者，因呼吸急促及胸痛入院。

11.23.2　检查

可见肝脏体积增大，因脂肪组织浸润

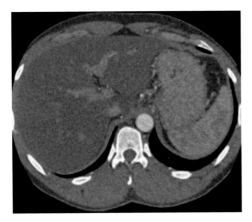

图 11.24　轴位。软组织窗显示肝脏脂肪浸润。

显影密度降低（图 11.24）。

11.23.3　诊断

肝脏脂肪变性（脂肪浸润）。

11.23.4　讨论

肝脏脂肪浸润是一种非特异性发现，是机体对损伤、毒素或其他疾病损害的反应。不伴任何已知原因的肝脏脂肪变性称为非酒精性脂肪肝疾病（NAFLD）。NAFLD 的风险在于它可发展成肝硬化，最终导致肝衰竭。

NAFLD 又分为非酒精性脂肪肝（NAFL）和非酒精性脂肪肝炎（NASH）。组织学上，NASH 有肝细胞损伤和纤维化，而 NAFL 中无肝细胞损伤和纤维化。

据估计，NAFLD 在全球范围的患病率为 20%。危险因素包括肥胖、糖尿病、血脂异常和代谢综合征。大多数 NAFLD 患者无症状，而且肝大的发生率变异很大。活检并非确诊必要方法，却是区分 NAFL 和 NASH 的唯一方法。

11.23.5　经验和教训

肝脏的脂肪浸润使其衰减程度低于脾脏。正常肝脏的衰减程度比脾脏的衰减程度高。

11.24　病例 11.23

11.24.1　病史

51 岁男性患者，因"胸痛"于急诊就诊。

11.24.2　检查

可见 T6、T7 和 T10 的压缩性骨折，椎管内未见骨质碎片（图 11.25 和图 11.26）。

11.24.3　诊断

多节段胸部压缩性骨折。

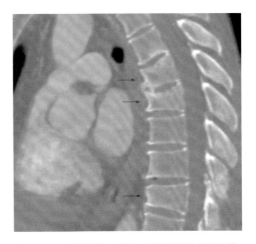

图 11.25　矢状位。显示多处压缩性骨折（箭头所示），椎体前部高度降低。

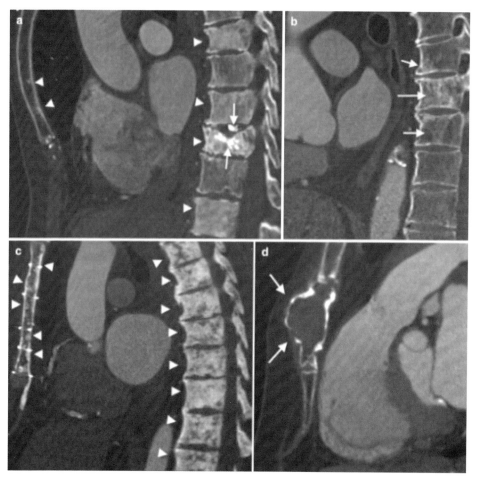

图 11.26 （a）矢状位。乳腺癌广泛骨转移（箭头所示）。椎体成形术后向椎体注射甲基丙烯酸甲酯，少量骨水泥漏入椎间盘（长箭头所示）。（b）矢状位。累及胸椎的 B 细胞淋巴瘤（箭头所示）。（c）矢状位。前列腺癌引起的广泛骨母细胞转移（箭头所示）。冠状动脉旁路移植术后状态。（d）矢状位。一例 91 岁女性患者伴顽固性胸痛，胸骨下段扩张性溶骨病变（箭头所示）。诊断：骨髓瘤。（Contributed J. Lee and C. Smuclovisky）

11.24.4　讨论

椎体压缩性骨折最常见于骨质疏松、恶性肿瘤、感染和创伤患者。压缩性骨折常位于胸椎中段或胸腰椎交界处。

急性压缩性骨折可由轻微创伤引起，如弯腰、抬举或咳嗽，绝大多数患者有严重的背痛。慢性压缩性骨折可随着时间的推移缓慢进展，患者可出现无症状的身高下降和后凸畸形。如果脊髓或神经根受压，则可出现神经损伤。在严重的胸椎后凸的病例，患者可逐渐出现呼吸功能受损。

用背部支撑物为脊柱提供支持是压缩性骨折的保守疗法。椎体成形术和后凸成形术可有效减轻疼痛。椎体成形术一般是经皮通过椎弓根向椎体注入骨水泥，以稳定和防止椎体进一步塌陷。后凸成形术的技术与此相似，不过它也利用椎体内的球囊膨胀来帮助恢复椎体高度。脊髓压迫伴神经功能缺损或脊柱不稳时推荐手术治疗。

11.24.5 经验和教训

病理性骨折应行磁共振检查，以判断是否为恶性肿瘤或感染。MRI 也可以用来评估脊髓压迫。

11.25 病例 11.24（由 J.Lee 和 C.Smuclovisky 提供）

冠状动脉外疾病

判读心脏 CT 时常有冠状动脉外的影像学发现。在视野范围内评估整个解剖结构以免遗漏临床相关发现至关重要（图 11.27）。

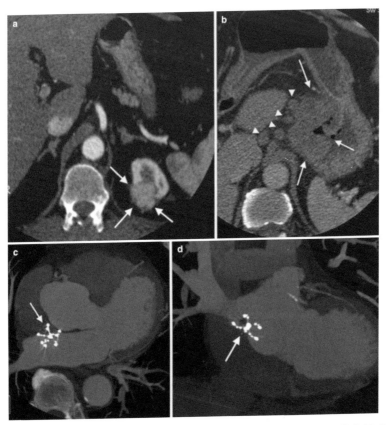

图 11.27 （a）轴位。左肾上极癌（箭头所示）。（b）轴位。胃癌伴肿瘤溃疡（长箭头所示）和邻近的淋巴结肿大（箭头所示）。（c,d）轴位和冠状位高强度投照。卵圆孔未闭封堵器（箭头所示）。（待续）

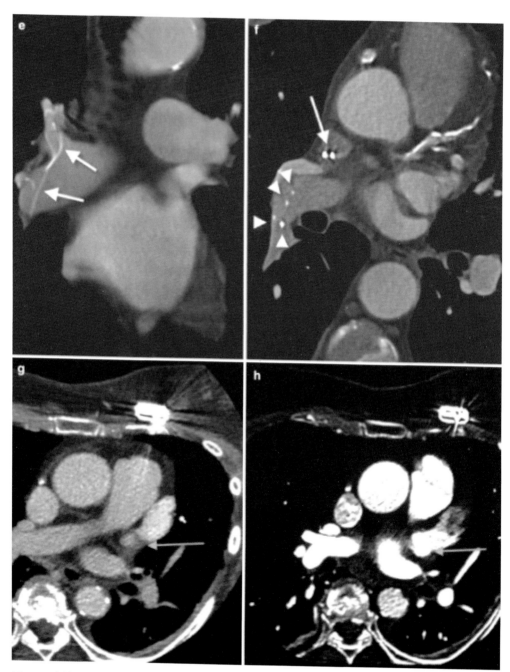

图 11.27(**续**) (**e,f**)冠状位和轴位。右肺动脉内异物,ICD 植入时置入的导丝(箭头所示)。SVC 中的 ICD 导丝(**f**,长箭头所示)。CABG 后状态。(**g**)左心耳充盈迟缓; 可疑血栓(箭头所示)。(**h**)即刻延迟显影显示完全填充,无血栓迹象(箭头所示)。

参考文献

1. Hunold P, Schmermund A, Seibel RM, Gronemeyer DH, Erbel R. Prevalence and clinical significance of accidental findings in electron beam tomographic scans for coronary artery calcification. Eur Heart J. 2001;22:1748–58.
2. Macmahon H, Austin JH, Gamsu G, et al. Guidelines for management of small pulmonary nodules detected on CT scans: a statement from the Fleischner society. Radiology. 2005;237:395–400.

推荐阅读

Abbara S, Kalan MM, Lewicki AM. Intrathoracic stomach revisited. AJR Am J Roentgenol. 2003;181:403–14.

Baughman RP, Teirstein AS, Judson MA, et al. Clinical characteristics of patients in a case control study of sarcoidosis. Am J Respir Crit Care Med. 2001;164:1885–9.

Bonder A, Afdhal N. Evaluation of liver lesions. Clin Liver Dis. 2012;16:271–83.

Bosanko CM, Korobkin M, Fantone JC, et al. Lobar primary pulmonary lymphoma: CT findings. J Comput Assist Tomogr. 1991;15(4):679–82.

Chakko S. Pleural effusion in congestive heart failure. Chest. 1990;98:521–2.

Delmas PD, van de Langerijt L, Watts NB, Eastell R, Genant H, Grauer A, Cahall DL. Underdiagnosis of vertebral fractures is a worldwide problem: the IMPACT study. J Bone Miner Res. 2005;20:557–63.

Descombes E, Gardiol D, Leuenberger P. Transbronchial lung biopsy: an analysis of 530 cases with reference to the number of samples. Monaldi Arch Chest Dis. 1997;52:324–9.

Franquet T. Imaging of pneumonia: trends and algorithms. Eur Respir J. 2001;18:196–208.

Gharib AM, Stern EJ. Radiology of pneumonia. Med Clin North Am. 2001;85:1461–91. x

Haniuda M, Kondo R, Numanami H, et al. Recurrence of thymoma: clinicopathological features, re-operation, and outcome. J Surg Oncol. 2001;78:183–8.

Jang HJ, Kim TK, Lim HK, et al. Hepatic hemangioma: atypical appearances on CT, MR imaging, and sonography. AJR Am J Roentgenol. 2003;180:135–41.

Kahrilas PJ, Kim HC, Pandolfino JE. Approaches to the diagnosis and grading of hiatal hernia. Best Pract Res Clin Gastroenterol. 2008;22:601–16.

Konstantinides SV, Torbicki A, Agnelli G, et al. 2014 ESC guidelines on the diagnosis and management of acute pulmonary embolism. Eur Heart J. 2014;35:3033–69.

Lee SS, Park SH. Radiologic evaluation of nonalcoholic fatty liver disease. World J Gastroenterol. 2014;20:7392–402.

Light RW, MacGregor MI, Luchsinger PC, Ball WC. Pleural effusions: the diagnostic separation of transudates and exudates. Ann Intern Med. 1972;77:507–13.

Lillington GA, Caskey CI. Evaluation and management of solitary and multiple pulmonary nodules. Clin Chest Med. 1993;14:111–9.

Lombardi G, Zustovich F, Nicoletto MO, et al. Diagnosis and treatment of malignant pleural effusion: a systematic literature review and new approaches. Am J Clin Oncol. 2010;33:420–3.

Midthun DE, Swensen SJ, Jett JR. Approach to the solitary pulmonary nodule. Mayo Clin Proc. 1993;68:378–85.

Mueller J, Jeudy J, White CS. Cardiac CT angiography after coronary artery bypass surgery: prevalence of incidental findings. AJR Am J Roentgenol. 2007;189:414–9.

Onuma Y, Tanube K, Hatori M, et al. Non-cardiac findings in coronary imaging with multi-detector computed tomography. J Am Coll Cardiol. 2006;48:402–6.

Patel U, Skingle S, Campbell GA, Crisp AJ, Boyle IT. Clinical profile of acute vertebral compression fractures in osteoporosis. Br J Rheumatol. 1991;30:418–21.

Pickhardt PJ, Park SH, Hahn L, et al. Specificity of unenhanced CT for non-invasive diagnosis of hepatic steatosis: implications for the investigation of the natural history of incidental steatosis. Eur Radiol. 2012;22:1075–82.

Rybicki BA, Major M, Popovich J Jr, et al. Racial differences in sarcoidosis incidence: a 5-year study in a health maintenance organization. Am J Epidemiol. 1997;145:234–41.

Savage JW, Schroeder GD, Anderson PA. Vertebroplasty and kyphoplasty for the treatment of osteoporotic vertebral compression fractures. J Am Acad Orthop Surg. 2014;22:653–64.

Smith SB, Geske JB, Maguire JM, et al. Early anticoagulation is associated with reduced mortality for acute pulmonary embolism. Chest. 2010;137:1382–90.

Statement on sarcoidosis. Joint Statement of the American Thoracic Society (ATS), the European Respiratory Society (ERS) and the World Association of Sarcoidosis and Other Granulomatous Disorders (WASOG) adopted by the ATS Board of Directors and by the ERS Executive Committee. Am J Respir Crit Care Med. 1999;160:736–55.

Stein PD, Beemath A, Matta F, et al. Clinical characteristics of patients with acute pulmonary embolism: data from PIOPED II. Am J Med. 2007;120:871–9.

Ströbel P, Bauer A, Puppe B, et al. Tumor recurrence and survival in patients treated for thymomas and thymic squamous cell carcinomas: a retrospective analysis. J Clin Oncol. 2004;22:1501–9.

Thomas KW, Hunninghake GW. Sarcoidosis. JAMA. 2003;289:3300–3.

Van Belle A, Büller HR, Huisman MV, et al. Effectiveness of managing suspected pulmonary embolism using an algorithm combining clinical probability, D-dimer testing, and computed tomography. JAMA. 2006;295:172–9.

Yun EJ, Choi BI, Han JK, et al. Hepatic hemangioma: contrast-enhancement pattern during the arterial and portal venous phases of spiral CT. Abdom Imaging. 1999;24:262–6.

第12章 结构干预：心内科医生的观点

John J. Lee，Igor F. Palacios，Alexander Llanos

12.1 病例 12.1

12.1.1 病史

76 岁男性患者，临床表现为胸部不适及气短。

12.1.2 检查

心脏 CTA 显示多支冠状动脉病变，左前降支开口严重局限性病变（图 12.1a~c）。

冠状动脉造影显示左前降支开口严重狭窄，累及分叉及大的第一对角支。

J.J. Lee, MD
Department of Medicine,
University of Miami at Holy Cross Hospital,
Fort Lauderdale, FL, USA

I.F. Palacios, MD
Department of Medicine and Cardiology,
Massachusetts General Hospital,
Boston, MA, USA

A. Llanos, MD (✉)
Department of Cardiology, Holy Cross Hospital,
Jim Morgan Heart and Vascular Research Institute,
Fort Lauderdale, FL, USA
e-mail: alexander.llanos@holy-cross.com

左旋支和右冠状动脉可见轻度非阻塞性病变（图 12.1d，e）。

12.1.3 诊断

左前降支开口严重狭窄（局限病变，长度为 3 mm）。

12.1.4 讨论

心脏介入医生进入导管室前就了解冠状动脉病变的分布，有利于侵入性血管成像对病变严重程度的评估。尤其是对冠状动脉口部的局限病变，冠状动脉造影时因近段血管段间的重叠易被漏诊。该患者在非体外循环下接受了 LIMA 至左前降支的冠状动脉旁路移植术。因导管室内行侵入性血管成像时患者可能会给予药物镇静，因此，冠状动脉造影前通过心脏 CTA 了解冠状动脉解剖学形态，可以让医生能更细致地与患者讨论治疗方案。

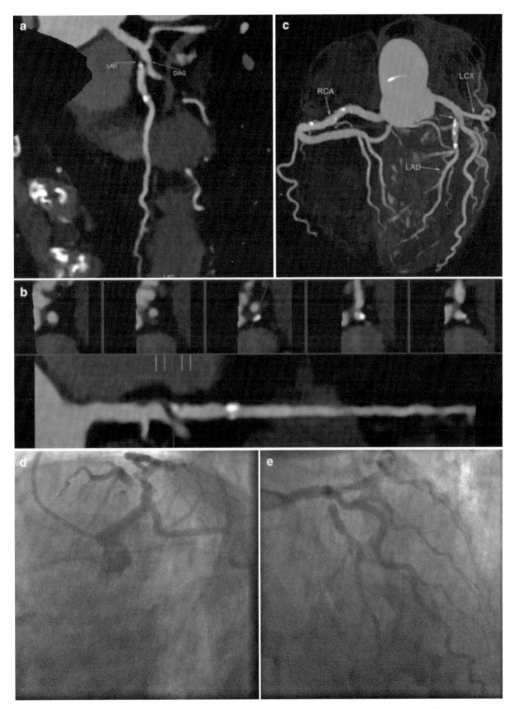

图 12.1 （a）LAD cMPR。（b）拉伸 LAD cMPR。（c）冠状动脉树状图。（d,e）冠状动脉造影。

12.2 病例 12.2

12.2.1 病史

67 岁男性患者,有冠心病史,曾行 RCA 及 LAD PCI,因再发胸痛就诊。

12.2.2 检查

心脏 CTA 显示左前降支中段发出第一对角支后有硬斑块和软斑块病变,影像学上看存在血流动力学意义,狭窄程度超过 70%(图 12.2a,b)。RCA 近段支架内闭塞(图 12.2c)。

冠状动脉造影显示左冠状动脉向右冠状动脉形成良好的侧支循环。LAD 支架远段边缘部有中度狭窄病变:造影和 FFR 显示为非血流限制性病变(FFR=0.88)(图 12.2d,e)。

12.2.3 诊断

LAD 非血流限制性病变。

12.2.4 讨论

在患者进入导管室前了解冠状动脉解剖学特征是有意义的。CTA 基础上的冠状动脉生理学检查即冠状动脉血流评价的进展和前景令人兴奋,将有力促进心脏科医生对 CT 血管成像的使用。

该患者的冠状动脉 CTA 显示 RCA 近段闭塞和 LAD70% 狭窄病变,并被冠状动脉造影所证实。FFR 评价 LAD 病变对血流无显著限制,遂决定予以药物治疗。如前面的章节所述,心脏 CTA 造影加血流储备分数评估有益于医生优化治疗策略。

12.3 病例 12.3

12.3.1 病史

52 岁男性患者,有高血压及高脂血症病史,因劳力性胸部不适就诊。

12.3.2 检查

心脏 CTA 显示左前降支、左旋支严重病变。左前降支中段慢性完全闭塞,远段由侧支血管灌注。左旋支近至中段有重度狭窄可能(图 12.3a,b)。

冠状动脉造影显示左前降支近段 50% 狭窄病变,远段完全闭塞,心尖部已形成良好的侧支(正向桥侧支)灌注。左旋支中段 85% 狭窄,右冠状动脉中段 70% 狭窄。

12.3.3 诊断

严重的冠状动脉双支病变(左前降支及左旋支)。

12.3.4 讨论

对三支血管的冠状动脉血流储备分数评估显示,右冠状动脉病变无血流限制(FFR=0.90)。左前降支近段狭窄 50% 处无血流限制(FFR=0.88)。左旋支狭窄 85% 处的血流储备明显受限(FFR=0.69)。遂决定介入干预左旋支中段,并植入一枚生物可吸收支架,无并发症(图 12.3c)。残余冠状动脉狭窄病变予以药物治疗。

无创血流储备分数功能是当前冠状动脉 CT 血管成像的进展之一,将帮助医

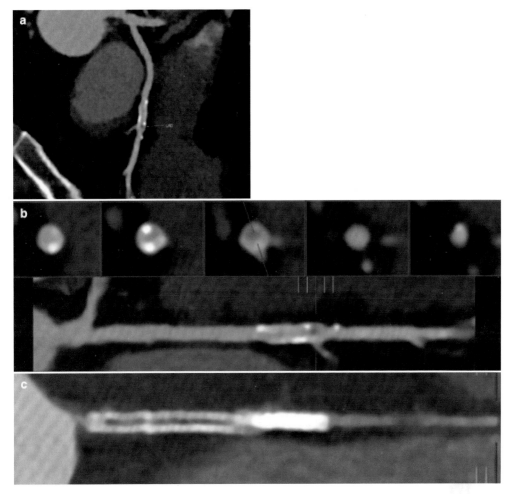

图 12.2 （a）LAD cMPR。（b）拉伸 LAD cMPR。（c）拉伸 RCA cMPR。（d，e）LAD 和 LCX 冠状动脉造影。（f）RCA 近段完全闭塞。（g）冠状动脉造影显示左向右的冠状动脉侧支。（待续）

生更好地评估患者和指导治疗。

12.4　病例 12.4

12.4.1　病史

　　75 岁老年男性患者,有冠心病,曾行冠状动脉旁路移植术。因患主动脉瓣狭窄行经导管主动脉瓣置换术前评估。

12.4.2　检查

　　心脏 CTA 显示主动脉瓣钙化。冠状动脉旁路为大隐静脉桥血管至右冠状动脉、大隐静脉桥血管至钝缘支、左胸廓内动脉桥血管到左前降支(图 12.4)。

12.4.3　诊断

　　冠状动脉旁路移植术后,新发主动

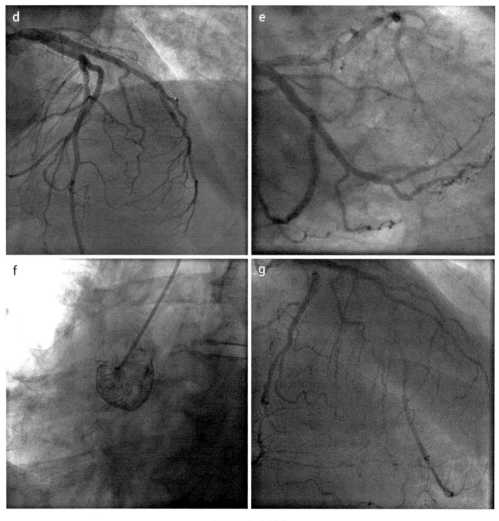

图 12.2 （续）

脉瓣重度狭窄。

12.4.4　讨论

　　心脏 CT 扫描在经导管主动脉瓣置换术前评估上发挥多方面作用。除了能评价主动脉瓣的特性，冠状动脉 CTA 还可明确因手术时间久远缺失手术资料患者的冠状动脉桥血管解剖学状况。这对肾功能不全患者尤为重要。这些缺失外科手术资料和已不了解桥血管解剖学状况的患者，有创性冠状动脉造影检查时会使用更多的对比剂。与此相仿，CTA 也用于评估胸、腹、盆腔的血管系统，以确定能够用最少的对比剂完成介入操作的血管路径。

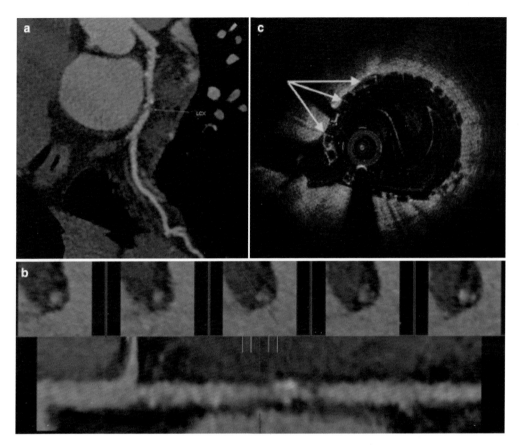

图 12.3 （a）LCX cMPR。（b）拉伸 LCX cMPR。（c）OCT 显示左旋支生物可吸收支架,箭头提示生物可吸收支架梁。

12.5　病例 12.5

12.5.1　病史

82 岁男性患者,进行性劳力性胸部不适。

12.5.2　检查

心脏 CTA 显示左前降支中段严重狭窄和钙化(图 12.5)。

12.5.3　诊断

左前降支中段重度狭窄伴钙化。

12.5.4　讨论

冠状动脉 CTA 可确定有无严重狭窄病变,并能评估冠状动脉病变的形态学特征,以制订最佳治疗方案。冠状动脉病变钙化的分布和程度对选择治疗方案尤其重要。严重钙化,尤其环形钙化时强烈建议进行斑块修饰(冠状动脉内旋磨术、旋切术等)以提高经皮介入治疗

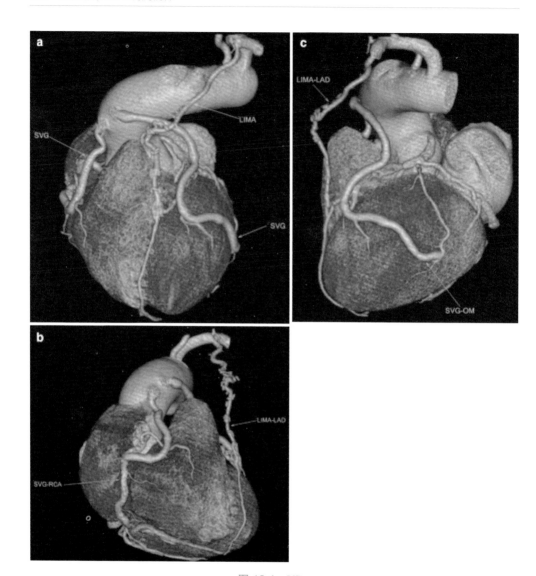

图 12.4　VR。

的效果。

12.6　病例 12.6

12.6.1　病史

46 岁男性患者，因活动时出现进行

性呼吸困难就诊。

12.6.2　检查

经胸心脏彩超显示动脉导管未闭，冠状动脉 CTA 显示 PDA（B 型）（图 12.6a，b）。

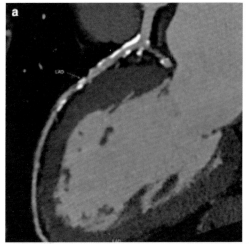

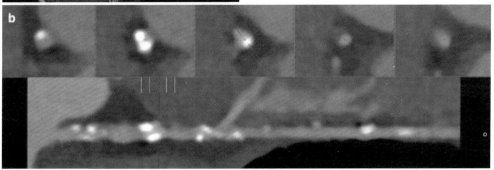

图 12.5 (a) LAD cMPR。(b) 拉伸 LAD cMPR。

12.6.3 诊断

B 型动脉导管未闭。

12.6.4 讨论

阅读心脏 CTA 所包含所有主动脉弓层面可帮助制订 PDA 经皮介入封堵策略。心脏 CTA 可明确 PDA 的形状、长度和宽度以选择合适的封堵器。本例患者应选择 Amplatzer PDA 封堵器。另一例患者为 C 型 PDA 患者 (图 12.6c),应选用 Amplatzer II 型血管封堵器。

12.7 病例 12.7

12.7.1 病史

66 岁女性患者,因不典型性胸部不适就诊。急诊室查心脏生物标志物正常。

12.7.2 检查

心脏 CTA 提示非阻塞性冠状动脉疾病,有继发孔型房间隔缺损,伴右心房和右心室增大(图 12.7)。

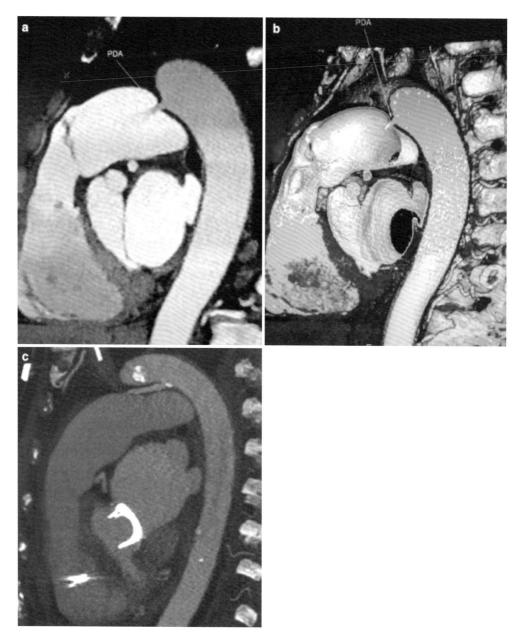

图 12.6　（a）矢状位显示 B 型 PDA。（b）VR。（c）矢状位显示 C 型 PDA。

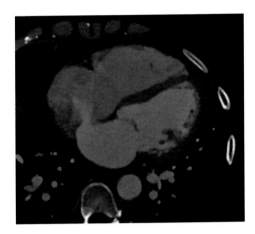

图 12.7 轴向 MIP 显示 ASD。

12.7.3 诊断

继发孔型房间隔缺损。

12.7.4 讨论

心脏 CTA 在类似本例患者的评估上为心脏科医生提供的益处颇多。CT 扫描可评估间隔缺损的解剖形态、辅助制订经皮封堵治疗方案。CT 可明确相关的先天性畸形(肺静脉异常引流、室间隔缺损等),并评价经皮介入封堵治疗的可行性(如果是原发孔型 ASD 或静脉窦型缺损,常须行外科矫治)。

临床上将 CT 与经食管超声配合使用,以制订继发孔型房间隔缺损的治疗方案。

12.8 病例 12.8

12.8.1 病史

84 岁女性患者,有明确的主动脉瓣狭窄病史,主诉为逐渐加重的劳力性呼吸困难。

12.8.2 检查

重度主动脉瓣狭窄伴有多发并发症和明显的虚弱症状。她已被确认不适于外科主动脉瓣置换术,考虑行经导管主动脉瓣置换术(TAVR)。

心脏 CTA 术前评估显示:明显的主动脉瓣环钙化,钙化延伸进入左心室 2.5cm(图 12.8)。

12.8.3 诊断

重度主动脉瓣狭窄。

12.8.4 讨论

主动脉瓣狭窄患者的瓣膜和主动脉钙化分布、程度等解剖学信息对选择最佳的经导管主动脉瓣策略很有帮助。本病例基于 CT 提示的钙化病变形态和程度,未选择经导管球囊扩张术而是选用了自膨胀式经导管瓣膜植入技术,以规避术中主动脉瓣环撕裂的风险。

12.9 病例 12.9

12.9.1 病史

67 岁男性患者,因新发胸部不适就诊。

12.9.2 检查

冠状动脉造影显示大隐静脉桥血管假性动脉瘤(PSA)。

冠状动脉 CTA 明确为大隐静脉桥血管近段的 PSA 并测量了大小(图 12.9b)。

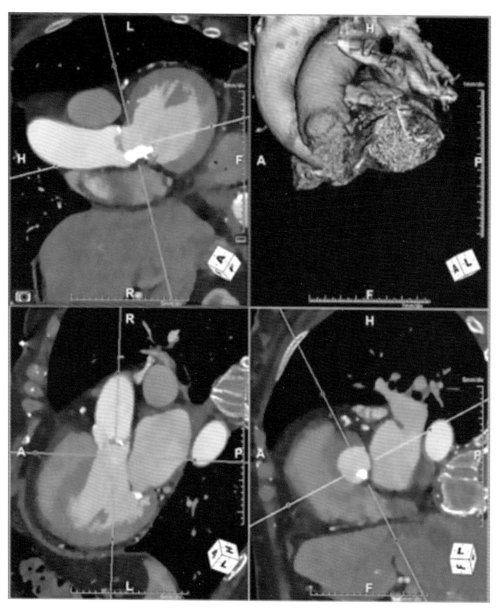

图 12.8　心脏 CTA 显示重度主动脉瓣环钙化并延伸至左心室。

12.9.3　诊断

扩张的大隐静脉桥血管 PSA（图 12.9c）。

12.9.4　讨论

有创血管成像显示为大隐静脉桥血管 PSA，但 2 年前的有创血管成像不能判断有无扩张。有创血管成像本质上是血管病变的"腔内"成像，因此对 PSA 的评估受限。心脏 CTA 成像能很好地显示这类大隐静脉桥血管 PSA 病变的真实大小及其在不同时期的变化，以判断是否引起症状、是否需要有创性治疗。该患者的冠状动脉 CTA 清楚地显示了 2 年来大隐静脉桥血管 PSA 的扩张（图 12.9a，b）。随后，患者接受了经皮假性动脉瘤介入治疗（图 12.9d）。

12.10　病例 12.10

12.10.1　病史

63 岁女性患者，有严重三支冠状动

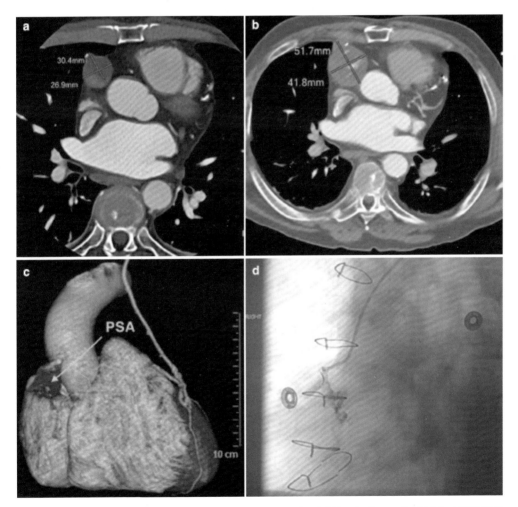

图 12.9 （a）轴位显示 PSA。（b）轴位显示 PSA——2 年后随访。（c）VR。（d）冠状动脉造影显示弹簧圈。

脉疾病和联合性瓣膜病病史，因进行性呼吸困难就诊。

12.10.2 检查

心脏 CTA 明确为严重的三支受累冠心病（心导管检查显示多支通畅的旁路血管）合并联合瓣膜病，重度二尖瓣狭窄（图 12.10a，b）。经食管彩超测量二尖瓣平均跨瓣压差为 10mmHg，合并重度二尖瓣反流。心脏 CTA 还显示患者有严重的升主动脉钙化（图 12.10c）。

12.10.3 诊断

严重的冠心病，升主动脉严重钙化伴重度有症状的二尖瓣疾病：二尖瓣狭窄，二尖瓣反流。

12.10.4 讨论

患者于本次发病前 3 年行冠状动脉旁路移植术。由于升主动脉钙化、严重的二尖瓣环钙化及钙化延伸至左室后壁，当时在非体外循环下做了冠状动脉旁路移植术而未行二尖瓣外科矫治。CABG 术后的 3 年里接受了最强的药物治疗，以期控制瓣膜性充血性心力衰竭，但效果不佳。我们的心脏小组对她进行了进一步的治疗方案评估。

经过心脏小组和其他心脏外科项目组评估，患者主动脉钙化程度重，术中无法上主动脉钳阻断循环，不具备外科手术条件。建议的治疗方案是通过主动脉

瓣进行经皮二尖瓣置换术。术前 CT 扫描评估瓣膜的大小和二尖瓣钙化的类型。心脏 CTA 也可评估左室流出道（LVOT）的大小。经皮二尖瓣置换术后可能会引起 LVOT 梗阻。

12.11 病例 12.11

12.11.1 病史

67 岁女性患者，进行性劳力性呼吸困难。

12.11.2 检查

经食管超声心动提示为重度二尖瓣人工生物瓣瓣周漏。

心脏 CTA 评价了瓣周漏的严重程度。

12.11.3 诊断

重度二尖瓣周漏导致的失代偿性心力衰竭。

12.11.4 讨论

心脏 CTA 可于经皮瓣周漏封闭术前明确漏口大小，评估毗邻的重要周围组织的结构。如图 12.11 所示，心脏 CTA 可测定封闭瓣周漏装置的大小。本例患者选用了大号 PDA Amplatzer 装置封闭瓣周漏。回顾性门控心脏 CTA 可评估漏口的最大尺寸（漏口大小随心动周期发生变化）。

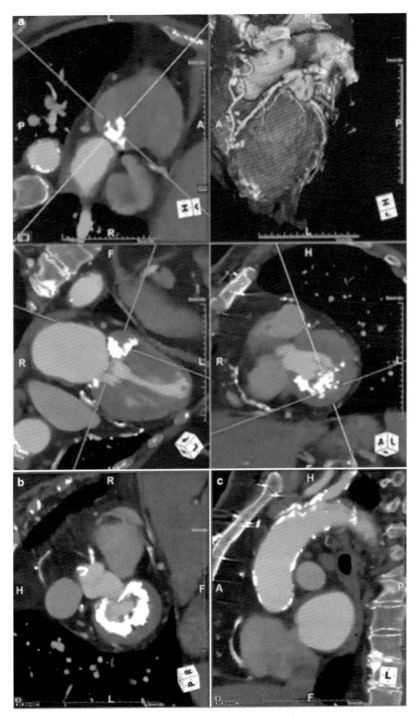

图 12.10　（a）心脏 CTA 显示二尖瓣环重度钙化。（b）二尖瓣矢状位 MIP。（c）矢状位 MIP 显示升主动脉钙化。

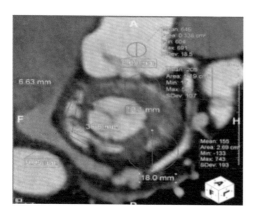

图 12.11　二尖瓣矢状位 MIP。

推荐阅读

Apfaltrer P, et al. Computed tomography for planning transcatheter aortic valve replacement. J Thorac Imaging. 2013;284:231–9.

Chambers JW, et al. Pivotal trial to evaluate the safety and efficacy of the orbital atherectomy system in treating de novo, severely calcified coronary lesions (ORBIT II). J Am Coll Cardiol Intv. 2014;75:510–8.

Cole JH, et al. Cost implications of initial computed tomography angiography as opposed to catheterization in patients with mildly abnormal or equivocal myocardial perfusion scans. J Cardiovasc Comput Tomogr. 2007;11:21–6.

Douglas PS, et al. Clinical outcomes of fractional flow reserve by computed tomographic angiography-guided diagnostic strategies vs. usual care in patients with suspected coronary artery disease: the prospective longitudinal trial of FFRCT: outcome and resource impacts study. Eur Heart J. 2015;36(47):3359–67.

Faella HJ, Hijazi ZM. Closure of the patent ductus arteriosus with the Amplatzer PDA device: immediate results of the international clinical trial. Catheter Cardiovasc Interv. 2000;51(1):50–4.

Frances C, Romero A, Grady D. Left ventricular pseudoaneurysm. J Am Coll Cardiol. 1998;32(3):557–61.

Nakazato R, et al. Non-invasive fractional flow reserve derived from CT angiography (FFRCT) for coronary lesions of intermediate stenosis severity: results from the DeFACTO study. Circ Cardiovasc Imaging. 2013;6(6):881–9.

Ruiz CE, et al. Clinical outcomes in patients undergoing percutaneous closure of periprosthetic paravalvular leaks. J Am Coll Cardiol. 2011;5821:2210–7.

Thanopoulos BD, et al. Closure of atrial septal defects with the Amplatzer occlusion device: preliminary results. J Am Coll Cardiol. 1998;31(5):1110–6.

Whitlow PL, et al. Results of the study to determine rotablator and transluminal angioplasty strategy (STRATAS). Am J Cardiol. 2001;876:699–705.

第13章 心脏CTA：电生理

John J. Lee，Rishi Anand，Daniel Weitz

心脏CTA已经从简单的结构评估工具发展成为临床心脏电生理学中用于复杂消融手术的重要工具。心脏CTA的快速采集和更好的图像分辨率允许进行精确的解剖学评估，以提高这些操作的效率和安全性。

心脏CTA已经成为以左心房为基础的电生理学（EP）操作，如心房颤动（AF）消融术前准备工作的一部分。AF消融术的关键是应用射频能量围绕肺静脉前庭做广泛的画圈形式的消融。在导管插入左心房之前，必须评估肺静脉的数量、是否存在常见的肺静脉前庭以及是否存在潜在的特殊结构，如左心房憩室和三房心。另外，对于既往有房颤消融史的患者，必须对医源性肺静脉狭窄进行评估。通过使用体积绘制法将这些结构的评估整合到三维重建中。三维CT图像被重建，删除血管和冠状动脉结构图像，只保留肺静脉和左心房解剖，以便进行更集中的评估。

左心房解剖结构包括接收肺静脉汇入的静脉区域，其包围左房穹顶、前庭到二尖瓣瓣膜、左心耳和房间隔[1]。应仔细评估左心房的大小以及有无血栓[1, 2]。此外，在三维重建中可以包含食管，并注意它与肺静脉后部的距离程度[2]，从而避免射频能量直接应用于邻近食管的区域以预防心房食管瘘。然后将这些图像和数据集转换至电解剖标测系统，例如CARTO标测系统（Biosense Webster，Diamond Bar，CA，USA）和EnSite标测系统（Endocardial Solutions：心内膜激动标测系统）。通过把来自心脏CTA的图像叠加在标测系统创建的解剖成像上，有助于精确地绘制肺静脉和引导消融导管到靶部位（即插入PV的角度、大小）[3, 4]。这些形态反过来可以帮助解剖定位，追踪心内器械和定位消融病灶，有效缩短操作和透视检查时间[2]。

除了上述功能外，心脏CTA可用于检查EP手术后可能出现的并发症（如肺静脉狭窄）。本章将使用临床病例与图像进行演示和进一步解释心脏CTA在EP术中的应用。

J.J. Lee, MD
Department of Medicine,
University of Miami at Holy Cross Hospital,
Fort Lauderdale, FL, USA

R. Anand, MD • D. Weitz, MD (✉)
Electrophysiology Lab, Department of Cardiology,
Holy Cross Hospital, Fort Lauderdale, FL, USA
e-mail: daniel.weitz@gmail.com

13.1 病例

13.1.1 病史

72 岁男性患者,服用普罗帕酮 300mg(tid),卡维地洛 20mg(qd),仍然有阵发性心房颤动。消融前行心脏 CTA。

13.1.2 图像显示

左心房显示扩张,测量直径为 4.3cm。左心耳没有可见的血栓(图 13.1a)。右上肺静脉和中部肺叶静脉形成共干从前上方引流入左心房,右下肺静脉干从下后右侧汇入左心房,左上肺静脉引流入左心房的前上方,左下肺静脉引流入左心房的后下方(图 13.1b、c)。没有心包积液,也没有主动脉根部或肺动脉干扩张。

13.1.3 诊断

肺静脉干汇入左心房的正常解剖学特征。

13.1.4 讨论

虽然右肺有 3 个肺叶,左肺有两个肺叶,右肺中叶和右肺上叶静脉连在一起,通常每侧肺的两条肺静脉流入左心房[1]。其他的解剖变异包括:

(1)有的 3 条右肺叶静脉分别独立汇入左心房,提前获得该解剖变异可以确保所有肺静脉都能被电隔离,而不被遗漏[1]。

(2)两个左侧 PV 可以形成单独的肺静脉干,单个肺静脉干通常具有较大

的前庭入口。较大的前庭入口允许在口部消融部分病灶,而不必担心发生肺静脉狭窄[1]。

(3)肺叶静脉的附属小叶静脉可以加入并壮大两个左肺静脉。相反,这种附属的肺小叶静脉开口较小,如果独立引流入左心房,在消融术前应注意该附属小叶静脉及其小的开口,以确保所有 PV 均被电隔离并避免肺静脉狭窄[1]。

左心房大小也可用心脏 CTA 评估。LA 的扩大可以估计消融手术的持续时间和难度;它也是手术前后发生卒中和房颤的危险因素[5, 6]。在 AFFIRM 研究中,经胸超声心动图发现 LA 增大与房颤复发相关(轻度、中度和重度增大的 HR 分别为 1.21、1.16 和 1.32)[7]。此外,根据 ENGAGE AF-TIMI 48 试验的亚组研究,LA 结构和功能异常与 AF 负荷加重和 $CHADS_2$ 评分升高(卒中风险评估)之间存在很强的相关性[8]。

13.1.5 经验和教训

对于常规药物治疗难以治愈的房颤患者,应考虑射频消融以改变心房心肌基质[9]。心脏 CTA 通过明确患者的心脏血管解剖获得术前指导,可以在 EP 术前提供关键信息。

13.2 病例

13.2.1 图像显示

EP 术中成像:

图 13.1d 是从术前 CT 中提取的左心房容积的图像。在该图中可见 4 个肺

静脉和左心耳。

图 13.1e 是 三 维 快 速 解 剖 标 测（FAM）后前位视图（左）和同步的 CT 后前位视图（右）。注意，食管已经用相同的技术重建，并勾画出其相对于 LA 后壁的位置。

图 13.1f 也 是 相 当 于 左 前 斜 位（LAO）的 CT 三维 FAM 标测。该图显示消融导管在左下肺静脉（LIPV）和左上肺静脉（LSPV）之间的隆突上指向前方和上方（注意方向）。LIPV 内可见电活动标测导管。心内电图显示肺静脉内有局灶电活动。

图 13.1g 显 示 了 LIPV 的 电 隔 离。

在这里我们可以看到，当导管处于 LIPV 时，心内电图上显示没有局灶电活动。蓝点是电解剖位置标记消融过的位点，表示已实现完全电隔离。

图 13.1h 是三维 FAM 右后位视图和相应的 CT。这个实时视图允许我们监测在整个消融过程中导管远段尖端施加的力、阻抗、温度和功率。

13.2.2　诊断

无并发症发生的成功肺静脉隔离。

13.2.3　讨论

电生理学家可以应用这种三维重建

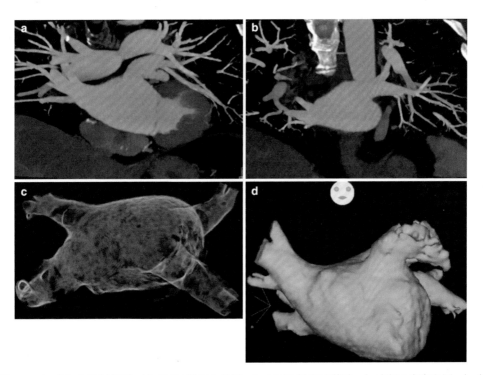

图 13.1　（a）左心房容积图。（b）MIP 轴向上静脉。（c）MIP 轴向下静脉。（d）左心房容积图。（e）三维快速解剖标测（FAM）后前位视图。（f）三维 FAM 左前斜 CT：隔离前。（g）三维 FAM 左前斜 CT：隔离后。（h）三维 FAM 右侧位 CT。（待续）

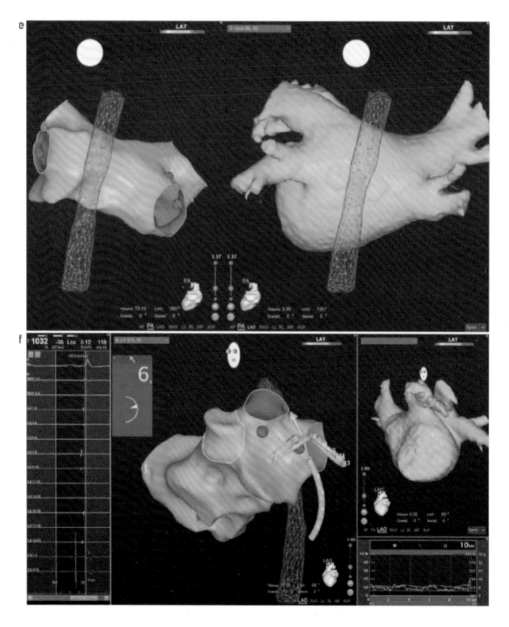

图 13.1 （续）

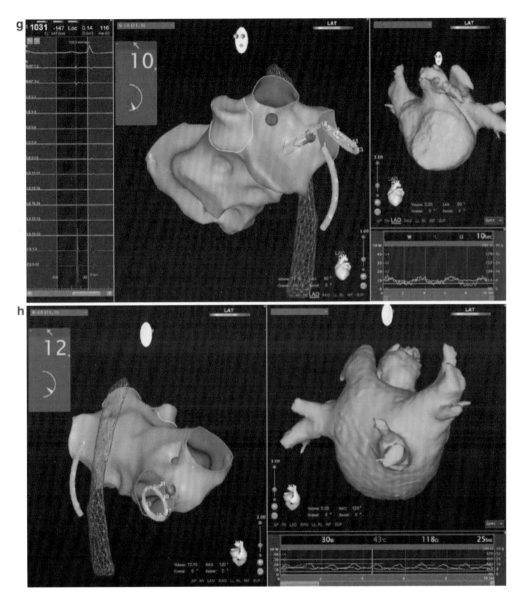

图 13.1 (续)

来安全地操纵导管进入心脏,并精确地定位消融靶点。LA 的后壁与食管前方有一层薄薄的脂肪隔离[10]。在手术前仔细评估左心房和食管之间的这种关系,并在手术过程中进行监测,以避免术中的食管损伤。术后随访,患者感觉良好并且不再有心房颤动症状。患者活动可,无劳累症状及呼吸急促。

13.2.4　经验和教训

通过与 CARTO、三维电解剖标测等非透视系统叠加的心脏 CTA 重建，消融导管可以在术中进行仔细有效地操作[11]。这不但增加了手术的安全性，同时也缩短了手术和射频消融时间。

13.3　病例

13.3.1　病史

56 岁男性患者，有心房颤动病史，8 年前在外院接受消融，现在房颤复发。3 年前，在消融后 5 年，患者再次出现心悸，并开始服用氟卡尼和美托洛尔抗心律失常治疗。但患者仍然主诉心悸但没有明显的气短。

复习外院的记录，没有术后的影像。消融前超声心动图显示心室功能和肺动脉压正常。按照操作清单在房间隔穿刺前，进行了术前 CT 以及三维重建，没有发现肺静脉狭窄。

肺静脉电位图显示左上肺静脉入口存在电位。在左心房导管操作期间发现左上肺静脉闭塞，考虑继发于 8 年前的 AF 消融。手术被中止以进行进一步诊断。

13.3.2　图像显示

CT（图 13.2a）和左心房三维重建（图 13.2b）显示左上肺静脉干的次全闭塞。肺灌注扫描显示左肺灌注显著减少（图 13.2c）。左肺血管成像显示左上肺静脉闭塞，从左肺上叶到左肺中部有良好的侧支循环。右中叶肺血管成像显示静脉反流局限于由动脉血管系统供血的肺部区域（图 13.2d，e）。

13.3.3　诊断

左上肺静脉（LSPV）狭窄。

13.3.4　讨论

患者无症状的肺静脉狭窄可能继发于通过良好发展的侧支循环进行代偿性血流动力学适应。虽然偶然发现了肺静脉狭窄，患者一直无症状，也没有进行 AF 消融的进一步尝试。

13.3.5　经验和教训

由于技术的改进，肺静脉狭窄的发生率，即 AF 消融肺静脉后确定可能发生的并发症，一直在下降。但是基于所使用的技术和诊断方式不同，接受 AF 消融的患者中肺静脉狭窄发生率大约在 40%[12]。

AF 消融后获得的肺静脉狭窄的严重程度从无症状到非特异性症状，包括持续性咳嗽、咯血和劳力性呼吸困难[13]。发生这些非特异性临床症状，医生应高度怀疑消融后患者存在肺静脉狭窄，并应进一步应用多种成像方式评估。对于大多数肺静脉狭窄的病例，包括严重病例，临床症状改善而无须进一步基于血流动力学代偿的干预[12]；只有大约 22% 的严重肺静脉狭窄，定义为超过 50% 的管腔闭塞，需要干预[14]。肺灌注扫描缺乏灌注表明肺动脉到体循环提供侧支，进一步支持存在代偿机制。在我们的病例中，肺血管成像进一步证实了这一点（图 13.2d）[15, 16]。准备再次行房颤消融的患者应接受心脏 CTA 检查，以进一步评估术前肺静脉狭窄的可能性。

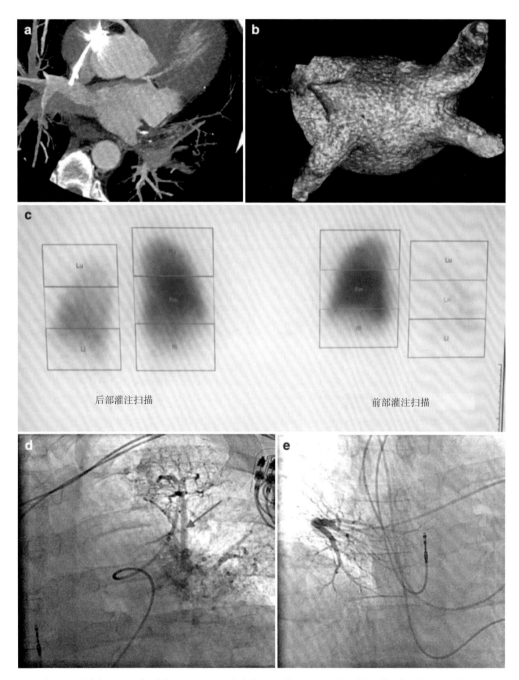

图 13.2 （a）轴向 MIP。（b）容积呈现。（c）肺灌注扫描。（d）左肺血管成像,箭头提示侧支。（e）右肺血管成像。

参考文献

1. Cronin P, Sneider MB, Kazerooni EA, Kelly AM, Scharr C, Oral H, Morady F. MDCT of the left atrium and pulmonary veins in planning radiofrequency ablation in planning radiofrequency ablation for atrial fibrillation: a how-to-guide. AJR Am J Roentgenol. 2004;183(3):767–8.

2. Joshi SB, Blum AR, Mansour M, Abbara S. CT applications in electrophysiology. Cardiol Clin. 2009;27:619–31.

3. Maksimovic R, Dill T, Ristic AD, Seferovic PM. Imaging in percutaneous ablation for atrial fibrillation. Eur Radiol. 2006;16:2491–1504.

4. Martinek M, Nesser HJ, Aichinger J, Boehm G, Purerfellner H. Impact of integration of multislice computed tomography imaging into three dimensional electroanatomic mapping in clinical outcomes, safely and efficacy using radiofrequency ablation for atrial fibrillation. Pacing Clin Electrophysiol. 2007;30:1215–23.

5. Mahabadi AA, Samy B, Seneviratne SK, Toepker MH, Bamberg F, Hoffman U, Truong QA. Quantitative assessment of left atrial volume by echocardiographic-gated contrast-enhanced multidetector computed tomography. J Cardiovasc Comput Tomogr. 2009;3:80–7.

6. Lin FY, Devereux RB, Roman MJ, Meng J, Jow VM, Jacobs A, Weinsaft JW, Shaw LI, Berman DS, Callister TQ, Min JK. Cardiac chamber volumes, function and mass as determined by 64 multidetector row computed tomography; mean values among healthy adults free or hypertension and obesity. JACC Cardiovasc Imaging. 2008;1:782–6.

7. Olshansky B, et al. Are transthoracic echocardiographic parameters associated with atrial fibrillation recurrence or stroke?: results from the atrial fibrillation follow-up investigation of rhythm management (AFFIRM) study. J Am Coll Cardiol. 2005;4512:2026–33.

8. Gupta DK, et al. Left atrial structure and function in atrial fibrillation: ENGAGE AF-TIMI 48. Eur Heart J. 2014;3522:1457–65.

9. Rajiah P, Schoenhagen P. The role of computed tomography in pre-procedural planning of cardiovascular surgery and intervention. Insights Imaging. 2013;4(5):671–89.

10. Daoud EG, Hummel JD, Houmsse M, Hart DT, Weiss R, Liu Z, Augostini R, Kalbfleisch S, Smith MC, Mehta R, Gangasani A, Raman SV. Comparison of computed tomographic imaging with intraprocedural contrast esophagogram. Implications for catheter ablation of atrial fibrillation. Heart Rhythm. 2008;5(7):975–80.

11. Shen M, DS F, Helguera M, Cherla A. 3D CTA mapping for electrophysiological procedures. Volumetric Cardiac Imaging 3:89–98.

12. Saad EB, Marrouche NF, Saad CP, et al. Pulmonary vein stenosis after catheter ablation of atrial fibrillation: emergence of a new clinical syndrome. Ann Intern Med. 2003;138:634–8.

13. Yun D, Jung JI, YS O, Youn H-J. Hemodynamic change in pulmonary vein stenosis after radiofrequency ablation: assessment with magnetic resonance angiography. Korean J Radiol. 2012;13(6):816–9.

14. Cappato R, Calkins H, Chen SA, et al. Updated worldwide survey on the methods, efficacy, and safety of catheter ablation for human atrial fibrillation. Circ Arrhythm Electrophysiol. 2010;3:32–8.

15. Kluge A, Dill T, Ekinci O, et al. Decreased pulmonary perfusion in pulmonary vein stenosis after radiofrequency ablation: assessment with dynamic magnetic resonance perfusion imaging. Chest. 2004;126:428–37.

16. Nanthakumar K, Mountz JM, Plumb VJ, Epstein AE, Kay G. Functional assessment of pulmonary vein stenosis using radionuclide ventilation/perfusion imaging. Chest. 2004;126(2):645–51.

第14章 经导管主动脉瓣置换术的术前 CT 评估

Tariq A. Hameed

14.1 经导管主动脉瓣置换术

严重主动脉瓣狭窄发病率高,有症状但未经治疗的患者死亡率也很高。以往严重主动脉瓣狭窄都需要外科瓣膜置换治疗。然而,有相当多的一部分患者因为同时合并其他系统疾病,不能耐受外科手术。这部分高危患者行经皮经导管主动脉瓣置换术也是一种治疗选择,与药物治疗相比,可以明显改善预后。

经导管主动脉瓣置换术,也称为经导管主动脉瓣植入术(TAVI),就是在自身有病变的主动脉瓣膜内植入生物人工瓣膜(图 14.1)。手术过程大致如下,在 X 线透视的指导下,预装在鞘管中的人工瓣膜沿着已经通过主动脉瓣进入左心室的指引导丝和导管经外周血管途径达到主动脉瓣膜位置。遵循正确的操作和定位,瓣膜从鞘管中推出,根据瓣膜的类型,允许自膨胀支架瓣膜或球囊扩张膨胀瓣膜,在自身主动脉瓣膜内释放人工主动脉瓣。随着自身主动脉瓣瓣叶被取代或挤压到主动脉根部的主动脉壁上,人工瓣膜被锚定在自身瓣膜的周围组织中。

两种常用的人工生物瓣膜类型是:

(1)球囊扩张 Edwards 瓣膜(Edwards Lifesciences, Irvine, CA),包括 Sapien、Sapien XT 和 Sapien 3(图 14.2a,b)。

(2)自膨胀 Medtronic CoreValve 系统(图 14.2c),包括 CoreValve 和 Evolut R(Medtronic, Minneapolis, MN)。

经导管心脏瓣膜(THV)植入通常推荐通过股动脉途径(图 14.3a),因为经股动脉途径发生潜在并发症的风险小。要求入路血管髂动脉和主动脉有合适的直径来容纳装载瓣膜的鞘管,同时尽量没有迂曲。严重迂曲在瓣膜植入过程中会限制导管的通过性。如果患者的髂股动脉解剖不适合作为入路血管,可以采用其他方法,包括经左心室心尖入路的经心尖方法(图 14.3b~d)、经升主动脉途径的直接主动脉方法(图 14.3e~g)和经

T.A. Hameed, MD, FCPS
Indiana University School of Medicine and Indiana University Health, Indianapolis, IN, USA
e-mail: thameed@iupui.edu

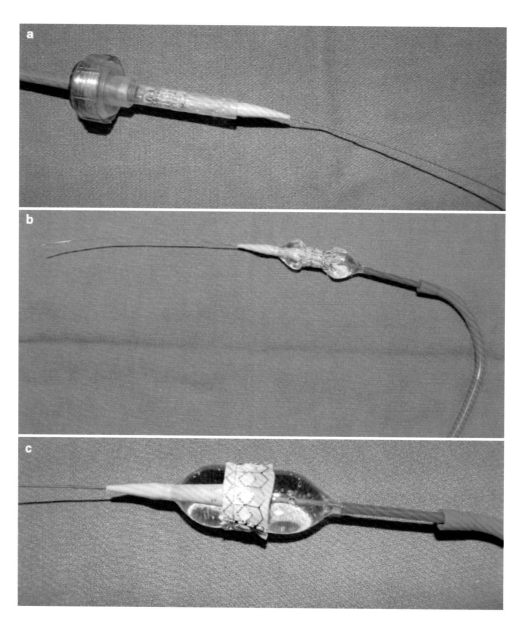

图 14.1 （a）瓣膜装载在输送鞘管内。（b）瓣膜在部分膨胀的球囊上。（c）瓣膜在完全膨胀的球囊上。（d~f）放射影像下经导管瓣膜释放的过程。（待续）

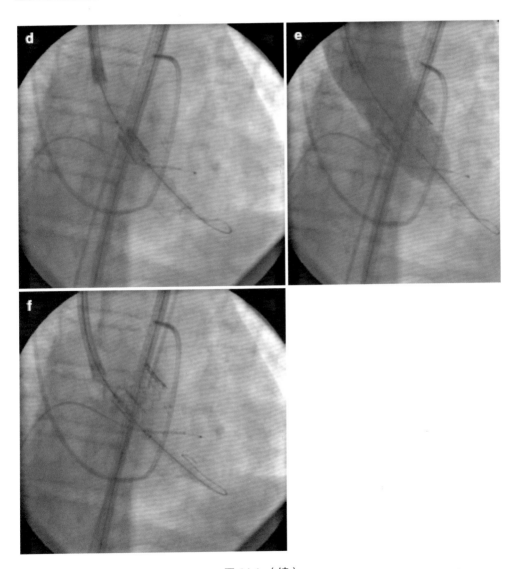

图 14.1 (续)

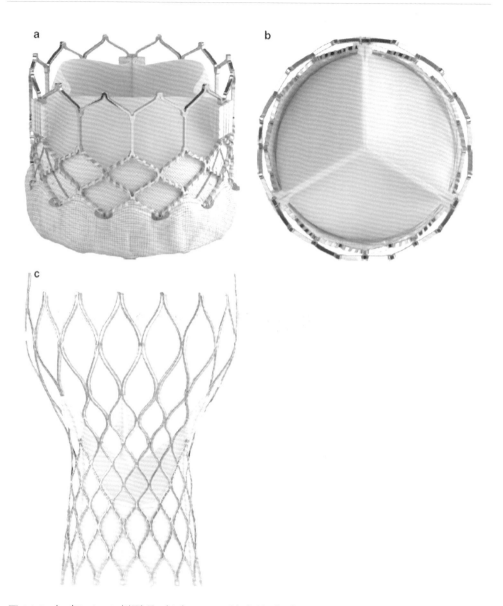

图 14.2 （a）Sapien 3 侧面观。（b）Sapien 3 瓣叶观。（c）CoreValve 26mm 瓣膜。（a，b used with permission by Edwards Lifesciences LLC, Irvine, CA. c is used with permission by Medtronic © 2016）

腋动脉或锁骨下动脉方法。

TAVR 术前有多种影像学检查手段，如超声心动图、成像以及 CT 检查。TAVR 所用的人工瓣膜的型号及大小种类多样，精确地选择人工瓣膜的大小对于 TAVR 而言尤为重要，瓣膜过大可能导致瓣环破裂，过小则可能导致栓塞及瓣周漏的发生。超声（包括经食管超声）和导管成像虽然可用于评估主动脉瓣的大小，但由于主动脉瓣环大多呈卵圆形或椭圆形而非规则的圆形，因此，通过 CT 能够更准确地评估主动脉瓣环的大小，三维 CT 较二维 CT 优势会更显著。

CT 还可用于评估主动脉根部形态的其他特征，比如主动脉瓣膜是三叶还是二叶瓣，这对 TAVR 过程中瓣膜的对齐是一个很大的挑战。主动脉瓣钙化的分布评估十分重要，由于钙化多为非对称或向下延伸至左室流出道，这些可能会导致术后瓣膜反流及瓣周漏的发生风险增高。CT 通过瓣环面水平和瓣叶的大小来评估冠状动脉开口的高度，这对于指导植入人工瓣膜导致原位瓣叶移位或人工瓣膜植入过高导致冠状动脉闭塞的风险具有很重要意义。由于 CoreValve 的覆盖范围包括左室流出道至升主动脉，因此需要通过 CT 来排除主动脉瘤，评估升主动脉、窦管交界处（STJ）的大小以及主动脉窦的最小直径以及高度，从而选择合适大小的人工瓣膜。主动脉根部 CT 影像同时可以帮助指导 TAVR 术中射线的投照角度，以此更好地显示出主动脉瓣环及瓣面的位置。

CT 可以评估入路血管的管腔大小、钙化及迂曲的程度，从而确定经股动脉入路或经锁骨下动脉入路的可行性。通过对动脉粥样硬化斑块的数量或主动脉弓部位是否存在血栓进行检查，进而评估导管操作过程中发生脑栓塞的潜在风险。同时 CT 通过评估升主动脉的长度和动脉管壁钙化的情况，指导经胸小切口直接经主动脉入路的可行性，因为升主动脉过短或动脉壁大量钙化可能会使手术入路存在风险。

14.1.1　TAVR 术前 CT 评价

对胸部、腹部及盆腔行 CTA 检查。检查包括应用心电门控 CTA，通过静脉注射对比剂（静脉弹丸式注射或定时注射），于动脉相评估主动脉根部及胸主动脉。腹部和盆腔的腹主动脉和髂股动脉 CTA 检查通常是采用非心电门控的独立采集程序来获得的。两次检查的总对比剂剂量同扫描时间相关，通常为 100~120 mL。

14.1.2　图像重建

心电同步胸部 CTA 在心脏收缩期（20%~35% 的 RR 间期）重建，从而获取主动脉瓣环的最大值。有报道认为，在 20%RR 间期可以获取最大瓣环值。利用采集到的数据，通过多平面重组技术（MPR）及三维图像，可以为 TAVR 进行术前评估（病例 1~5）。

14.1.3　低剂量对比剂 CTA

很多合并肾功能不全的主动脉瓣重度狭窄患者拟行 TAVR 术前评估时，都面临对比剂诱发 CIN 的高风险。因此，对于这部分患者，CT 技术可在检查时尽

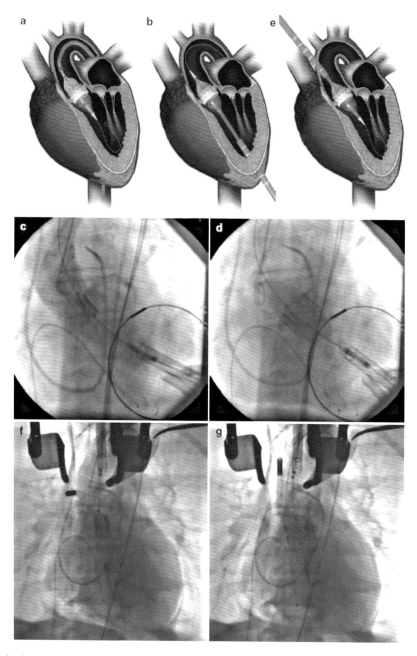

图 14.3 （a）Commander Edwards 瓣膜通过经股动脉途径植入方法。（b）Certitude Edwards 瓣膜经心尖途径植入方法。（c, d）放射影像下经心尖方法。（e）Certitude Edwards 瓣膜经主动脉途径植入方法。（f, g）放射影像下经主动脉瓣膜植入。（a, b, e are used with permission by Edwards Lifesciences LLC, Irvine, CA. Edwards, Edwards Lifesciences, CERTITUDE, COMMANDER, Edwards SAPIEN, SAPIEN, SAPIEN XT, and SAPIEN 3 are trademarks of Edwards Lifesciences Corporation）

可能减少他们对静脉对比剂的暴露，CTA 可使用非常小剂量的对比剂进行。鉴于 80kVp 条件下 X 线更加匹配碘的 K 系吸收，因此，在同等碘浓度的情况下 X 线衰减更高，在采用小剂量对比剂时，为增加影像的强化程度，经过优化多采用 80kVp 条件下进行 CT 扫描（图 14.4a, b）。当然，80kVp 带来的高噪声则可以通过提高管电流或新的重建技术比如模型迭代技术来降低（图 14.4c）。然后，通过定时弹丸式注射对比剂，在对比剂抵达主动脉的峰值浓度时设定 CT 扫描获取影像。心电门控胸部 CTA 检查后可以继续分次应用小剂量对比剂在非心电门控 CTA 条件下获取腹部及盆腔的增强影像（病例 6~8）。

14.2　病例 1

14.2.1　病史

患者 88 岁，主动脉重度狭窄拟行 TAVR 术前检查。

14.2.2　检查

256 排螺旋 CT 心脏或胸部成像，对比剂 57mL 静脉弹丸式注射，感兴趣区位于升主动脉，CT 值为 150Hu。在 20% 和 25% 的 RR 间期进行图像重建。横断面图像选择不同的截面显示主动脉瓣环、主动脉瓣窦、STJ 和 LVOT 的大小（图 14.5 和图 14.6）。在瓣叶水平影像显示主动脉瓣为三叶式主动脉瓣结构伴中度钙化，冠状位成像显示左右冠状动脉起始部位切面以及冠状动脉开口距离主动脉瓣环的高度（图 14.7）。图 14.8 显示参考水平的横断面成像，根据周长和面积计算出主动脉瓣环的平均直径和有效直径为 28.6 mm。

14.2.3　讨论

首先，通过斜冠状位（图 14.9）及斜矢状位（图 14.10）获得主动脉环影像，沿主动脉环中心部位长轴标出十字线，测出瓣环大小。在瓣叶低位附着水平测量瓣环直径（图 14.11）。在瓣叶低位附着

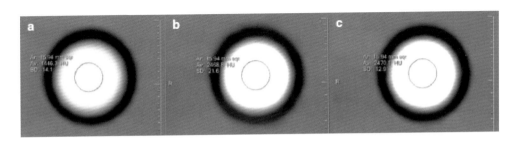

图 14.4　不同的高压千伏条件下碘对比剂的衰减（13G 碘或 < 35mL 静脉注射，与 370mg/100mL 碘浓度相比）。（a）120 kVp 图像（HU）。（b）80 kVp 图像伴有高衰减高噪声（SD）应用复合成像重建。（c）80 kVp 图像同（b）。应用基于模型的图像重建减低了噪声。

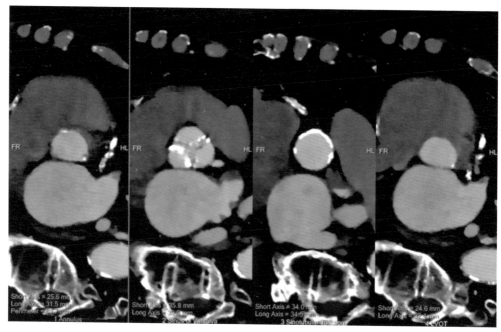

图 14.5　主动脉瓣环、Valdalva 窦、窦管结合部和 LVOT 的横断面成像（左－右）。

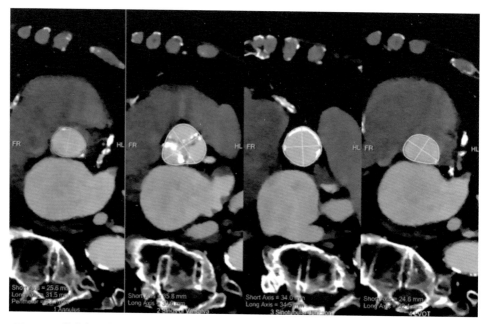

图 14.6　带有标记的主动脉瓣环、Valdalva 窦、窦管结合部和 LVOT 的横断面成像（左－右）。

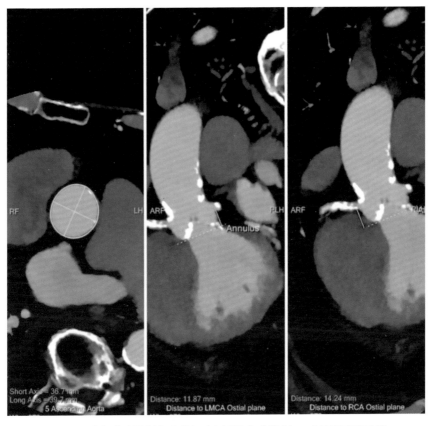

图 14.7　升主动脉横断位成像（a）和冠状位成像（b,c）显示冠状动脉。

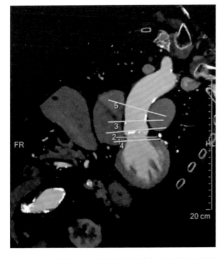

图 14.8　冠状位参考成像用于细化选择横断面成像的位置水平。

水平通过测量瓣环的长短径得出平均直径。通过瓣环的周长或面积计算出瓣环的有效直径。由于瓣环通常为卵圆形或椭圆形，因此通过面积获取的直径更加能够匹配出合适的瓣膜。同样，可以由斜矢状位和冠状位图像得到的长轴与其他水平垂直的横断面影像（图 14.12 至图 14.15）。通过冠状动脉水平及瓣环水平的断面影像获得瓣环至冠状动脉开口的高度（图 14.16 至图 14.19）。THV 术中需要采用与原位瓣膜平面相垂直的最佳投照体位。CT 可用于确定这一最佳的投照体位。图 14.20 和图 14.21 显示了主动

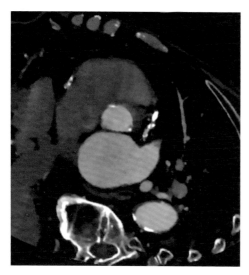

图 14.9　斜冠状位成像选择合适的平面用于主动脉瓣环的横断面成像。

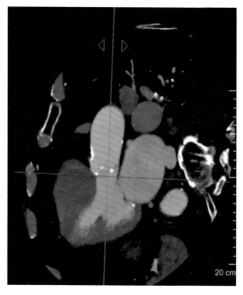

图 14.11　主动脉瓣环的横断面成像(由图 14.9 和图 14.10 获得)。

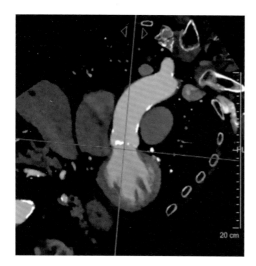

图 14.10　斜矢状位成像选择合适的平面用于主动脉瓣环的横断面成像。

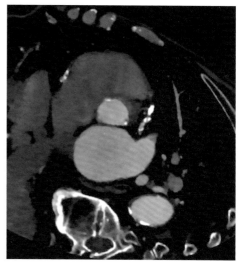

图 14.12　Valsalva 窦的横断面成像。

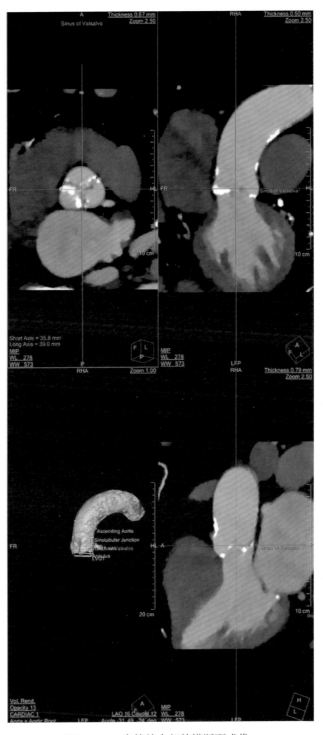

图 14.13　窦管结合部的横断面成像。

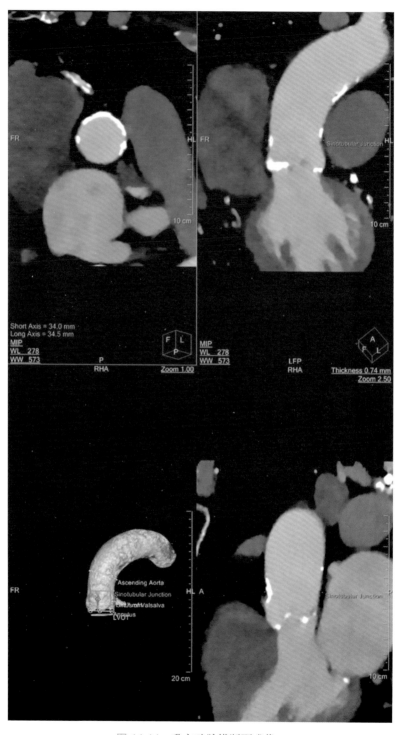

图 14.14　升主动脉横断面成像。

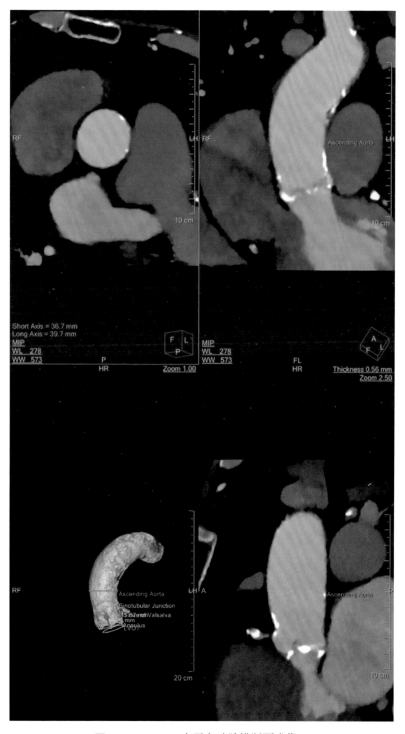

图 14.15　LVOT 水平主动脉横断面成像。

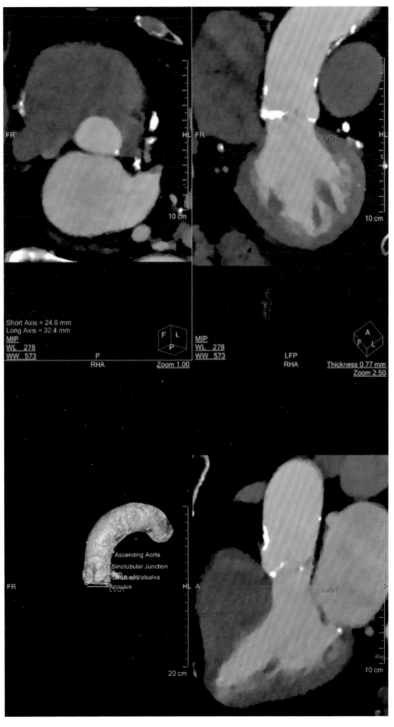

图 14.16　左主干水平横断面成像。

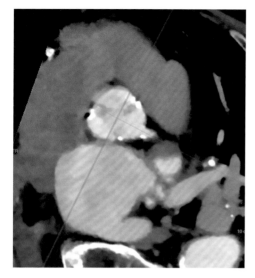

图 14.17　主动脉冠状位成像评价左主干开口的高度（由图 14.16 获得）。

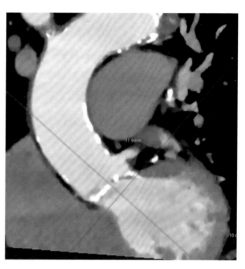

图 14.19　冠状位成像显示左主干开口距离瓣环的高度。

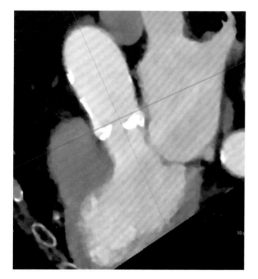

图 14.18　左主干水平矢状位成像。

脉参考线上基于瓣环平面通过软件生成进而预测 TAVR 术中管球垂直于瓣环面的最佳投照体位，从而降低了术中因寻找投照体位导致对比剂用量以及操作时间的增加。该患者接受了经股植入 29mm Sapien 3 瓣膜（图 14.22）。

14.2.4　经验和教训

首先，通过主动脉窦中部水平的主动脉瓣叶横断面成像显示出均匀的 3 个瓣叶，以此为参考，调整斜矢状位及斜冠状位成像，获得准确的通过瓣膜的纵向主动脉瓣环成像。随后，沿着长轴向下移至瓣叶交接点下，获得瓣环横断面成像。

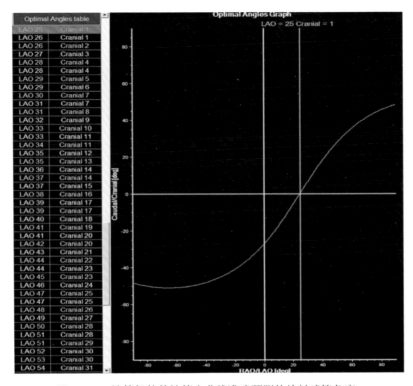

图 14.20　计算机软件计算出曲线准确预测的放射球管角度。

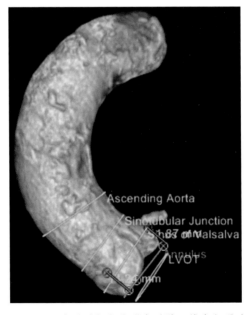

图 14.21　主动脉根部和升主动脉三维容积重建
成像显示瓣膜平面与图 14.20 一致。

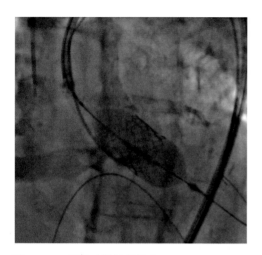

图 14.22　经股动脉途径植入 29mm Sapien 3 瓣膜的造影图像。

14.3　病例 2

14.3.1　病史

患者主动脉瓣重度狭窄拟行 TAVR 术前 CT 检查。

14.3.2　检查

增强 CT 血管成像检查评估髂股动脉入路。

图 14.23a~d：右髂动脉轻到中度迂曲，左髂动脉轻度迂曲。横断面成像显示髂动脉管腔正常无钙化。

图 14.24a，b：髂动脉管腔相对较小伴环形钙化。

图 14.25a~d：主动脉远段及髂总动脉严重钙化伴重度狭窄。

图 14.26a，b：主动脉及髂动脉严重迂曲。

诊断：经髂股动脉途径行 TAVR 的患者，在应用 CT 评估血管并发症的风险时，不同患者可以有正常及异常的表现。

14.3.3　讨论

通过不同的影像学技术获得评估主动脉及髂动脉的最佳方式。其包括中心线断层影像 MPR、MIP 和三维 VR 技术。

血管的管腔大小、瓣膜的类型、输送所需的介入器械及保护鞘管的大小是判断入路血管是否安全的标准。随着介入器械的发展，介入器械所需的血管管腔大小逐渐减小。虽然髂动脉因直径大于介入鞘管的直径而适合于作为介入的路径，但较细的血管由于自身具有一定的膨胀性，即便与介入鞘管不匹配，短距离的应用仍然可以作为安全的介入入路。当然，钙化可以导致血管自身的可膨胀性降低，尤其是环形或马蹄形的钙化，可以导致血管损伤和破裂的风险增加。

髂动脉显著迂曲可以限制 TAVR 导管的可操控性。尤其是对于血管硬化、顺应性差或血管狭窄严重的动脉粥样硬化伴钙化患者而言更为突出。图 14.26 是一例经股动脉入路的 TAVR 患者的成像。

14.3.4　经验和教训

动脉断层成像对于血管直径的评估非常重要，尤其是血管直径相对较小且存在分叉或迂曲的情况。应用中心线技术评估分叉或迂曲的血管应当更加仔细的进行检查，确保图像的真实轴面垂直于血管的长轴，进而避免由于血管面的倾斜而导致错误的血管管腔直径的评估。

在一些病例中，由于钙化同对比剂的影像学信号衰减相同，而难以准确地

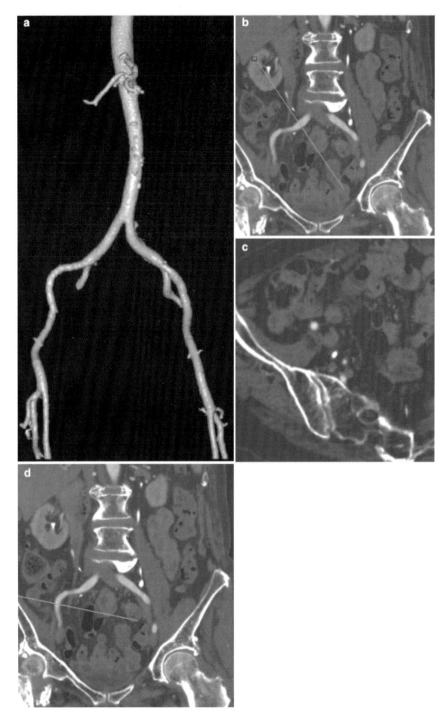

图 14.23 （a）主动脉和髂动脉的 VR 像。（b）右髂总动脉的参考图像。（c）右侧髂外动脉的横断面成像。（d）右侧髂外动脉的参考图像。

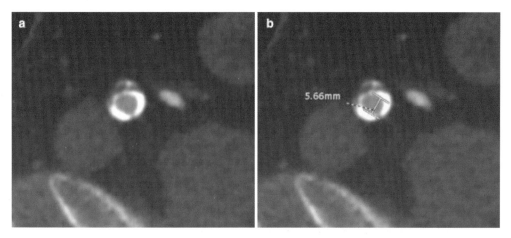

图 14.24 （a，b）髂动脉环形钙化，管腔直径为 5.66mm。

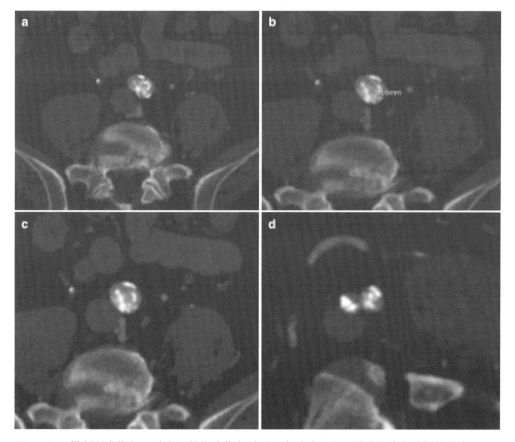

图 14.25 横断面成像（a~d）和冠状位成像（e）显示主动脉远段和髂总动脉大的钙化斑块和严重狭窄。（待续）

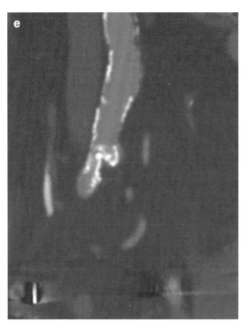

图 14.25 （续）

评估血管管腔的大小。尤其对于较小的血管像髂外动脉,因此需要通过选择适当的窗位和窗宽尽可能地将钙化病变和对比剂之间的差别显现出来,由于硬化的伪影,致密的钙化可产生低密度条纹。

14.4.1　病史

男性患者, 84 岁,超声心动图发现重度主动脉狭窄 TAVR 术前评估。

14.4.2　检查

图 14.27: 主动脉瓣平面横断面成像心脏收缩期 30% 的 RR 间期重建:发现二叶式主动脉瓣（BAV）融合,瓣膜尖部重度钙化。收缩期瓣膜不能完全打开,符合重度主动脉狭窄。图 14.28: 主动脉环水平

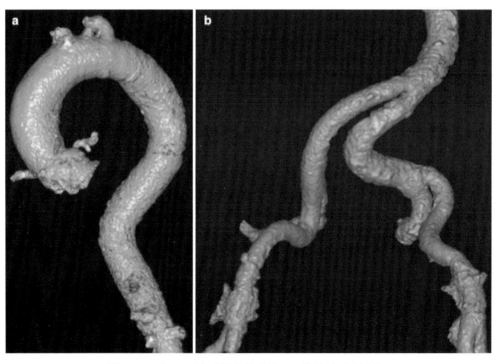

图 14.26　（a, b）主动脉和髂动脉 VR 像显示严重迂曲。

横断面显示瓣环直径 31mm×25.3mm,面积为 607mm²,据此计算出有效直径为 27.8mm。图 14.29:TAVR 术中透视 / 成像显示 29 mm Medtronic Core valve 瓣膜于释放前、释放中及释放后的影像。图 14.30:胸部 X 线片显示植入的 Core Valve 人工瓣膜。

14.4.3　诊断

二叶主动脉瓣(BAV)重度钙化。

14.4　病例 3

14.4.4　讨论

二叶主动脉瓣(BAV)对经导管瓣膜置换术提出了特殊的挑战。瓣膜非对称的形态以及纤维化或重度钙化可以导致人工瓣膜释放不充分或定位不佳,进而可能导致瓣膜植入后发生严重的主动脉瓣反流。对于存在钙化或体型较大的患者而言,经胸超声检查出 BAV 存在困难,该类患者可能会在 CT 进行 TAVR 术前瓣膜大小评估时发现。然而迄今为止 BAV 患者 TAVR 术后长期随访的结果依然有限。

14.4.5　经验和教训

BAV 的形态通常为椭圆形,而人工瓣膜目前均为圆形,因此 CT 可以更准确地评估所需植入人工瓣膜的大小。TAVR 术前 CT 检查可以对二叶主动脉瓣提供初诊,或进一步证实超声心动图的检查结果,同时能够显示出钙化的程度,从而指导瓣膜的定位。

14.5　病例 4

14.5.1　病史

女性患者,98 岁,患有主动脉瓣重度狭窄,TAVR 术前 CT 评估。

14.5.2　检查

图 14.31 显示 LM 开口距离主动脉瓣环 5.6mm,RCA 开口距离主动脉瓣环 10.9mm。横断面成像显示 LM 开口位于主动脉窦中部位置,提示低位 LM 开口(图 14.32)。

TAVR 术中导管成像左冠状动脉显示不清(图 14.33)以及成像导管位于左冠状动脉时主动脉瓣球囊扩张时的成像(图 14.34)。图 14.35 显示植入主动脉瓣后左冠状动脉图像。

14.5.3　诊断

相对于主动脉瓣环低位的 LM 开口。

14.5.4　讨论

低位 LM 开口可能会有在植入人工瓣膜的过程中,由于原钙化的主动脉瓣膜或植入人工瓣膜后的瓣膜重叠导致瓣膜移位发生冠状动脉闭塞的风险。冠状动脉的开口位置低于 10mm,冠状动脉闭塞的风险会增加,而植入瓣膜的型号及类型不同,发生冠状动脉闭塞的风险也会有所差异。植入的主动脉瓣膜越大,发生冠状动脉闭塞的风险越高。因此,精确地评估主动脉瓣环水平至冠状动脉

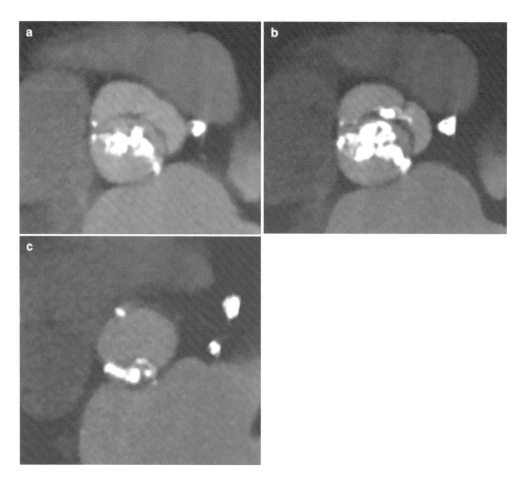

图 14.27　主动脉瓣尖水平横断面成像显示二叶主动脉瓣伴有严重钙化。

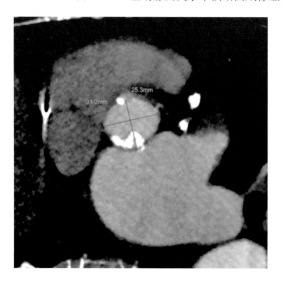

图 14.28　主动脉瓣环水平的横断面成像。

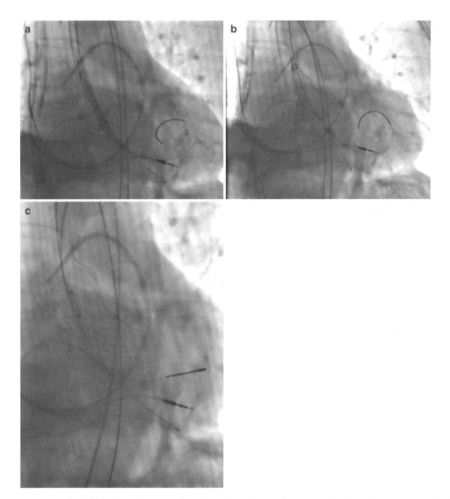

图 14.29　TAVR 操作过程的放射影像：释放前(a)、释放过程(b)和释放后(c)的 Core Valve 瓣膜。

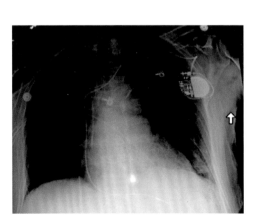

图 14.30　Core Valve 植入后的 X 线成像。

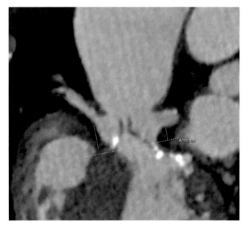

图 14.31　低位开口的冠状动脉左主干。

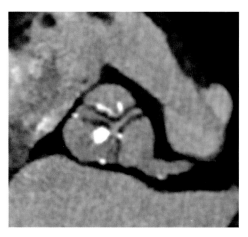

图 14.32　在 Valsalva 窦中部水平横断面显示左主干开口。

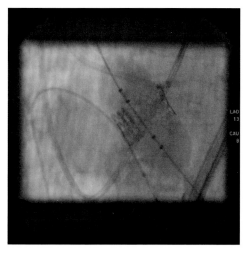

图 14.34　透视影像显示人工主动脉瓣膜球囊膨胀过程中有一个导管放置在 LMCA 开口。

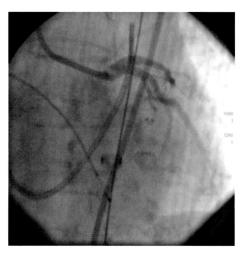

图 14.33　冠状动脉造影显示左冠状动脉。

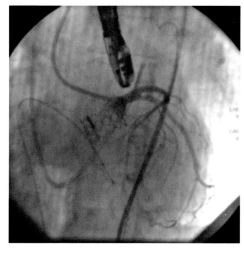

图 14.35　冠状动脉造影显示植入的主动脉瓣膜和通畅的左主干。

开口的高度,对于患者是否适合行 TAVR 非常重要。上述病例中采用成像导管置入冠状动脉开口,从而防止冠状动脉开口在植入瓣膜的过程中发生闭塞。

14.5.5　经验和教训

CTA 精确地评估冠状动脉开口的高度有助于术前规划。通过结合患者的整体情况及其他危险因素,可以通过改进植入技术完成 TAVR。

14.6　病例 5

14.6.1　病史

男性患者,80 岁,既往外科生物瓣膜(25 mm SJM Biocor valve)置换术后;超声心动图提示主动脉瓣狭窄伴反流,生物瓣衰竭。TAVR 术前 CT 检查。

14.6.2　检查

心电门控 CTA 图像显示人工瓣膜(图 14.36 至图 14.45)。

图 14.36 显示由斜冠状位(图 14.37)和斜矢状位(图 14.38)生成的瓣膜横断面平面成像。

图 14.39 显示内腔直径为 18 mm× 17.7mm,而该瓣膜的正常直径应为 25mm。

图 14.40 和图 14.41:瓣膜支柱在 CT 上呈低密度影,但 CT 显示不出瓣叶。瓣膜支柱的上边缘在 CT 影像上显示的是 3 个高密度影,上面附着着瓣叶。

图 14.42 至图 14.45:在瓣膜的柱上边缘位置画一个虚拟瓣膜环,距离 LMCA 开口为 2.7mm。

14.6.3　诊断

人工瓣膜的内径为 18 mm×17.7 mm。位于瓣膜支柱上边缘位置画出的虚拟瓣膜环距离 LMCA 开口为 2.7mm,冠状动脉低位开口行 TAVR 瓣中瓣植入术会导致冠状动脉闭塞的发生风险增加。

14.6.4　讨论

外科人工瓣膜包括支架瓣膜和非支架瓣膜等多种类型。该例外科瓣膜植入点位于原位瓣环或稍高的位置。狭窄、反流或狭窄伴反流表示人工生物瓣膜衰坏,通常需要外科手术治疗。而 TAVR 瓣中瓣植入术仅在患者外科手术风险高的情况下才会应用。

瓣中瓣发生并发症的风险较高,如术后发生高跨主动脉梯度压、瓣膜移位及冠状动脉闭塞。然而,在外科手术瓣膜固定环的保护作用下,瓣中瓣导致瓣环破裂或传导系统异常的风险则较低。

超声心动图诊断出外科主动脉瓣衰坏后,CT 用于 TAVR 术前包括非平行于主动脉根部长轴的管腔直径检查,而不仅仅是瓣膜的平均直径及瓣膜的定位。

术前应对外科瓣膜预期位置相对于冠状动脉开口的角度进行评估。主动脉根部粗大,冠状动脉发生闭塞的风险就低。TAVR 术前通过 CT 在人工瓣膜支柱的上边缘画一个虚拟的瓣膜环结合冠状动脉开口预测 THV 瓣膜的大小。冠状动脉开口位置距瓣膜环< 3mm,THV

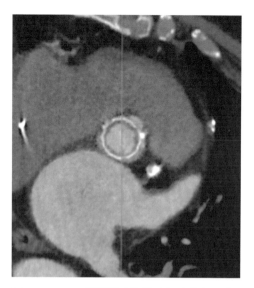

图 14.36　CT 横断面成像显示主动脉人工生物瓣膜。

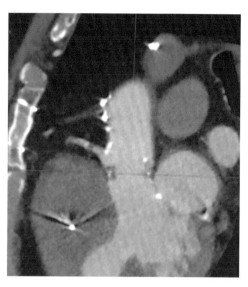

图 14.38　以横断面生物瓣水平图像为参考的斜矢状位图像。

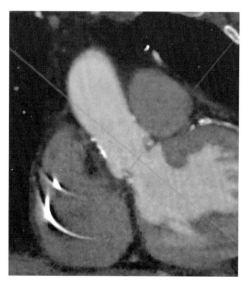

图 14.37　以横断面生物瓣水平图像为参考的斜冠状位成像。

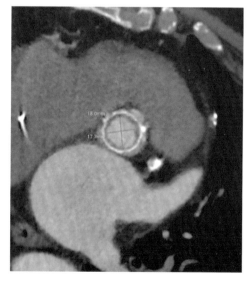

图 14.39　横断面显示生物瓣管腔直径。

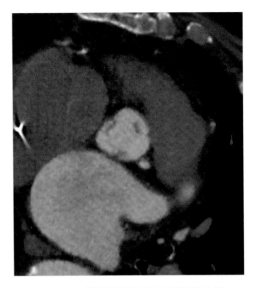

图 14.40　横断面显示低密度瓣膜支柱。

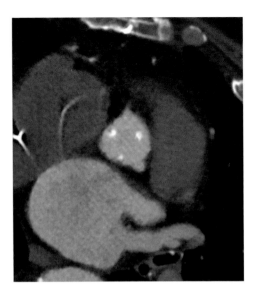

图 14.42　瓣膜支柱上缘水平横断面成像。

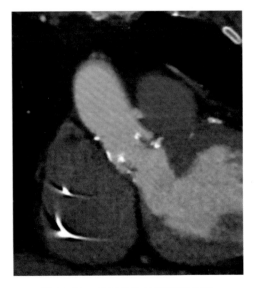

图 14.41　斜矢状位显示瓣膜支柱。

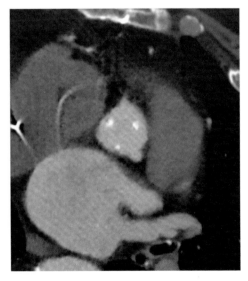

图 14.43　横断面成像绘制瓣膜虚拟环。

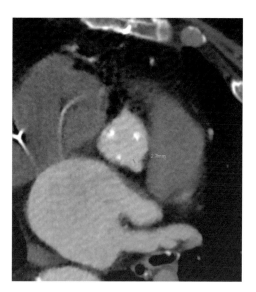

图 14.44 瓣膜上缘水平横断面图像绘制虚拟环,显示距离 LMCA 开口 2.7mm。

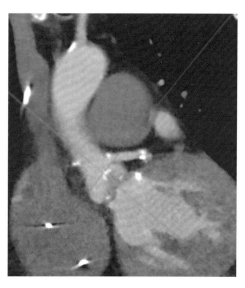

图 14.45 以瓣膜支柱上缘水平和 LMCA 开口横断面为参考,获得冠状位成像。

瓣中瓣植入术中发生冠状动脉闭塞的风险较距离 6mm 要高。通过 THV 植入位点降低或选择稍小直径的 THV 瓣膜减少瓣膜支柱及瓣叶的横向移位可降低冠状动脉闭塞发生的风险。

14.6.5 经验和教训

外科瓣膜通常以瓣膜的外径或缝合环的大小作为平均直径,而 TAVR 瓣环的选取通常以内环作为标准。人工生物瓣膜的瓣叶在 CT 成像上不显影,但 CT 可以用于检查人工瓣膜衰竭后是否存在钙化或血栓。

14.7 病例 6

病史:患者 88 岁,重度主动脉瓣狭窄伴肾功能不全,TAVR 术前低对比剂量 CT 评估。

14.7.1 检查

对比剂总量为 28mL(碘帕醇 370 mg/dL),80kV 心电门控胸部、腹部及盆腔 CTA 扫描(图 14.46 至图 14.59)。

14.7.2 CT 扫描技术

定时运行 1:1mL@3.5/s,生理盐水推注 20mL@3.5/s:22 s。

定时运行 2:2mL@3.5/s,生理盐水推注 25mL@3.5/s:31 s。

CT 扫描:4cm 长的探测器阵列,128 排螺旋 CT。

扫描范围:主动脉弓至股总动脉(单扫描采集)。

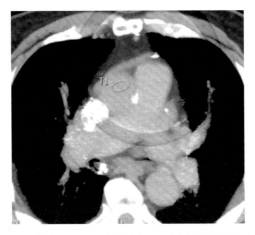

图 14.46　80 kVp 技术：1mL 对比剂弹丸式注射定时运行在升主动脉显影。

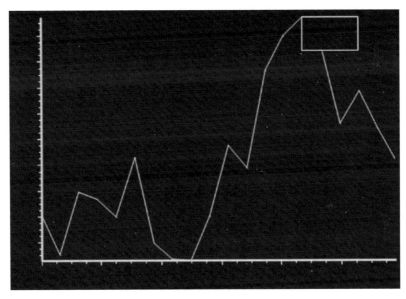

图 14.47　图表生成于弹丸式注射对比剂定时运行（图 14.46），显示对比剂到达主动脉的时间。

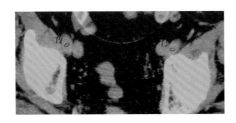

图 14.48　80 kVp 技术：2mL 对比剂弹丸式注射定时运行在髂外动脉显影。

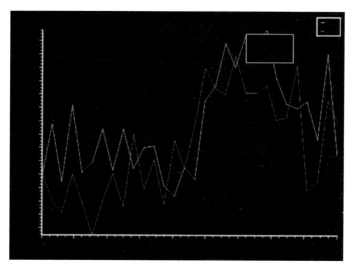

图 14.49   图表生成于弹丸式注射对比剂定时运行(图 14.48),显示对比剂到达髂动脉的时间。

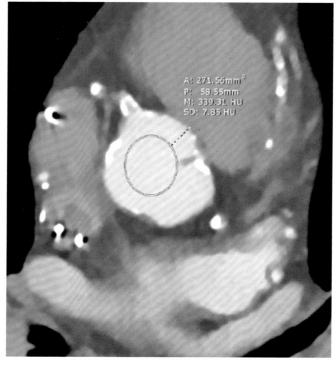

图 14.50   80 kVp 技术应用 25mL 对比剂:主动脉根部 Valsalva 窦对比增强,CT 值为 339 Hu。

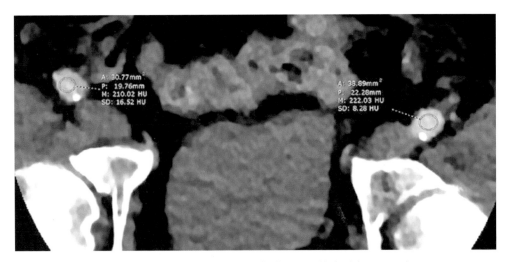

图 14.51　80 kVp 技术：两侧髂动脉对比剂增强，CT 值分别为 210Hu 和 222 Hu。

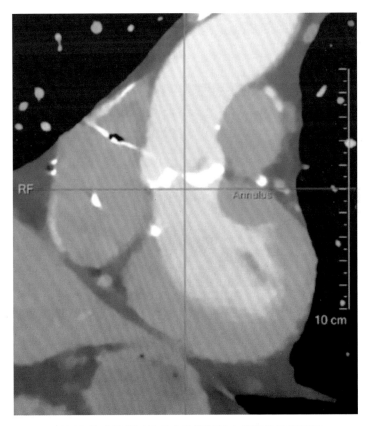

图 14.52　斜冠状位成像用以选择主动脉瓣环水平精确的横断面。

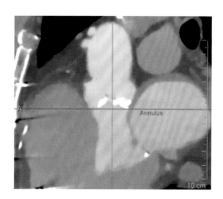

图 14.53 斜矢状位成像用以选择主动脉瓣环水平精确的横断面。

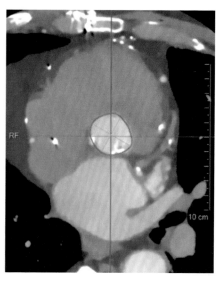

图 14.54 绘有边缘的主动脉瓣环横断面成像。

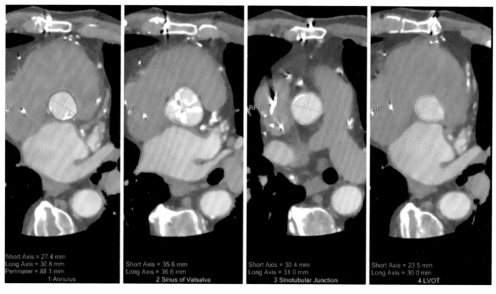

图 14.55 主动脉瓣环、Valsalva 窦、窦管结合部和左室流出道水平的横断面成像。

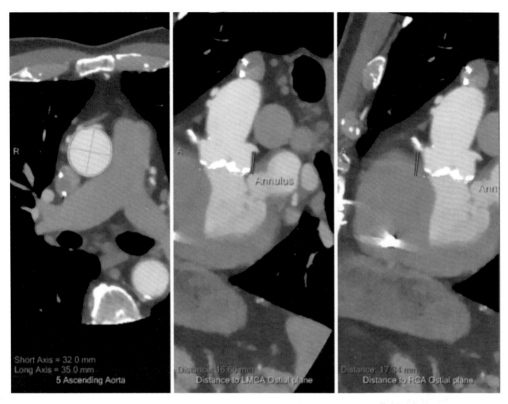

图 14.56　升主动脉、左主干和右冠状动脉与主动脉瓣环的距离测量图像。

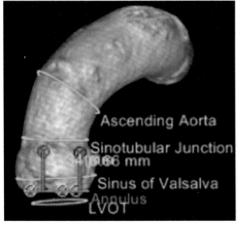

图 14.57　80 kVp 技术应用 25mL 对比剂：参考水平三维容积重建主动脉成像。

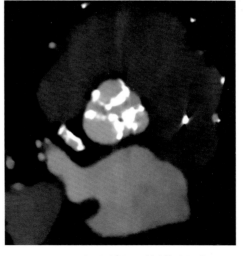

图 14.58　主动脉瓣三叶瓣伴有钙化。

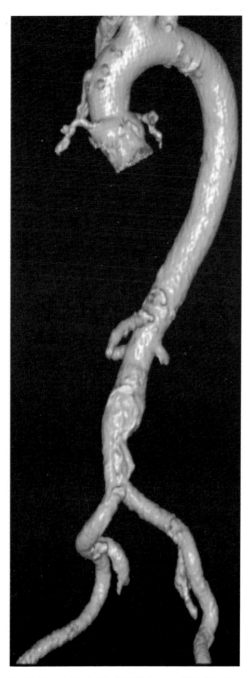

图 14.59　80 kVp 技术应用 25mL 对比剂：三维 VR 主动脉和髂动脉成像。

80kVp。

1260mAs。

扫描时间 25 秒。

扫描延迟 28 秒。

对比剂：25mL（10mL@3/s+15 mL@2/s）＋生理盐水推注 30mL@2/s。

图 14.50 至图 14.51 显示主动脉根部及髂动脉 CT 增强值＞200Hu 的影像。主动脉环感兴趣区获得主动脉环的有效直径为 28.4mm，三叶主动脉瓣中度钙化。

患者采用经股动脉径路植入 29mm Sapien 3 瓣膜（图 14.60）。图 14.61 胸部 X 线片显示 TAVR 术后人工瓣膜的位置。

14.7.3　诊断

TAVR 术前低对比剂剂量 CTA 获得诊断所需的高质量影像。

14.7.4　讨论

在增强 CT 带来获益的同时也必须重视 CIN 发生的风险。对比剂用量越大，发生 CIN 的风险也就越高，因此，增强 CT 检查所需的对比剂越少越好。增强的目的是获取主动脉及髂动脉最佳的影像。在对比剂剂量一定的情况下，80kV 要比 120kV 影像衰减得更多。血管强化的程度同样也和对比剂的量及对比剂的浓度相关。弹丸式注射对比剂可以决定对比剂抵达的时间及预测对比剂强化的峰值，从而可以决定合适的扫描时间（扫描延迟）。标准弹丸式注射触发技术衍生出了不同的扫描延迟，在此期间需要注射更多的对比剂，扫描延迟时

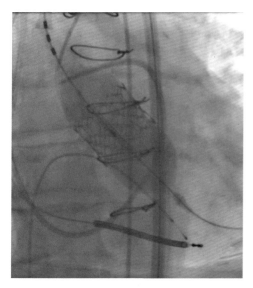

图 14.60　通过股动脉途径植入 29mm Sapien 3 瓣膜的透视影像。

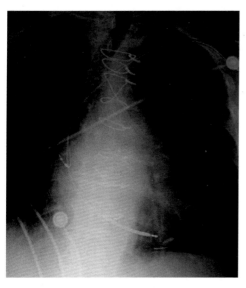

图 14.61　胸部 X 线片显示经导管心脏瓣膜植入位置正常。

间通常为 4~5 秒。定时运行弹丸式注射可以决定对比剂抵达感兴趣区的时间，可以更精确地通过设定弹丸式注射的开始时间，从而避免弹丸式注射后扫描延迟。

14.7.5　经验和教训

对比剂注射持续时间的选择应接近于扫描时间。为了在主动脉部位得到较高的 CT 信号衰减，对比剂注射后 CT 开始扫描的时间（扫描延迟）最好接近于对比剂弹丸式注射结束的时间，也就是弹丸式注射对比剂抵达扫描区时间＋弹丸式注射时间。由于 80kVp 整体信号衰减较大，因此注射速率要慢（~2 mL/s），而 120kVp 则可以将注射速率提升为 4~5 mL/s。双相注射（3~3.5 mL/s 之后 2 mL/s）可以获取更高的初始衰减，先快速注射，然后采用较慢、较长的注射方式。

14.8　病例 7

14.8.1　病史

患者 85 岁，肾功能不全，主动脉狭窄症状严重；TAVR 术前低剂量对比剂 CT 评估。

14.8.2　检查

胸、腹部、盆腔 80kV 心电门控螺旋 CT 低对比剂剂量（34mL）检查（图 14.62 至图 14.75）。

扫描成像显示患者体型巨大，盆腔横向直径 500mm（图 14.62）。应用 8cm 长的探测器阵列，128 排 256 层螺旋 CT

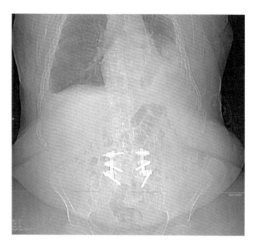

图 14.62　定位 X 线图像骨盆水平横向直径＞ 500 mm。

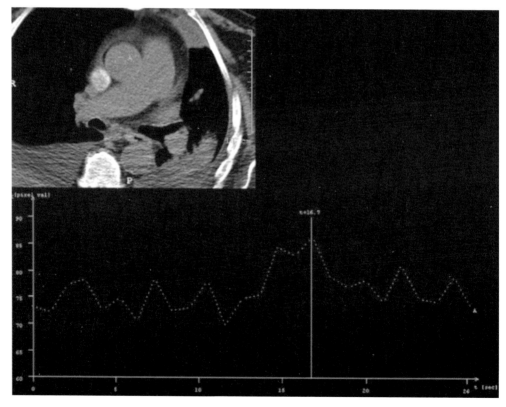

图 14.63　80 kVp，1 mL 对比剂。升主动脉定时注射。

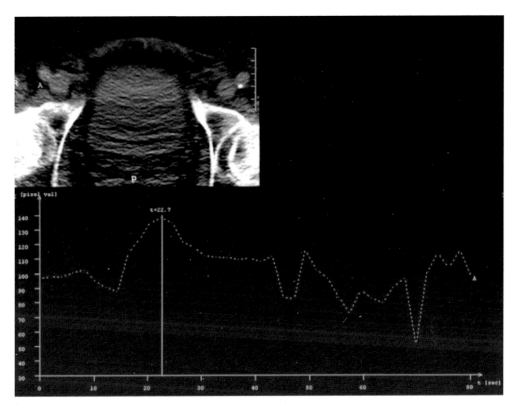

图 14.64 80 kVp，2 mL 对比剂股动脉定时注射。

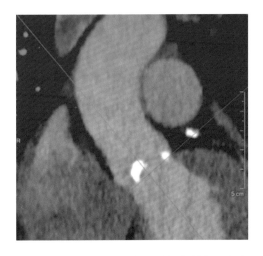

图 14.65 斜冠状位选择合适的主动脉瓣环平面。

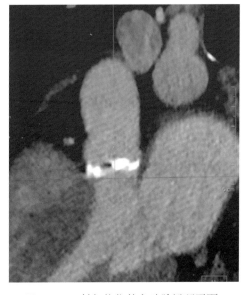

图 14.66 斜矢状位的主动脉瓣环平面。

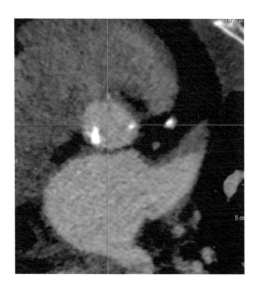

图 14.67　80 kVp，1650mAs 心电门控：15mL 对比剂胸部成像显示主动脉瓣环。

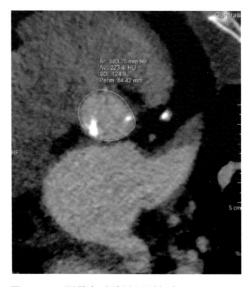

图 14.68　测量主动脉瓣环面积为 583.75 mm²。

80kVp 检查。对比剂弹丸式注射设置为 2 相，分别为 1mL 和 2mL，分别于 17 秒时扫描主动脉区，23 秒时扫描股动脉区（图 14.63 至图 14.64）。

15mL 对比剂胸部扫描采用心电门控（图 14.65 至图 14.70），16mL 对比剂采用非心电门控扫描腹部及盆腔（图 14.71 至图 14.75）。胸部 CTA 显示主动脉瓣环的面积为 584mm²（图 14.70）。主动脉瓣中度钙化（图 14.69）。三维重建成像显示胸主动脉无明显迂曲（图 14.70）。

下腹部及盆腔 CTA（图 14.71 至图 14.74）成像显示腹主动脉及髂动脉无明显迂曲及斑块（图 14.75）。

14.8.3　诊断

TAVR 术前低对比剂量 CTA 评估。

14.8.4　讨论

患者体型较大且脊柱有金属植入物。患者的体型是主动脉增强影像的一个影响因素，体质指数越大，影响也越大。在对比剂剂量一定的情况下使用 80kV 能增加对比强度。然而，低电压必然带来高噪声，需要通过增加数倍的管电流进行噪声补偿，这对体型较大的患者而言多了一种限制因素。相较于非心电门控而言，心电门控需要更高的管电流来优化图像质量。因此，对于大体重的患者，80kVp 心电门控必然导致图像高噪声。相对于脏器或其他血管外软组织 CT 成像的低对比度分辨率而言，由于

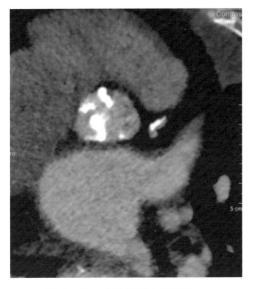

图 14.69　主动脉瓣中度钙化。

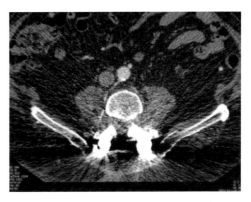

图 14.71　80 kVp，16 mL 对比剂腹部和盆腔成像：肾下主动脉，脊柱金属异物。

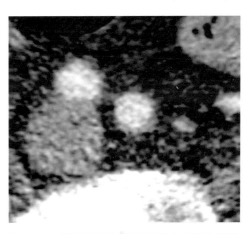

图 14.72　横断面成像：髂总动脉充分强化显像。

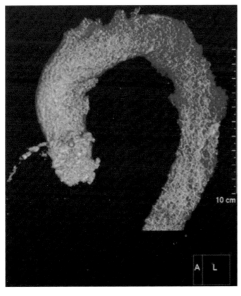

图 14.70　80 kVp，15 mL 对比剂，三维胸主动脉 VR 像。

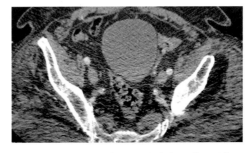

图 14.73　横断面成像，髂外动脉充分增强显像。

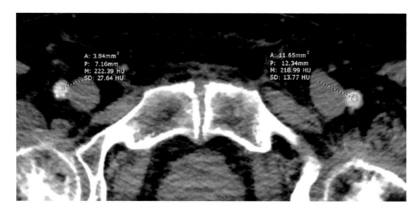

图 14.74　横断面成像。股动脉充分增强显像。

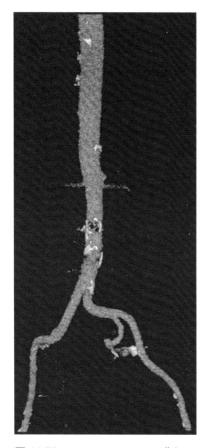

图 14.75　80kVp,1500mAs,非门控,16 mL 对比剂:三维 VR 像:腹主动脉无迂曲,髂动脉轻中度迂曲。

CTA 使用了高对比度分辨率,即便存在高噪声,仍然可以获得质量较高的用于诊断的成像。

　即便患者体型大及脊柱存在金属植入物,腹部及盆腔在第二相应用非心电门控扫描时采用高管电流(1500mAs)缩短扫描距离(腹部、盆腔相较于胸部、腹部及盆腔)同样可以获取低噪声(< 25Hu)的高质量影像。在 80kV 经过优化,定时运行弹丸式注射,仅应用 15~16mL 对比剂,即可获得足够密度的主动脉增强成像。

14.8.5　经验和教训

　管电压一定的条件下,通过提高管电流可以降低图像噪声。新的影像重建技术可以通过迭代及基于迭代模式下的重建技术大大降低图像噪声。高分辨率滤过(心脏)可能并不适于在主动脉这类大的血管中应用,相比之下,平滑滤过(软组织)则可以降低影像的噪声。

14.9 病例 8

14.9.1 病史

患者 77 岁, 人工瓣膜衰竭合并肾功能不全, TAVR 术前低对比剂剂量 CTA 检查。

14.9.2 检查

静脉应用 28mL 对比剂, CT 分两次扫描, 分别获得主动脉根部生物瓣膜、主动脉及髂动脉成像。

14.9.3 方法

两次分别定时弹丸式注射对比剂 1mL。两次分别于心电门控 CT 以 17mL 对比剂扫描胸部, 非心电门控 CT 以 9mL 对比剂扫描腹部及盆腔。

定时运行 1: 1mL@3.5/秒, 生理盐水 20 mL@3.5/秒: 18 秒。
定时运行 2: 1mL@3.5/秒, 生理盐水 25 mL@3.5/秒: 23 秒。

胸部 CTA: 螺旋心电门控, 80kVp, 1525mAs 扫描时间 5 秒。
对比剂: 17mL(7mL@3.5/秒, 10 mL@2/秒) + 生理盐水 30 mL@2/秒。
腹部及盆腔 CTA: 螺旋非门控。80kVp, 615mAs, 扫描时间 5 秒。
对比剂: 9 mL(3 mL@3/秒, 6mL@2/秒) + 生理盐水 20 mL@2/秒。
主动脉根部 CT 值＞200Hu 时获得较好的影像(图 14.76 至图 14.87)。而髂动脉部位 CT 值＜200Hu。人工瓣膜

位置瓣膜柱上边缘虚拟瓣膜环显示主动脉窦相对较宽, 距离冠状动脉开口 7mm 提示发生冠状动脉闭塞的风险较低。

主、髂动脉 CTA 成像显示主动脉 - 双股动脉旁路移植术后(图 14.86)。双侧髂部移植动脉管腔＜5mm(图 14.87)。

14.9.4 诊断

TAVR 术前低对比剂剂量 CTA 评估。人工瓣膜内径为 17.3mm。

髂动脉管腔小(主动脉 - 双髂移植动脉); 不适合经股动脉途径行 TAVR。

14.9.5 讨论

定时运行能够将对比剂与扫描区间相匹配, 从而减少对比剂的用量, 同时不必在弹丸式注射后设置扫描延迟。如果注入对比剂的时间足够长, 运用双定时运行可以帮助评估对比剂预期抵达动脉的时间。考虑到应用对比剂的剂量非常小, 尤其是对盆腔的非门控扫描时对比剂抵达主动脉根部及股动脉的时间差仅为 4 秒。高管电流为 80kVp, 快速血流结合极短的扫描时间, 迭代重建技术及患者小体重, 即便使用 9mL 对比剂也可以获得较好的盆腔影像。

由于髂动脉血管管腔较小, TAVR 路径采用了经心尖途径瓣中瓣植入 23mm Edwards Sapien 瓣膜(图 14.88 至图 14.89)。

14.9.6 经验和教训

在扫描感兴趣区内, CTA 心电门控扫描时间要长于非门控扫描时间, 原因是螺距小, 需要对比剂推注的时间长。

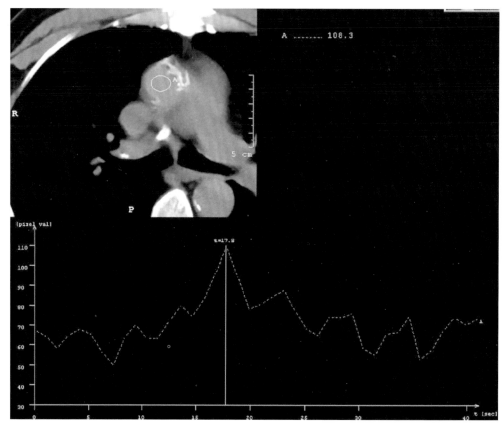

图 14.76   80 kVp 技术：1mL 对比剂弹丸式注射定时运行升主动脉对比剂衰减曲线显示 18 秒出现峰值增强显像。

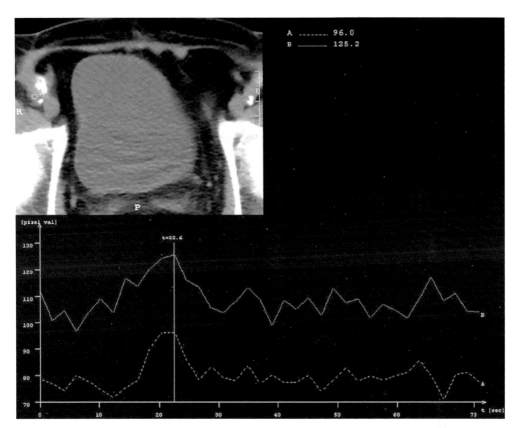

图 14.77　80 kVp 技术：1mL 弹丸式注射定时运行髂动脉、移植血管对比剂衰减曲线显示 23 秒出现峰值增强显像。

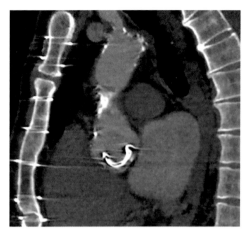

图 14.78　矢状位成像主动脉对比剂增强可见人工主动脉瓣。

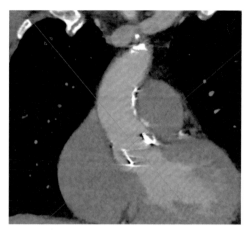

图 14.80　冠状位成像显示参考水平的横断面。

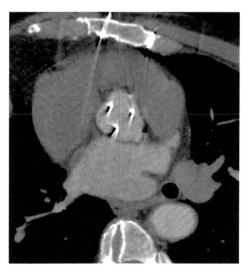

图 14.79　80 kVp 技术,17 mL 对比剂横断面主动脉根部人工生物瓣充分增强显像。

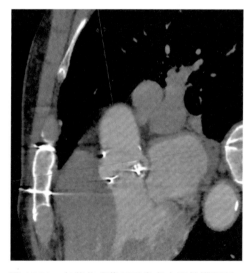

图 14.81　矢状位成像显示参考水平的横断面。

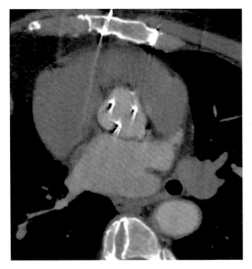

图 14.82　人工生物瓣瓣膜支柱上缘的横断面成像带有虚拟环线。

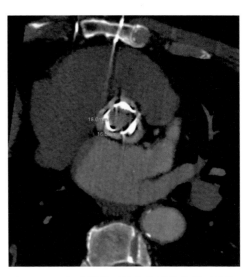

图 14.84　主动脉瓣环处生物瓣膜位置正常管腔测量。

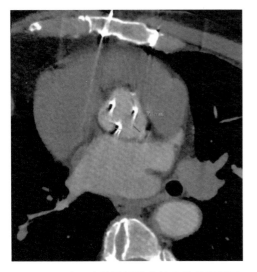

图 14.83　人工生物瓣瓣膜支柱上缘的横断面成像带有虚拟环线，距离左主干开口 7mm。

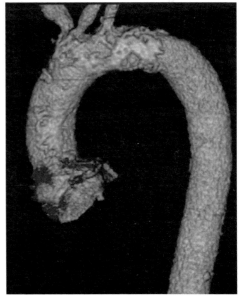

图 14.85　80kVp 技术 17mL 对比剂三维 VR成像：胸主动脉。

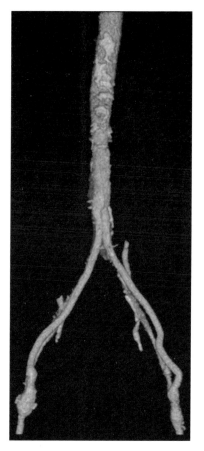

图 14.86　80 kVp 技术 9mL 对比剂三维 VR 成像:腹部主动脉－双侧髂动脉移植血管。

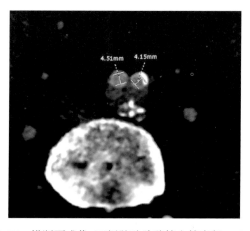

图 14.87　横断面成像:双侧髂动脉移植血管直径＜ 5mm。

为了降低扫描时间,可以通过割裂扫描区来实现,比如采用心电门控扫描主动脉根部区域,采用非心电门控扫描其他区域。

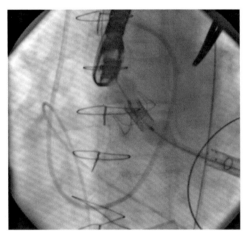

图 14.88　放射透视显示经心尖途径植入 23mm Edwards Sapien 瓣膜。

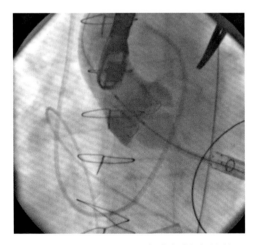

图 14.89　造影显示经心尖途径瓣中瓣植入 23mm Edwards Sapien 瓣膜。

推荐阅读

Bloomfield GS, Gillam LD, Hahn RT, Kapadia S, Leipsic J, Lerakis S, Tuzcu M, Douglas PS. A practical guide to multimodality imaging of transcatheter aortic valve replacement. JACC Cardiovasc Imaging. 2012;5(4):441–55.

de Heer LM, Habets J, Kluin J, Stella PR, Mali WP, van Herwerden LA, Budde RP. Assessment of a transcatheter heart valve prosthesis with multidetector computed tomography: in vitro and in vivo imaging characteristics. Int J Cardiovasc Imaging. 2013;29(3):659–68.

Delgado V, Kapadia S, Schalij MJ, Schuijf JD, Tuzcu EM, Bax JJ. Transcatheter aortic valve implantation: implications of multimodality imaging in patient selection, procedural guidance, and outcomes. Heart. 2012;98(9):743–54.

Dvir D, Leipsic J, Blanke P, Ribeiro HB, Kornowski R, Pichard A, Rodés-Cabau J, Wood DA, Stub D, Ben-Dor I, Maluenda G, Makkar RR, Webb JG. Coronary obstruction in transcatheter aortic valve-in-valve implantation: preprocedural evaluation, device selection, protection, and treatment. Circ Cardiovasc Interv. 2015;8(1)

Gurvitch R, Wood DA, Leipsic J, Tay E, Johnson M, Ye J, Nietlispach F, Wijesinghe N, Cheung A, Webb JG. Multislice computed tomography for prediction of optimal angiographic deployment projections during transcatheter aortic valve implantation. JACC Cardiovasc Interv. 2010;3(11):1157–65.

Kalva SP, Sahani DV, Hahn PF, Saini S. Using the K-edge to improve contrast conspicuity and to lower radiation dose with a 16-MDCT: a phantom and human study. J Comput Assist Tomogr. 2006;30(3):391–7.

Kurra V, Kapadia SR, Tuzcu EM, Halliburton SS, Svensson L, Roselli EE, Schoenhagen P. Pre-procedural imaging of aortic root orientation and dimensions: comparison between X-ray angiographic planar imaging and 3-dimensional multidetector row computed tomography. JACC Cardiovasc Interv. 2010;3(1):105–13.

Leipsic J, Gurvitch R, Labounty TM, Min JK, Wood D, Johnson M, Ajlan AM, Wijesinghe N, Webb JG. Multidetector computed tomography in transcatheter aortic valve implantation. JACC Cardiovasc Imaging. 2011;4(4):416–29.

Leipsic J, Wood D, Manders D, Nietlispach F, Masson JB, Mayo J, Al-Bugami S, Webb JG. The evolving role of MDCT in transcatheter aortic valve replacement: a radiologists' perspective. AJR Am J Roentgenol. 2009;193(3):W214–9.

Mylotte D, Lefevre T, Søndergaard L, et al. Transcatheter aortic valve replacement in bicuspid aortic valve disease. J Am Coll Cardiol. 2014;64(22):2330–9.

索 引